臨床で毎日使える

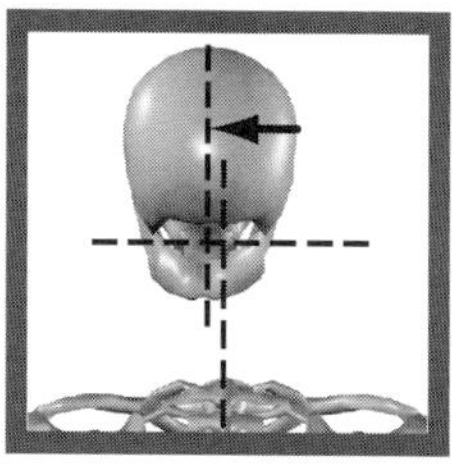

図解 姿勢検査法

著◆新関真人D.C.

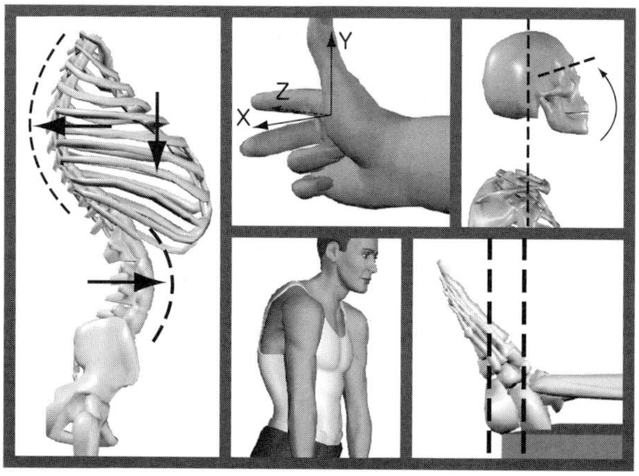

医道の日本社

Dedication to Keiko, my wife, and Shotaro, my father in law and Toshiko, my mother in law, who have always sacrificed much and given me love.

Masato Niizeki D.C.

妻の恵子と、義父の清水章太郎様、
義母の清水淑子様へ、この本を贈ります。
あなたたちの無償の愛と応援を心より感謝します。
どうもありがとうございました。

新関真人

序

前回の著書、『臨床で毎日使える　図解　整形外科学検査法』（医道の日本社刊）が非常に好評である。奇麗なビジュアル、見やすいレイアウト、「臨床で毎日使える」というタイトルに恥じない内容と、読者の方から、たくさんのおほめの言葉を頂いた。この反響を生かし、本書も前著に負けず劣らず、ビジュアルを強化し、レイアウトに工夫を凝らした。

臨床において、病歴を取った後に姿勢検査を行うのは、一般的な流れである。ところが、姿勢検査だけに焦点を当てた書籍、教材が存在しない。どの教材にも姿勢の項目があるのだが、数十ページを割いているに過ぎず、肝心の臨床への応用が欠如しているものが多い。そこで本書では、純粋に「姿勢」の検査法として、このトピックに全ページを割くという試みを行った。前著『図解　整形外科学検査法』では、主として器質構造的な病変をスクリーニングする検査法を紹介した。これに対し、本書では、姿勢を整形外科学的な観点と、機能的な観点の両方から検査する方法を紹介することにした。整形外科学的姿勢検査では、アライメント異常や病理など器質構造的病変を、機能的姿勢検査では、その名の通り画像診断等では見つけることのできない「目に見えにくい」機能的病変を探しだすことを目的とする。

今回も、検査法というタイトル通り、内容は検査とその評価法、臨床への応用までにとどめ、治療法については一部の例外を除いてあえて触れないこととした。治療法に関しては、続編としてあらためて出版したいと考えている。それが実現するかどうかは本著の出来にかかっているわけであるが、本書が前著にも負けず劣らず「臨床で毎日使える」一冊に仕上がっているものと確信する。2002年には、筆者のホームページもオープンした。前著同様、訂正やアップデートは、ホームページに掲載していく予定だ。Eメールによる配信サービスも継続していく。より深く、読者の皆さんとのコミュニケーションを図っていきたいと思う。

今回もまた、医道の日本社の編集担当の小林篤子さんに、大変なご苦労をお願いした。相も変わらず筆者の我儘を見事に交わし、こんな立派な書籍に仕上げていただいた労に心より感謝したい。フォトグラファーの小倉正裕氏、モデルの白石七菜さん、アドバイスを頂戴した五十嵐由樹D.C.をはじめ多方面で協力して下さった大勢の方々に感謝の意を表したい。最後になってしまったが、前著同様、妻・恵子と家族の惜しみない協力なくしては、この本は完成しなかっただろう。みんな、どうもありがとう。

2003年9月

メルボルンのオフィスにて

新関真人D.C.

本書の構成および注意点

Ⅰ. 全体の構成

本著は、以下のような3部構成で成り立っている。

第Ⅰ部　基礎知識&マクロ（巨視的）姿勢検査
第Ⅱ部　マイクロ（部位別）姿勢検査
第Ⅲ部　付録（クイックリファレンス、記録法）

第Ⅰ部の構成

第Ⅰ部は、「姿勢検査の基礎知識」と、「マクロ（巨視的）姿勢検査の方法」の2つの章からなる。
「姿勢検査の基礎知識」では、神経筋骨格系の解剖、姿勢の表現法、その他必要な基本的な知識を掲載している。
「巨視的姿勢検査の方法」では、本書で推奨する姿勢検査ステップ1、2、他の検査法との融合の方法を紹介している。

第Ⅱ部の構成

第Ⅱ部は、マイクロ（部位別）姿勢検査として、「足部、下肢-骨盤の検査」、「骨盤-胸部の検査」、「胸部-頭部、上肢の検査」の3章から構成される。

第Ⅲ部の構成

第Ⅲ部は「クイックリファレンス」と「姿勢検査の記録法」で構成される。
「クイックリファレンス」は、第Ⅱ部で紹介した器質・構造的、機能的な病変から起こる姿勢の変位を、見開きページにまとめたものである。前方から／後方から／側方からの3項目からなり、右ページに全身図、左ページに説明を掲載した。
「姿勢検査の記録法」は、検査結果を記録するためのサンプル用紙である。

II．各項の構成

各テストは、一定のフォーマットによって解説するよう心がけた。本文の後には写真や図を掲載し、理解する手助けとした。

視診

観察のポイント	観察の方法を示す
評価	結果の評価方法を示す
解説	テストのメカニズムや関連するポイントを示す
臨床メモ	臨床に役立つ情報を提供する＊＊

（写真と図／テストの方法を写真と図で説明）

その他の検査（補助検査）

目的	検査の目的を示す
患者のポジション	検査時の患者の姿勢を示す
方法	検査の方法を詳しく示す
評価	検査結果の判断方法を示す
臨床メモ	臨床に役立つ情報を提供する＊＊

（写真と図／テストの方法を写真と図で説明）

＊＊　本書で掲載する数値は、原則として成人のものである。

III．日本語表記に関して

日本語訳は、研究社の『医学英和辞典』（監修・石田名香雄）を使用して行った。オリジナルが英語表記の検査名で、文献や資料でも日本語訳が見つからないものに関しては、適当と思われる漢字表記を当てたり、カタカナ表記に置き換えた。

Ⅳ. 図・写真中の表記について

本書のイラストの一部はLippincott Williams & Wilkins社のCD-ROMより引用している。クレジットは下記のように省略している。
From LifeArt:SuperAnatomy1, Copyright2000, Lippincott Williams & Wilkins
→LifeArt:SuperAnatomy1
From MediClip:ManualMedicine1, Copyright2000, Lippincott Williams & Wilkins→MediClip:ManualMedicine1

Ⅴ. 訂正やアップデートについて

不定期ですが、本書の訂正や内容のアップデートを、ホームページwww.drmasato.comに掲載していきます。Eメールによるお知らせも行っています。詳しくは、ホームページをご覧ください。

www.drmasato.com

目次

カバーデザイン／レゾナ
カバーイラスト／新関真人
撮影／小倉正裕　他
モデル／白石七菜
協力／五十嵐由樹D.C.、Dr.Jeroen Lynders、Dr.Bianca Dobson、佐々木文、丹下坂真奈美
撮影協力／Nepean Chiropractic Centre,MT Eliza,Australia

I
基礎知識&マクロ（巨視的）姿勢検査

1.姿勢検査の基礎知識

基礎知識（1）重力・重心と理想的な姿勢

解説[1] 陸上の生物は、誕生から死まで、ほんのわずかな例外を除いて、重力から逃れることは不可能である。人間も例外ではない。人間は二足歩行を行うよう進化したため、四足歩行の動物とは、重力のかかり方が大きく異なる。図1-1は、馬と人の重心の位置と、体重を支える足下の面積の比較である。人の足下の面積は、馬よりも相対的に狭く、重心の位置は相対的に高い。こうした違いが、脊椎、骨盤、四肢の筋骨格系への荷重を増加させた。重力は神経系にも大きく影響している。重力が途絶えることなく体にかかることで、固有受容器はインパルスを脳に向けて常に発信することが可能となる。脳の活動には、末梢からの絶え間ない刺激が不可欠なのである。

本書で言うところの筋骨格系とは、単に筋肉と骨だけではなく、腱や靱帯、筋膜、関節包などの軟部組織を含む。神経系の命令のもと、筋骨格系から生み出される力を、内力(IF＝Internal Force）と呼ぶ。一方、重心（COG＝Center Of Gravity）や、慣性、足下の接地面の反応力（GRF＝Ground Reaction Force）など、外部から体にかかる力を外力（EF＝External Force）と呼ぶ。体の直立を保つためには、外力の和に対して、同じだけの内力を生み出すことが必要となる。足を約10㎝離して立った状態では、体が最高、前後に12度、左右に16度も揺れる。重心と重力ライン（LOG＝Line Of Gravity）が変化するため、外力が大きくなる。立った姿勢を続けていられるのは、筋骨格系によって、増えた外力を打ち消すだけの内力が生み出されているからである（図1-2)。
理想的な姿勢とは、体の各部が理想的なアライメントに並んでいる状態である（P.7　図1-3〜図1-5)。重心や慣性などの外力が最小限に抑えられるため、体が発生させる内力も最小ですむ。つまり、筋骨格系の働きが最小でも、姿勢を保つことができる。運動学的にいえば、最大効率の姿勢のことである。

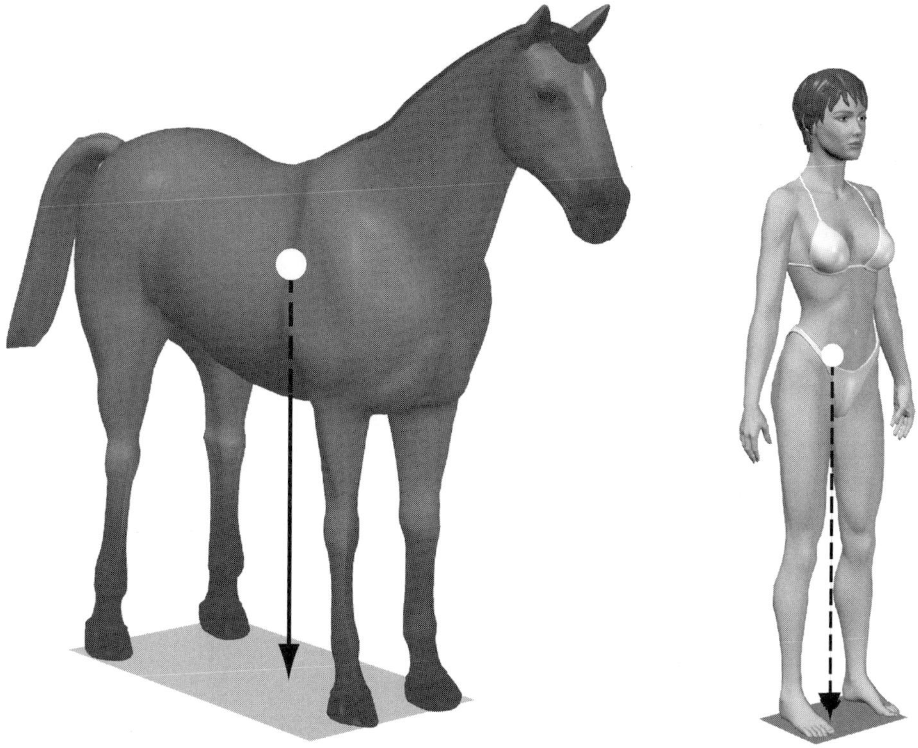

図1-1：馬と人の重心の位置（黒丸）、重力ライン（点線）、体重を支える足下の面積（足下の四角）

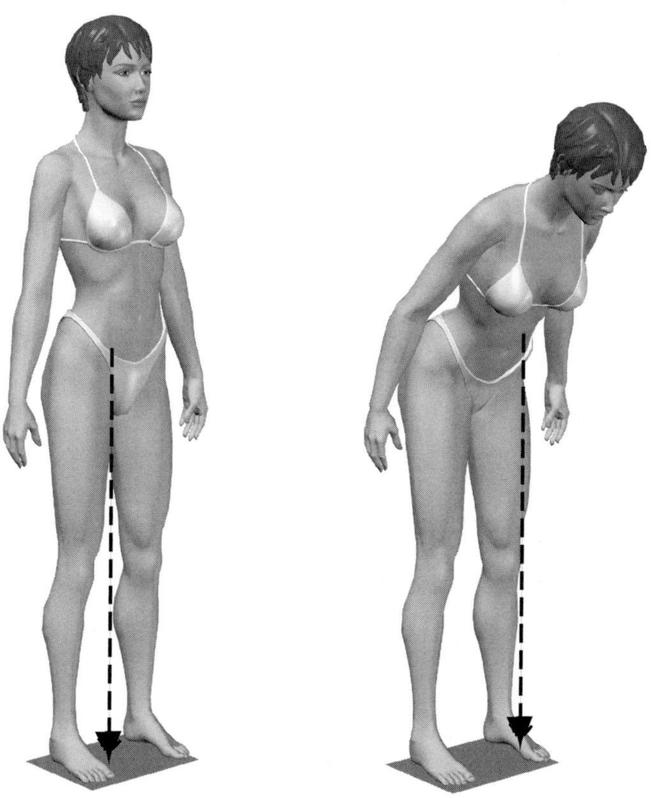

図1-2：上体の位置による重力ラインの変化

解説[2] 前額面（前方から）の理想的な姿勢では、重力ラインが、①左右の足関節の中間点、②左右の膝関節の中間点、③恥骨結合、④剣状突起、⑤胸骨柄切痕、⑥唇、⑦眉間を通過する（図1-3)。前額面（後方から）では、①左右の足関節の中間点、②左右の膝関節の中間点、殿部の中心点、④S2棘突起、⑤T2棘突起、⑥後頭骨中央を通過する（図1-4)。矢状面では、垂直な重力ラインが、①外果のやや前方、②膝のやや前方、③大転子、④肩の中心、⑤外耳孔を通過する（図1-5)。

神経や筋、関節の障害によって身体の一部が変位すると、重心と重力ライン（LOG＝Line Of Gravity）が変化し、外力が大きくなる。バランスを保つには、筋骨格系はより大きな内力を発生させる必要がある。これでは、効率が悪い。このため、重心をできる限り理想的な位置に戻そうとして、身体の別の部分が反対方向へと代償変位を起こす。こうすることで、必要とされる内力を最小限に抑える。こうした代償変位は、身体のキネマティックチェーン（＝運動学的連鎖　P.26）によって起こる。機能的な姿勢変位を理解するのに、とても重要なキーワードである。

キネマティックチェーンによる代償変位は、前後（矢状面)、左右（前額面と横断面)、どちらの変位でも起こる。矢状面で骨盤が前屈＋前方移動の変位を起こせば（P.123　図3-39左)、これを補うために、胸郭が後方移動変位を起こす。胸椎後弯亢進＋腰椎前弯亢進パターンの形成である（P.177　図4-30右上)。骨盤が後屈＋前方移動を起こせば、腰椎後弯は起こらずに、脊椎は仙骨から胸椎にかけて平らとなる（P.177　図4-30左下)。こうすることで、骨盤の前方移動による重心変化を打ち消している。前額面と横断面では、下肢や骨盤の異常で骨盤が左右どちらかに変位すると、それを補うために胸郭が反対側に曲がる。側弯症の形成である。上部胸椎が代償変位を起こして、もう一度反対側に変位すれば、突発性側弯症でもっとも多く見られる、二重カーブが形成される。実際には、前額面と横断面の変位に加えて、矢状面の変位も同時に起こる。１つの面だけで変位が起こることは考えられない。

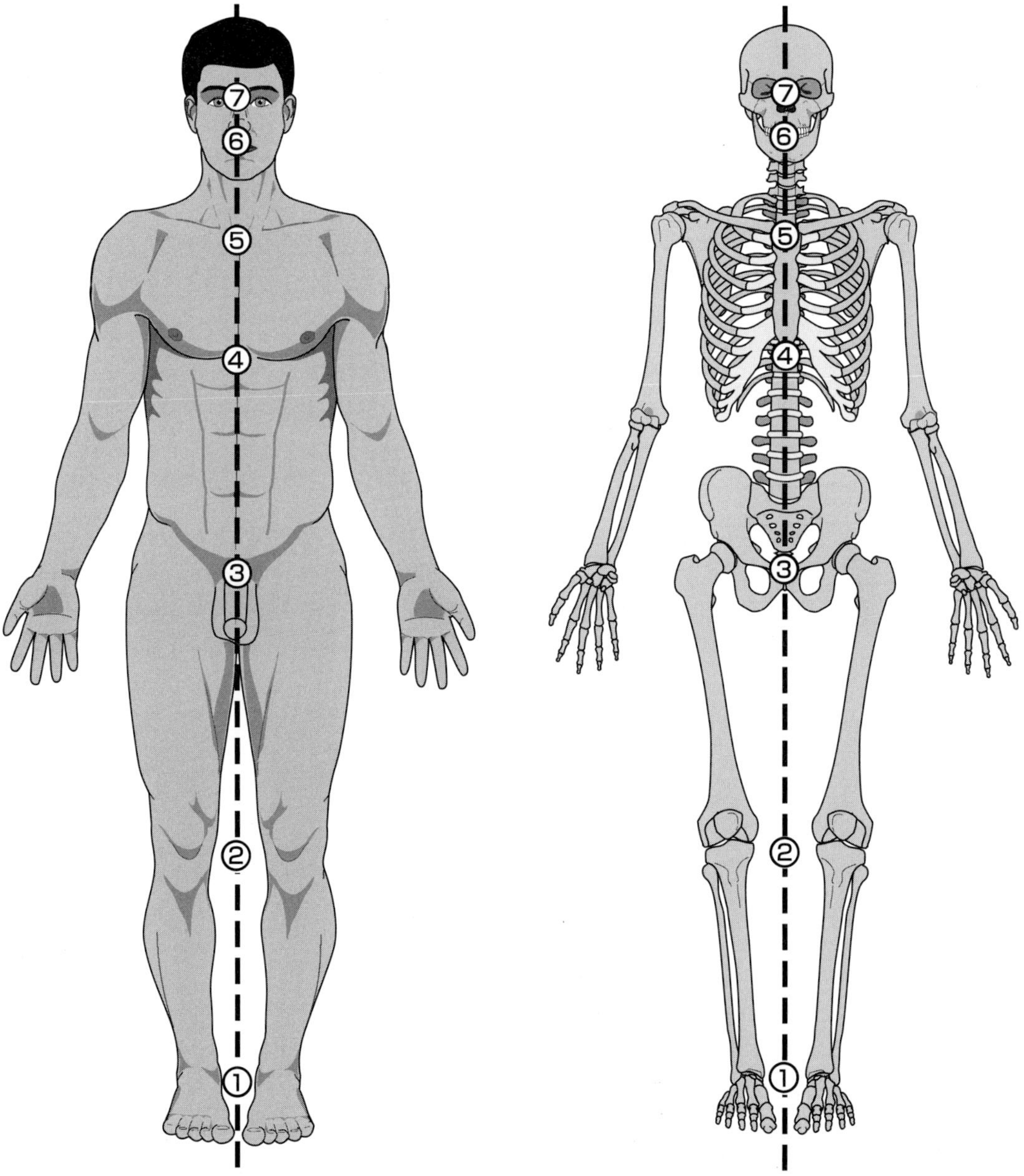

LifeArt:SuperAnatomy 1

図1-3：前額面（前方から）での理想的なアライメント
①左右の足関節の中間点、②左右の膝関節の中間点、③恥骨結合、④剣状突起、
⑤胸骨柄切痕、⑥唇、⑦眉間を、重力ラインが通過する

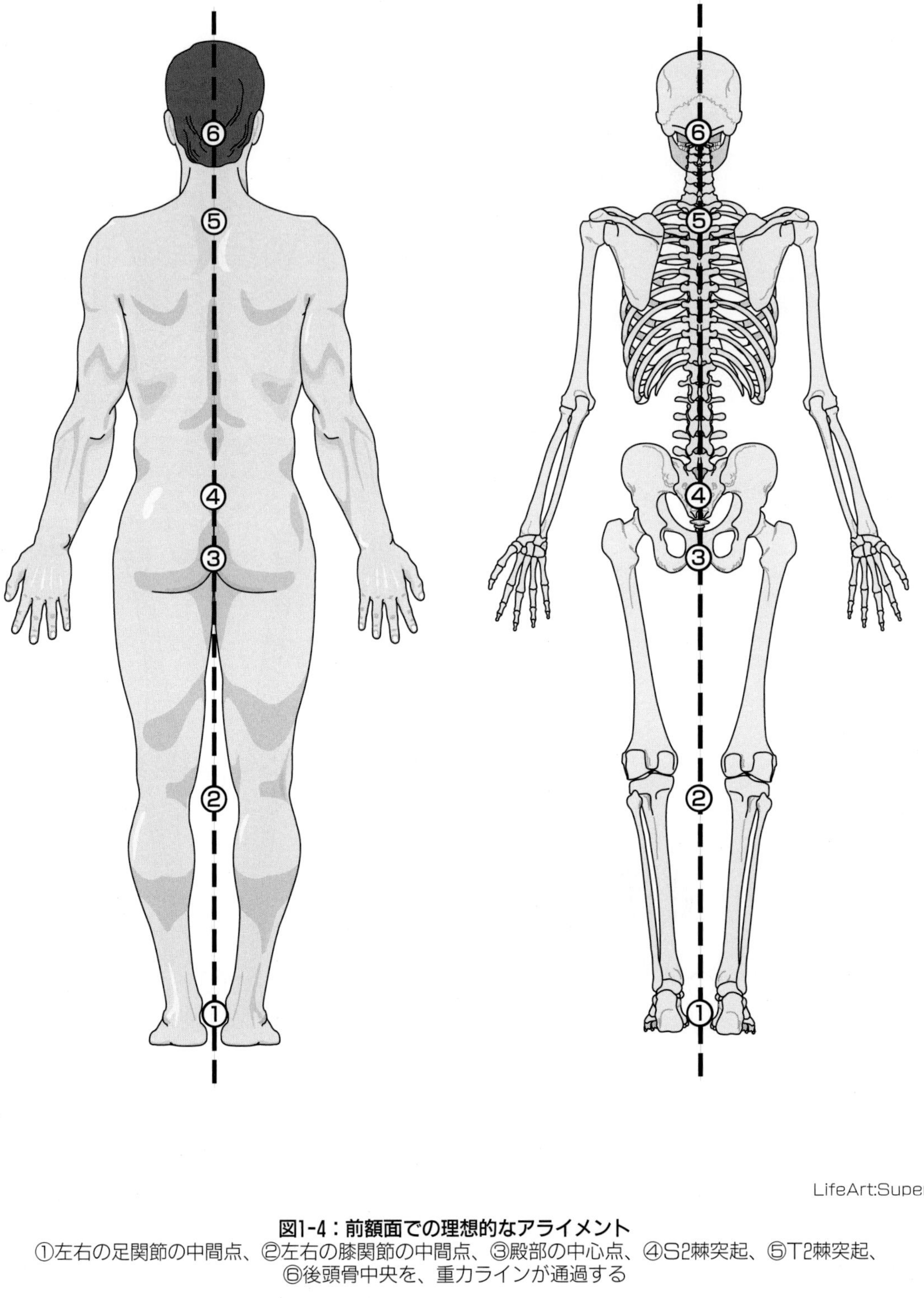

LifeArt:SuperAnatomy

図1-4：前額面での理想的なアライメント
①左右の足関節の中間点、②左右の膝関節の中間点、③殿部の中心点、④S2棘突起、⑤T2棘突起、⑥後頭骨中央を、重力ラインが通過する

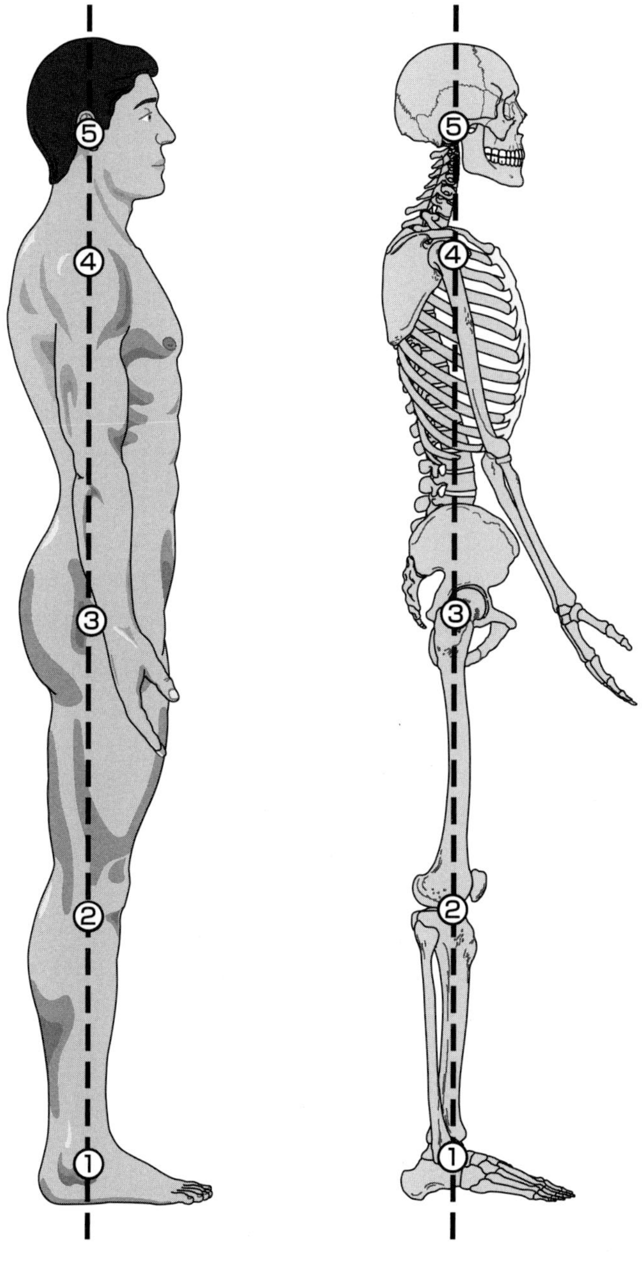

LifeArt:SuperAnatomy 1

図1-5：矢状面での理想的なアライメント
①外果のやや前方、②膝のやや前方、③大転子、④肩の中心、⑤外耳孔を、重力ラインが通過する

解説[3] 外力とは、重力が身体の関節に発生させるトルク（Torgue＝ねじりモーメント、回転させる力）と考えることができる（図1-6)。その大きさは、重力ラインと各関節軸の距離に比例する。すなわち、重力ラインが関節軸を通過した場合には、トルクはゼロとなり、重力ラインが関節軸から離れた場所を通過する場合はトルクは大きくなる。重力ラインが関節軸の前方を通過する場合は、トルクは前方回転（$+\phi$X、P.28参照）方向に働き、後方を通過する場合には、トルクは後方回転（$-\phi$X）方向に働く。同様に、前額面では、重力ラインが関節軸の右側を通過する場合は右側屈（$+\phi$Z）のトルク、左側を通過する場合は左側屈（$-\phi$Z）のトルクが発生する。実際には、前後方への移動（+Z）や回旋（$+\phi$Y/$-\phi$Y）の変位も起こすことは、上記の通りだ。こうしたトルク、すなわち外力に対抗するのは、関節包や靱帯、そして筋収縮が発生する内力である。

図1-6は、①足関節、②膝関節、③股関節、④仙腸関節、⑤L3関節、⑥T8関節、⑦C3関節、⑧後頭環椎関節における、重力トルクの方向を示している。
以下に静止して立っている場合の内力の発生のメカニズムを紹介する。足関節と膝関節において、重力ラインは関節軸の前方を通過している。このため、前方へのトルクが発生する。足関節ではヒラメ筋が、膝関節では関節包と関節後部の靱帯がこれに対抗する。股関節では、重力ラインは大転子を通過するが、股関節関節軸は大転子より前方に位置するため、後方へのトルクが発生する。腰筋と腸骨大腿靱帯・恥骨大腿靱帯・坐骨大腿靱帯がこれに対抗する。仙腸関節では、ラインが前方を通過するため、トルクは前方向にかかる。これに対抗するのは、主に仙結節靱帯、仙棘靱帯、仙腸関節靱帯の3つの靱帯だ。重心ラインは、脊椎では、腰椎の後方、胸椎は前方、頚椎は後方、後頭環椎関節では前方に位置する。これは、腰椎の前弯、胸椎の後弯、そして頚椎の前弯の形成に役立っているといえよう。腰椎と頚椎では前縦靱帯が、胸椎では後縦靱帯と黄色靱帯が主に、内力を発生する。

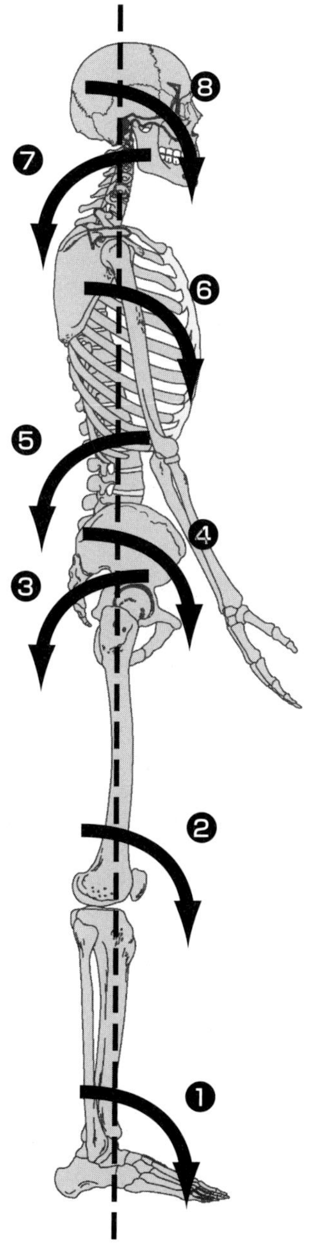

LifeArt:SuperAnatomy 1

図1-6：主な関節にかかるトルク（ねじりモーメント）

基礎知識（2）骨格系の解剖

解説

本項では、姿勢検査の基礎となる、全身の主な骨格を紹介する（図1-7～図1-9）。骨格系は筋の作用によって運動したり、変位を起こしたりするが、運動の量や方向を制限するのは、骨自身の関節の形態である。

骨格系の基礎となる脊柱は、頚椎７個、胸椎12個、腰椎５個、仙椎５個、尾椎３～５個の脊椎骨から構成される（図1-9）。成人では、仙椎は癒合し三角形の仙骨を形成する。尾椎も同様に癒合し、尾骨となる。横から観察すると、脊椎には前後のカーブが交互に存在することがわかる。仙骨・尾骨は後方凸にカーブ、すなわち後弯し、腰椎は反対に前方凸にカーブ（前弯）、胸椎は後弯、頚椎は前弯している。新生児では脊柱全体が大きく後弯していることから、胸椎と仙骨・尾骨の後弯を１次的カーブ（Primary Curve）、頚椎と腰椎の前弯を２次的カーブ（Secondary Curve）と呼ぶ。新生児の後弯した脊柱は、成長過程において直立歩行を行うことで重力の影響を受け、やがて、前弯／２次的カーブを形成していく。前弯と後弯の組み合わさった脊柱は、スプリングのように働くことで、下肢から伝達される力を吸収する働きをする。もし、脊柱が１本のまっすぐな柱だとしたら、下肢からの力は弱まることなく頭部を直撃する。椎骨は、椎体を接続する椎間板と、椎体後部に位置する後部関節（滑膜関節）の、２種類の関節で接続される。

仙骨両側は腸骨と関節を形成する。腸骨は恥骨、坐骨とともに寛骨を構成する。寛骨両側の関節窩には大腿骨が関節を形成する。大腿骨は脛骨や腓骨、足部の骨とともに下肢を構成する。姿勢検査を理解するためには、基底部となる足部の上に脛骨、腓骨、大腿骨が乗っかり、左右の下肢が脊柱を両側から支持していると考えると良いだろう。

胸椎には12対の肋骨がつく。肋骨は胸骨とともに胸郭を構成する。胸骨には、鎖骨がつき、これを介して肩甲骨に繋がる。肩甲骨は上腕骨が関節を形成し、上腕の遠位には尺骨や橈骨がつき、さらに遠位に手の骨が接続する。頚椎の最上部に位置する第一頚椎は環椎と呼ばれ、頭部頭蓋骨骨底部と関節を形成する。

構造的病変による姿勢変位の原因には先天性のアライメント異常、骨折、関節の脱臼などが、機能的な姿勢変化の原因には関節の可動性減少、関節面運動の減少などが考えられる。

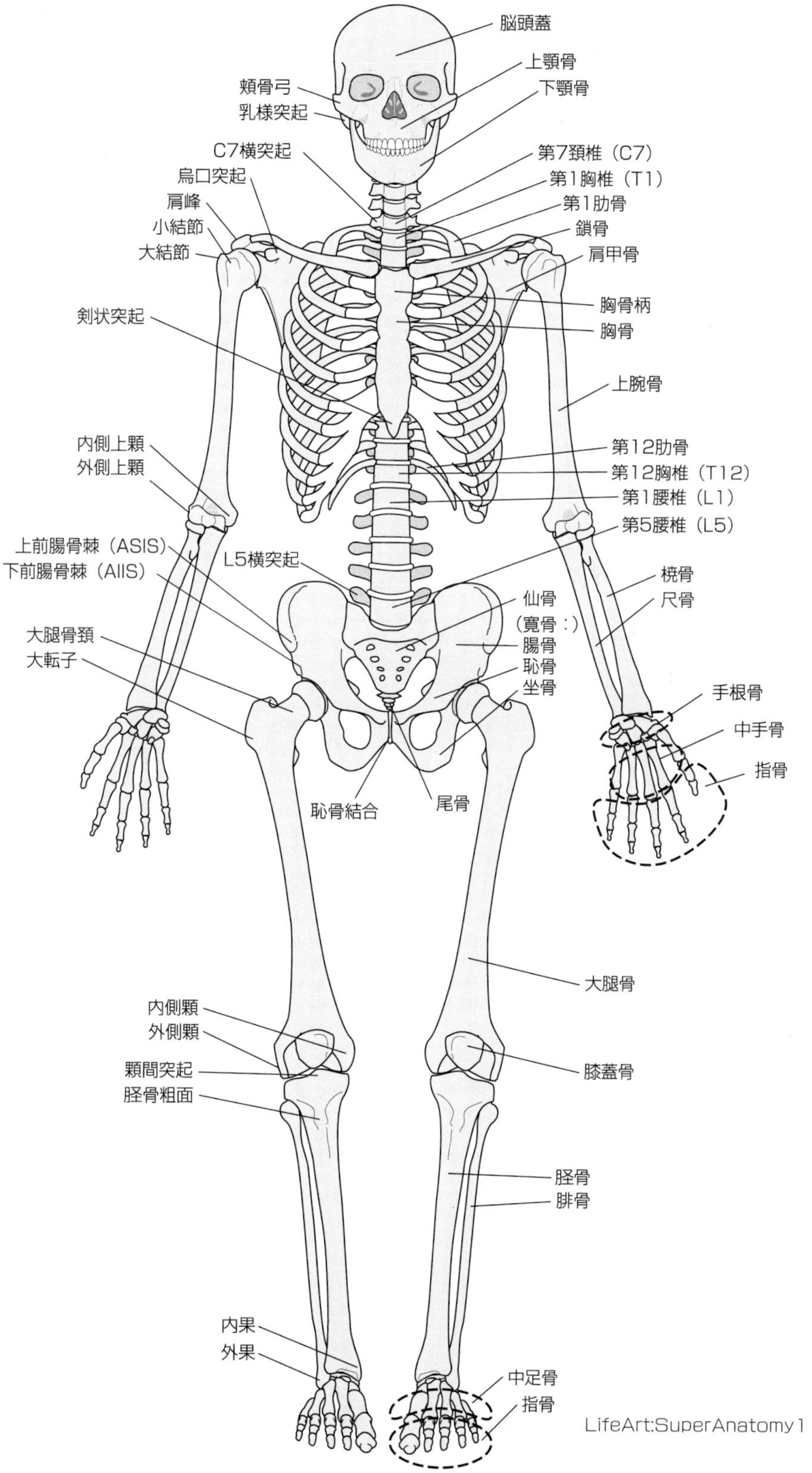
脳頭蓋
上顎骨
下顎骨
頬骨弓
乳様突起
C7横突起
第7頚椎（C7）
第1胸椎（T1）
烏口突起
第1肋骨
肩峰
小結節
鎖骨
大結節
肩甲骨
胸骨柄
剣状突起
胸骨
上腕骨
内側上顆
外側上顆
第12肋骨
第12胸椎（T12）
第1腰椎（L1）
第5腰椎（L5）
上前腸骨棘（ASIS）
下前腸骨棘（AIIS）
L5横突起
橈骨
尺骨
仙骨
（寛骨：）
腸骨
恥骨
坐骨
大腿骨頚
大転子
手根骨
中手骨
指骨
恥骨結合
尾骨
大腿骨
内側顆
外側顆
顆間突起
脛骨粗面
膝蓋骨
脛骨
腓骨
内果
外果
中足骨
指骨
LifeArt:SuperAnatomy1

図1-7：全身の骨格-前面

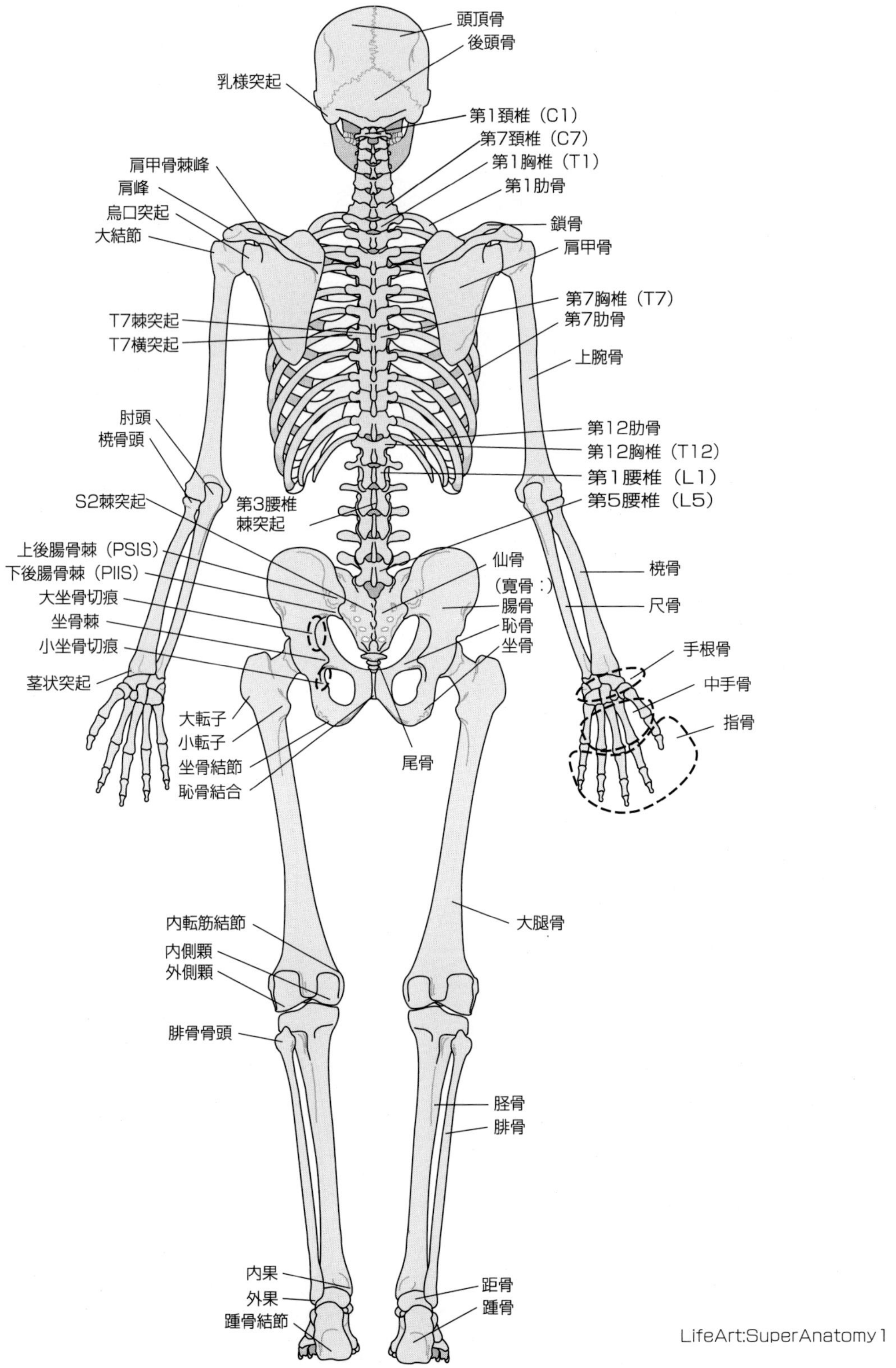
頭頂骨
後頭骨
乳様突起
第1頚椎（C1）
第7頚椎（C7）
第1胸椎（T1）
第1肋骨
肩甲骨棘峰
肩峰
烏口突起
大結節
鎖骨
肩甲骨
第7胸椎（T7）
第7肋骨
T7棘突起
T7横突起
上腕骨
肘頭
橈骨頭
第12肋骨
第12胸椎（T12）
第1腰椎（L1）
第5腰椎（L5）
S2棘突起
第3腰椎
棘突起
上後腸骨棘（PSIS）
下後腸骨棘（PIIS）
仙骨
（寛骨：）
腸骨
恥骨
坐骨
大坐骨切痕
坐骨棘
小坐骨切痕
茎状突起
橈骨
尺骨
手根骨
中手骨
指骨
大転子
小転子
坐骨結節
恥骨結合
尾骨
大腿骨
内転筋結節
内側顆
外側顆
腓骨骨頭
脛骨
腓骨
内果
外果
踵骨結節
距骨
踵骨
LifeArt:SuperAnatomy1

図1-8：全身の骨格-後面

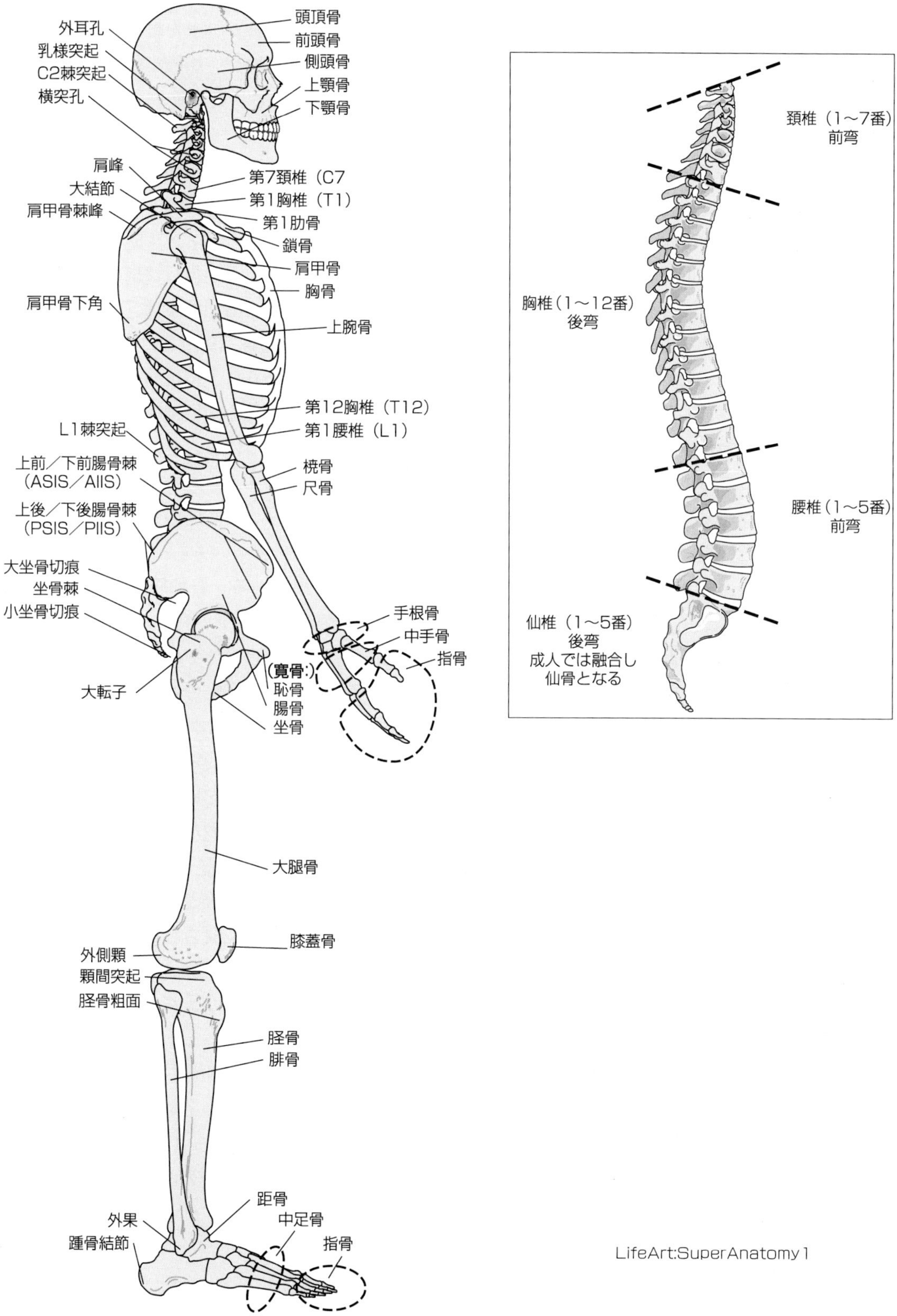

図1-9：全身の骨格ー側面
右ワク内は、成人の脊椎に見られる正常な前弯と後弯

基礎知識（3）筋系の解剖

解説　整形外科学的な姿勢変位の原因として筋の萎縮や損傷、麻痺が、また機能的な姿勢変化の原因として、筋の緊張・短縮、弛緩が考えられる。筋は一般に、組織学的に骨格筋（横紋筋）、平滑筋、心筋に、生理学的に遅筋、速筋に分類される。姿勢検査で特に大切と思われる分類は以下の2通りだ。

1つは、グローバル筋とローカル筋という分類である。グローバル筋は、プライマリー筋とも呼ばれ、一般に多関節筋である。主な働きは、主運動を起こすこと。体幹屈筋の腹直筋、体幹伸筋の脊柱起立筋がこれにあたる。ローカル筋はセグメンタル筋（分節筋）とも呼ばれ、単関節筋であることが多い。機械受容器が豊富で、その役目は椎骨の分節的な安定性であると考えられる。腹横筋や多裂筋などが代表的だ。膝関節では、内側広筋がこの特質を持っていると考えられる。ローカル筋は、関節可動域（ROM）内全般にわたって骨運動を起こすだけの力を発生することはできない。代わりに、拮抗筋として遠心性収縮を起こして運動を制御したり、豊富な固有受容器から位置覚を中枢神経に送ったりと、脊椎の安定性を維持するために非常に大切な役割を持った筋であることが解明されつつある。グローバル筋とローカル筋のバランスの崩れは、関節へのストレスを増加させ、炎症や関節症などの結果となる。腰痛患者の治療法として、セグメンタル筋のリハビリテーションが重要視され始めてるのは、このためである。

2つめは、運動生理学的に姿勢筋と相動筋という分類である。姿勢筋（Postural muscle）は、亢重力筋とも呼ばれる。緊張性で、機能亢進しやすい特性を持つ。つまり緊張・短縮を起こしやすい。一方、相動筋（Phasic muscle）は、その名の通り相動性で、機能低下を起こしやすい。本来の機能を発揮できなくなりやすいのが特徴だ。姿勢筋と相動筋には神経的な連鎖が見られる。前述の体幹屈筋の腹直筋、体幹伸筋の脊柱起立筋では、前者が相動筋に、後者が姿勢筋に分類される。姿勢筋の緊張・短縮は、拮抗関係にある腹直筋の機能を低下させる。このように、姿勢筋と相動筋の分類を応用することで、より正確な姿勢観察と、結果の判断が可能となる。加えて、治療が必要な筋や関節を正確に選び出せるようになる。下部交差症候群（P.179）や上部交差症候群（P.216）は、典型的な例であろう。運動時には、本来の主働筋であるはずの相動筋の働きを、機能亢進した姿勢筋（本来は協力筋）がテイクオーバーしてしまうケースがよく見られる。筋のファイアリングシークエンス（P.112欄外）が崩れ、結果として間違った運動パターンが起こる好例は、股関節伸展時に主働筋である大殿筋を、協力筋のハムストリングスと脊柱起立筋がテイクオーバーしてまうケースだ。

姿勢検査を徹底するには、筋の状態だけでなく、腱や靱帯、関節包、筋膜等の軟部結合組織の病変を含めて総合的に観察することも大切だ。本書では、筋系を、筋だけではなく、これら軟部結合組織を含めたシステム（系）として定義している（図1-10～図1-12）。靱帯の損傷、関節包の拘縮、筋膜の短縮は、いずれも、（整形外科学的な）姿勢変位の原因となる。

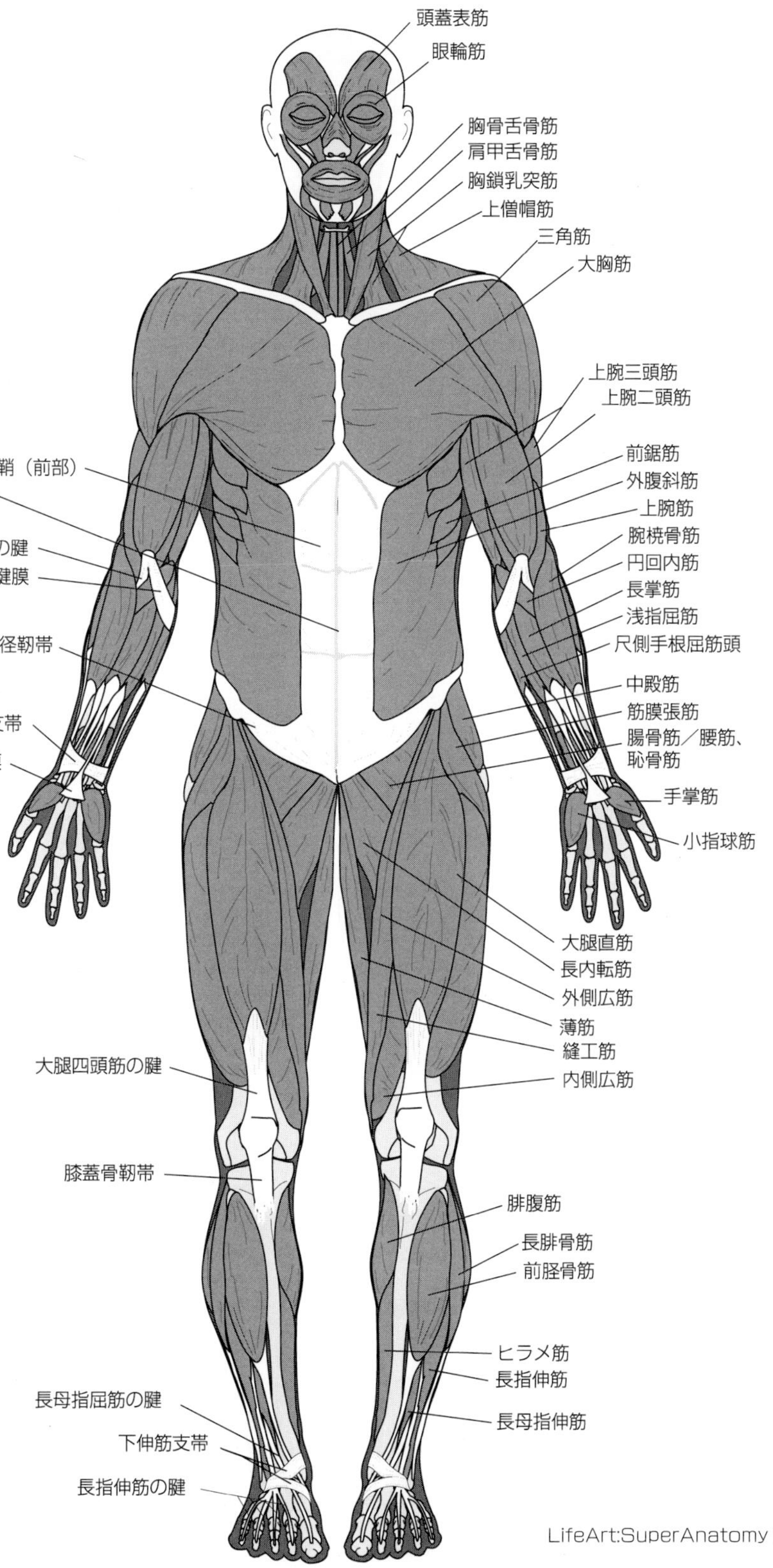

図1-10：全身の筋ー前面
腹部の深層筋はP.165　図4-22、頭部の筋はP.199　図5-12を参照

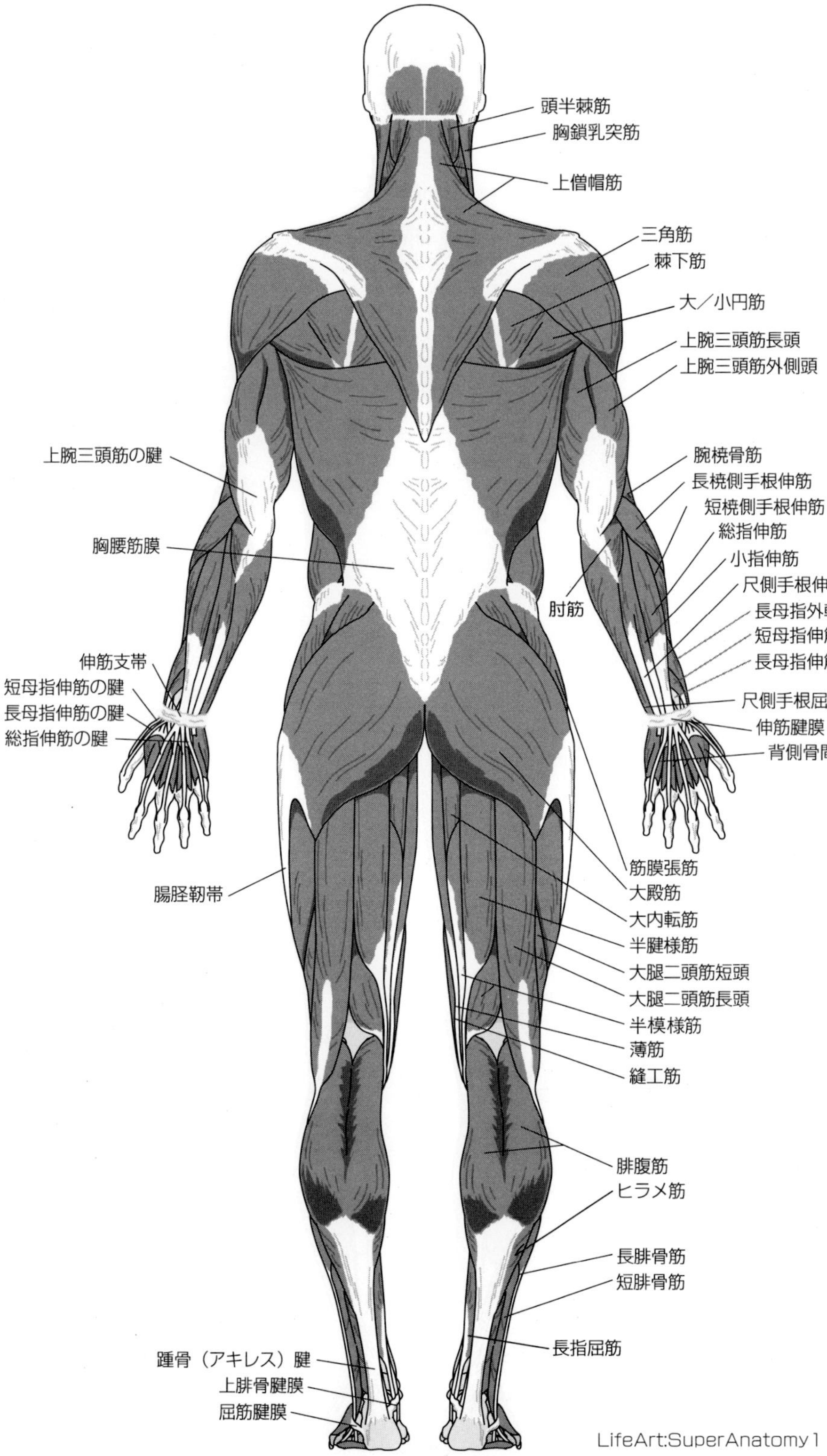

図1-11：全身の筋ー後面

腰部の中間層の筋はP.149　図4-8、脊柱起立筋群はP.151　図4-11、胸部と頚部の中間層の筋はP.183　図5-1を参照

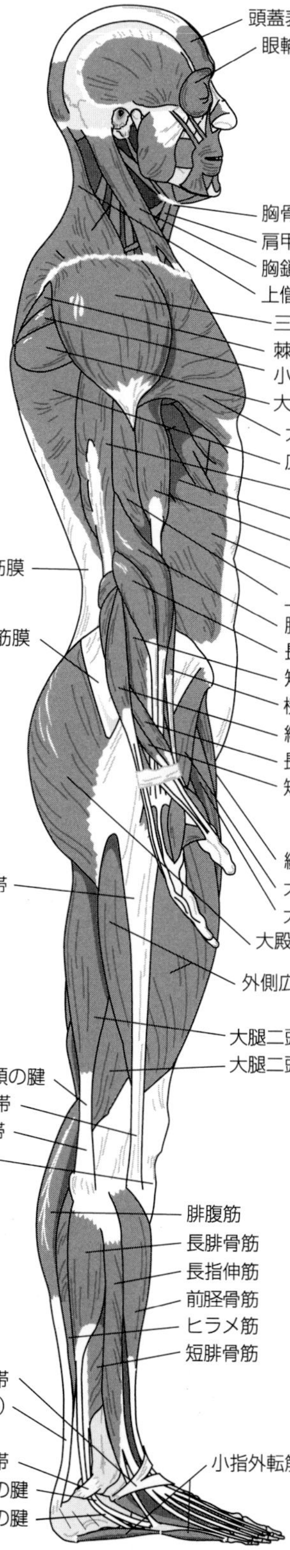

図1-12：全身の筋ー側面
頭部-頚部の筋は、P.211　図5-20を参照

基礎知識（4）神経系と筋骨格系の統合

解説[1] 筋骨格系が姿勢を維持するために重要な働きをすることは、前項、前々項で述べた。骨格系は骨組みを提供し、筋系は変化する外力に対し関節を適切なタイミングと量で動かし、内力を発生させる。筋骨格系が機能するには、外力による重心／重力ラインの変化を感知し、処理し、フィードバックする、もう１つのシステム／系が必要だ。それか神経系である。神経系は中枢神経と末梢神経に大きく分けられる。中枢神経とは大脳と小脳、脳幹、脊髄を指し、それ以外の神経（脳神経と脊髄神経）の分枝を末梢神経と呼ぶ（図1-13）。

外力の変化を感知するのは身体中に存在するセンサー（受容器）で、ここから情報が中枢神経に向けて発信される。特に重要なのが、視覚と前庭器官、筋、関節の固有受容器である。情報の伝達は末梢神経のネットワークの仕事、処理／フィードバックは中枢神経の仕事である（図1-13、図1-14）。神経筋骨格系の重力や外力に対する働きを、姿勢制御と呼ぶ。

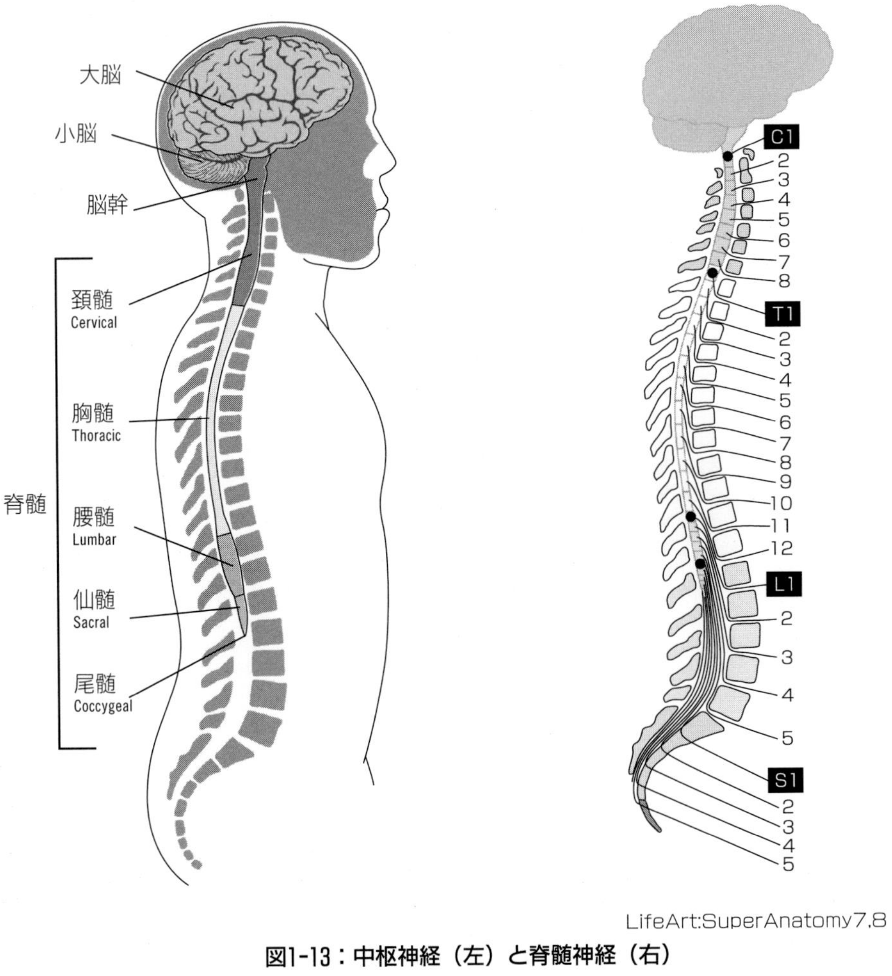

図1-13：中枢神経（左）と脊髄神経（右）

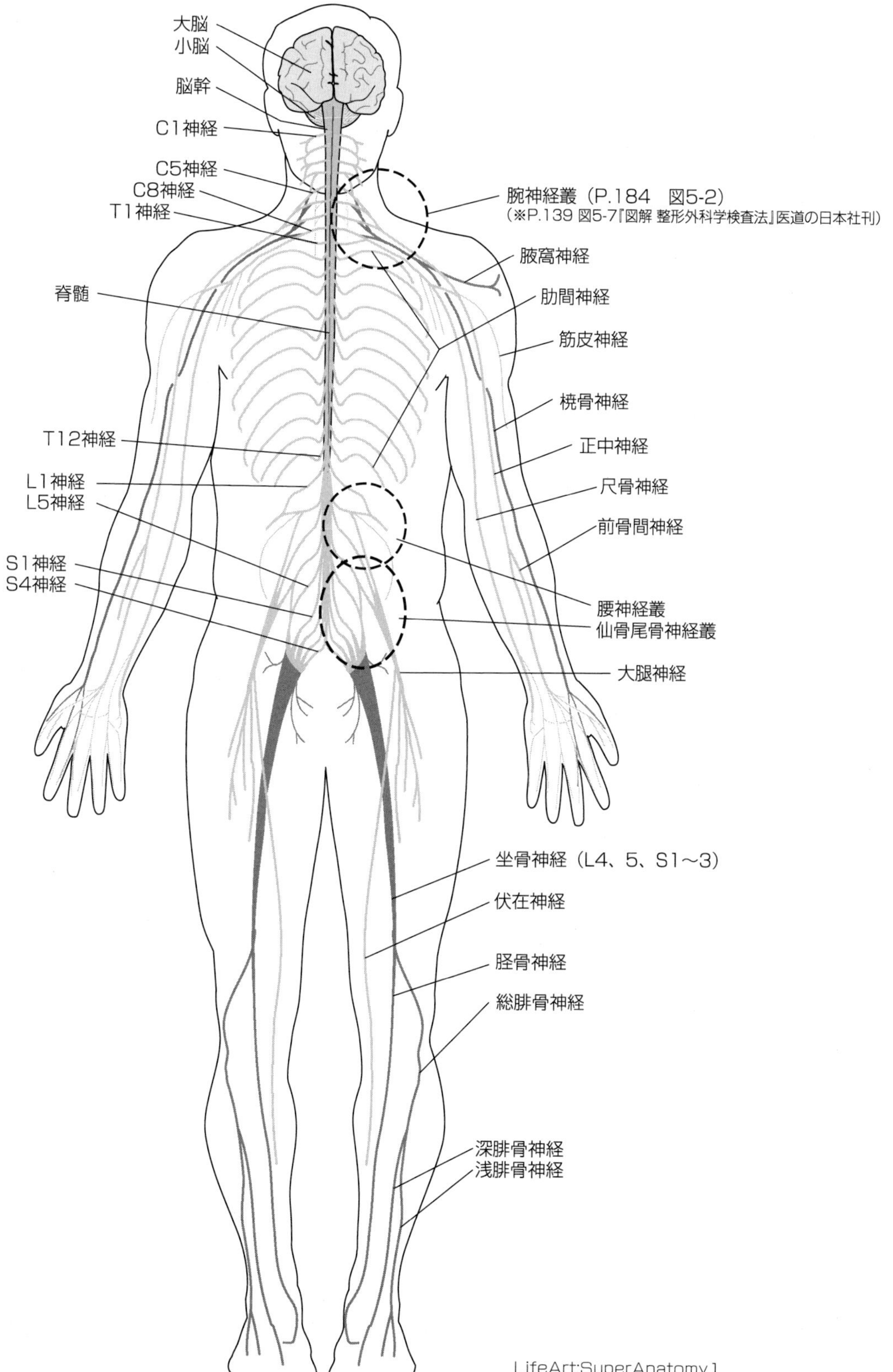

図1-14：神経系の主なネットワーク
脳神経、自律神経（交感神経、副交感神経）は省略

解説[2] 従来、姿勢制御は、脊髄レベルの反射に大きく依存するものと考えられていた。最近では、姿勢制御は上位の中枢神経で処理されているという考え方が一般的だ。

脊髄レベルの反射とは、筋紡錘やゴルジ器官など、末梢固有受容器からの情報が脊髄で処理され短いルートを指す。情報は脊髄灰白質の後角を通り、ここで介在ニューロンを経て、一部は灰白質を他側へと交差し、一部は同側の前角から遠心性線維を経て、筋や筋紡錘へと送り返される(図1-15)。機械受容器からの情報は、同時に、求心性路を通って脳幹、小脳、基底核、大脳に運ばれ、視覚、前庭器官からの情報と統合され、処理が行われる。処理結果は、遠心性路を通って下降し、脊髄の前角にある運動神経ニューロンに指令を伝える。この運動神経ニューロンには、この他にも、脳幹網様体から、同側や他側の筋紡錘やゴルジ腱紡錘からなど、複数の指令が集まる。ある指令は興奮性、またあるものは抑制性の指令である。指令の和が閾値を越えれば、ニューロンは興奮し、筋紡錘や筋に対しインパルスを送り出す。演算が正しければ、瞬間の姿勢制御に必要な筋が働き、内力を発生させて外力に対応する。こうして姿勢は保たれる。末梢からの情報が正しくなかったり、処理が遅れたり、あるいは命令に対して筋が正しく動作しなかったりすると、姿勢を保つことができなくなる。

身体中の固有受容器の中でも、足底、骨盤部、頚部からの情報が、姿勢制御に特に大きく貢献していると考えられる。頚部の深層筋は、身体で最も多数の固有受容器を含んでいる。骨盤部では、特に仙骨に受容器の数が多いとされる。筋や関節を操作すると、筋が弛緩したり緊張したりするのは、こうした反射のメカニズムによって起こる。関節のマニピュレーションや筋のストレッチ、マッサージは、物理的に関節を押し返したり、筋を伸長させているだけではなく、実はこうした神経的な作用によるところが大きいのである。頚椎と仙腸関節に固有受容器が多いという事実は、頚椎や仙腸関節への機械的刺激(マニピュレーション、ストレッチ等)が、神経筋骨格系の障害の治療に効果があることの科学的な説明付けとなるだろう。

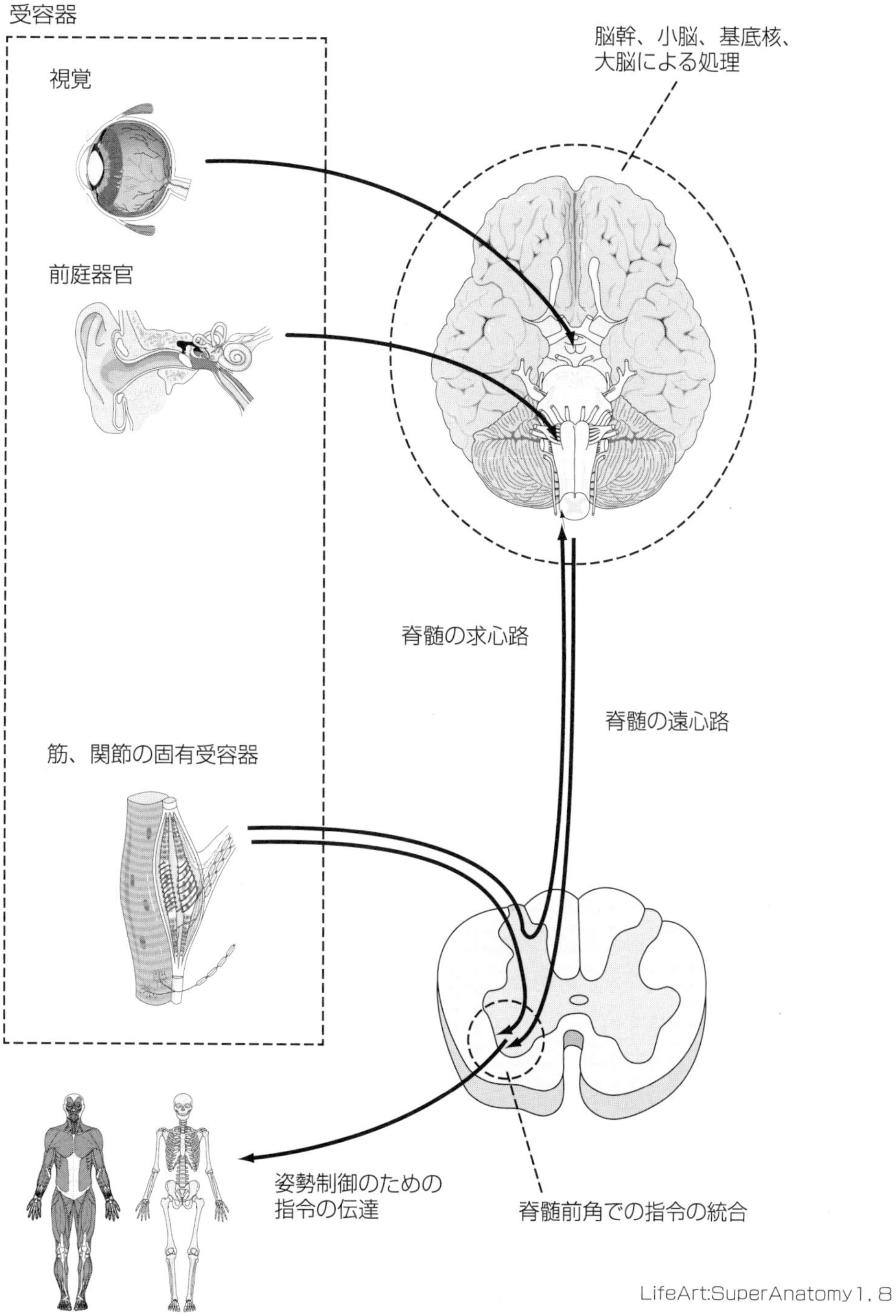

図1-15：簡略化した姿勢制御のメカニズム

解説[3] 空間占有病巣や硬化症などによって、受容器そのものや、容器から中枢神経へのニューロンに構造的な病変が起こると、中央への情報伝達が正しく行われなくなる。運動神経のコントロールは知覚神経からのインプットに依存しているため、亢重力の静的姿勢制御や、動的姿勢制御が妨げられる。一般に、目まいや、歩行障害などを伴う（図1-16①～⑤）。

大脳、小脳等の情報処理器官に異常が起こっても、やはり、姿勢の変化として現れる（図1-16⑥⑦）。大脳皮質に病巣がある場合、他側の対応する部位が片側不全麻痺を起こす。脳卒中を患った患者に多く見られる痙性片側不全麻痺では、患側の上肢の肘、手首、指間関節が屈曲変位し、体幹のそばに置かれる。患側の股関節と膝は屈曲し、足部は背屈を起こす。痙性四肢不全麻痺では、これが両側に起こる。基底核の病変の例は、パーキンソン病である。頭部、体幹、膝、肘は屈曲変位を起こし、硬直する（図1-16⑧）。脊髄の損傷は、位置や程度によって、一側または両側の上肢や下肢の運動機能や知覚が損なわれる（図1-16⑪）。

末梢運動神経（下位運動ニューロン）に障害が起こると、その神経が支配する筋の機能に影響が及ぶ（図1-16⑫）。例えば、椎間板ヘルニアによってL5-S1の神経根が物理的・化学的に刺激されると下殿神経（L5-S2）によって支配を受ける大殿筋へ情報伝達が減少、又は消失し、大殿筋は萎縮を始める。後方から患者の殿部を検査すると、明らかに大殿筋の萎縮が観察できる。上腕骨の骨折や前方への脱臼等の重度の外傷を伴う事故やけがでは、腋窩神経の損傷が起こることがある。腋窩神経の分枝である肩甲上神経（C5-6）は情報伝達ができなくなり、三角筋上部線維と棘上筋の麻痺が起こる。結果として、上腕骨頭は約2.5センチも下方変位を起こし、肩峰遠位に溝ができる。溝兆候（Sulcus sign P.185 図5-3）と呼ぶ。上腕近位外側に感覚減少や麻痺も起こる。

こうした構造的な病変に加えて、神経系にも機能的病変が存在する。筋スパズムや筋の弱化による姿勢の変化は、毎日の臨床で観察される症候だ。解説［2］で紹介した通り、脊髄前角の運動ニューロンは、その分節の脊髄反射だけでなく、上位／下位分節からの影響や、大脳、小脳、脳幹等からの影響を大きく受ける。指令の和が閾値を越えれば、ニューロンは興奮し、筋紡錘や筋に対しインパルスを送り出す。γニューロンによる筋紡錘へのアウトプットが大きすぎればスパズムの原因となり、弱すぎれば筋の弱化が起こる。脊髄や末梢神経に器質構造的な病変がある場合には画像診断等で診断は比較的容易だが、こうした機能的病変だけの場合には血液検査や画像検査で異常が見つからないため、医学的な診断がつけにくい。

筋スパズムの原因としては、関節の可動性減少や筋の緊張・短縮による固有受容器からの情報の減少（図1-16⑭⑮）や、上位中枢神経からの抑制の減少が考えられる。弱化は、機能亢進した拮抗筋による抑制（図1-16⑭⑮）や、同側の脳の半球化または一側化（Hemispheresity、Lateralisation）が考えられる（図1-16⑬）。半球化／一側化とは、一側の大脳新皮質が他側に比べ相対的に機能低下を起こしている場合を指し、同側の筋のトーヌスが全体的に減少し、筋の機能が他側に対し相対的に低下する。顔面では、しわが増える、眼瞼が落ちる、眼球と目の下縁との距離が増える等、わずかではあるが非対称性が観察される。わずかな姿勢の変化ではあるが、臨床上は極めて重要な現象である。姿勢検査とは関係のない症候では、交感神経への抑制減少による眼底VA（静脈-動脈）比の向上、多汗症、拡張蛇行静脈／静脈瘤、その他の交感神経症状が頻繁に見られるようになる。

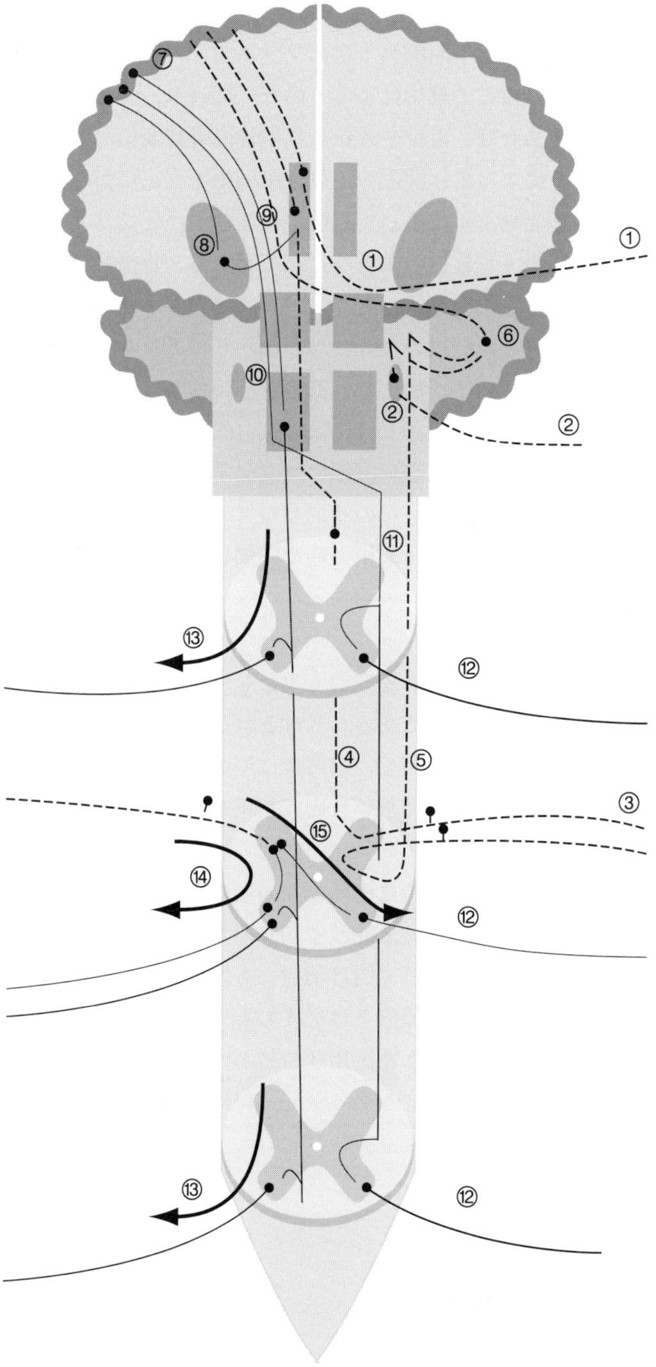

①視覚路
②聴覚路
③その他の固有受容器
④後索
⑤背髄小脳路
⑥小脳
⑦大脳皮質：感覚域＆運動域
⑧脳幹神経節
⑨内包
⑩脳幹
⑪背髄：頚椎
⑫末梢運動神経
⑬下降抑制路（網様体背髄路）
⑭固有受容器→背髄→同側の拮抗筋への運動神経
⑮固有受容器→背髄→他側の拮抗筋への運動神経

図1-16：障害と考えられる姿勢変化への影響

基礎知識（5）キネマティックチェーン（運動学的連鎖）

解説 体のすべての部分は、キネマティックチェーン（運動学的連鎖）によって機能的に連結、連動している。特に機能的な観点から姿勢検査を行う場合に必要となる考え方である。身体のある部分に何らかの異常が起こると、運動学的に関連する他の部位に影響が及ぶ(図1-17)。観察された姿勢の変位が、真の原因（１次／プライマリー）の代償性の見かけ上の変位であることが少なくないのはこの理由によるものだ。神経系、筋系、骨格系のいずれか１つにでも機能的な障害があれば、近位や遠位に代償性の姿勢変位が起こる。筋の過緊張・短縮、あるいは機能低下によって、関節の可動性制限や不安定化が起こる。関節の第１次機能異常（関節原性の機能異常）によっても筋の機能低下が起こりえる。このように、運動学的な連鎖反応は、筋系・骨格系の両方を通して起こる。骨格系は関節を介して接続している。筋系の運動連鎖は、筋から筋へとフォース（＝力）が連鎖的に伝えられていく現象である。筋は、一見独立した組織のように思われがちであるが、実は筋膜のネットワークを通して機能的に連動している。加えて、筋の収縮の状態は関節の可動性や安定性・非安定性を決定するため、実際には筋系と骨格系の複合的なキネマティックチェーン（運動学的連鎖）が存在することになる。筋や関節の機能異常は、神経系を介して、同側や他側の拮抗筋の機能亢進／低下、中枢神経へのインパルスの減少などを起こす。これらは、遠心性抑制路の機能低下の原因となり、末梢の筋や関節に作用を及ぼす。神経系を切り離せないのはこのためだ。

キネマティックチェーン（運動学的連鎖）による姿勢変化として、下肢の機能異常から起こる骨盤や脊椎、上肢、顎関節の変位が好例である。これとは反対に、上肢や顎関節の機能異常が原因で、頚椎を経て胸椎へと運動連鎖し、側弯症に至る例も報告されている。頚椎の機能異常が、ヒラメ筋の機能低下を起こすという研究結果もある。

キネマティックチェーンを理解することは、特に機能的な病変による姿勢変位を考えるときに重要となる。機能的な姿勢検査では、脊柱と四肢を切り離して考えたり、部位ごとの病変ばかりに目を奪われてはいけない。この考え方は治療にも応用できる。キネマティックチェーンを応用すれば、痛みの場所と真の原因とは必ずしも一致しないということに気が付く。キネマティックチェーンのコンセプトを応用することが、検査・治療の新しい切り口となることは間違いない。

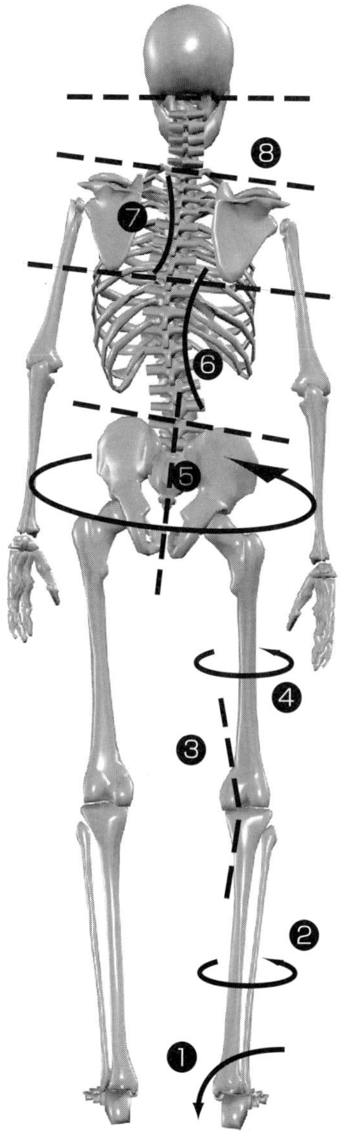

図1-17：骨格系のキネマティックチェーン（＝運動学的連鎖）による姿勢変位
一側の足部回内がもたらす、一連の変位。①足部の回内（距骨下関節と距腿関節）、②脛骨の内旋、③膝関節の屈曲、④大腿骨の内旋、⑤骨盤の側屈、前屈、回旋＝仙腸関節の後方変位／伸展リストリクション（関節可動性減少）、⑥腰部側弯＝下位腰椎の側屈＋回旋変位、⑦胸部の側弯、⑧胸郭の側屈

基礎知識（6）姿勢変位の表現法

解説[1] 脊椎や四肢の位置や変位を生体力学的に表現する方法は統一されておらず、いくつかのシステムが混同して使用されている。本書では、①側屈変位／回旋変位など、変位の方向をそのまま言葉で表現する方法と、②＋φX、－Zなど、変位を記号を使って表現する方法とを併用する。

前者は単純明快なシステムで、胸部が左に側屈していれば「胸椎左側屈変位」とし、腰部が右側屈を起こしていれば「腰椎右側屈変位」と表わせばよい。四肢の変位を表わす際も、回内を起こした右足に対しては「右足部回内変位」と、観察した結果をそのまま表現する。

後者は、Pnajabi、White、Brandらによって、脊椎の位置と変位の量を表わすシステムとして使われ始めた。オーソゴナル（Orthogonal）システムと呼ばれる。これには、X軸Y軸Z軸の方向を定義する必要がある。右手の母指を上方に、示指を前方に、中指を中手指節関節で90度屈曲させる（図1-18）。この際、曲げた中指がX軸、母指がY軸、示指がZ軸となる。オーソゴナルシステムでは、X軸Y軸Z軸の各軸を中心に回旋する動きや変位を、＋φX/－φX、＋φY/－φY、＋φZ/－φZとして表現する。φは軸を中心とした回旋を意味する。＋なら時計回りに運動・変位、－なら時計と反対方向に運動・変位を起こしていることを示す（図1-19）。X軸Y軸Z軸の各軸に沿った動きや変位は、単に＋X/－X、＋Y/－Y、＋Z/－Zとして表現する。＋なら指の指す方向に運動／変位、－なら指の指す方向と反対方向に運動／変位したことを示す。生体力学者によっても一般的に使用されているシステムであるから、脊椎や四肢を生体力学的に表現する「共通言語」と考えてもよいだろう（表1-1、図1-19）。

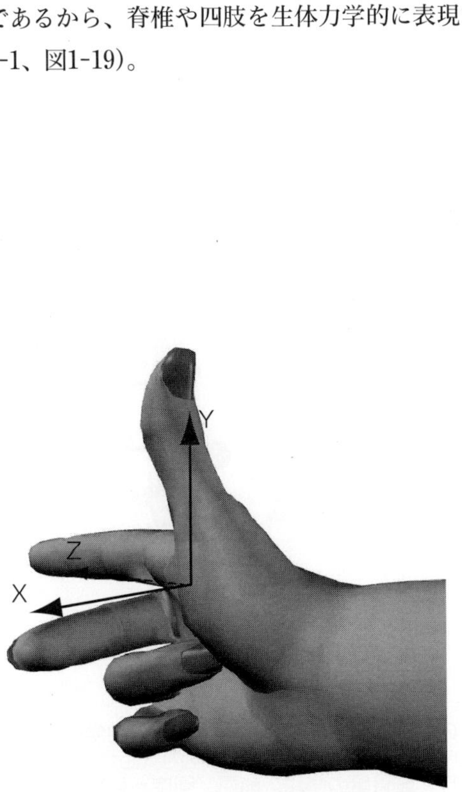

図1-18：右手を使ってXYZ軸を表現

変位	オーソゴナル（Orthogonal）システム
屈曲／伸展	＋φX/－φX
右側屈／左側屈	＋φZ/－φZ
右回旋／左回旋	－φY/＋φY
前方／後方	＋Z/－Z
右側移動／左側移動	－X/＋X
上方／下方	＋Y/－Y

表1-1：姿勢の変位と、オーソゴナル（Orthogonal）システムによる表現方法

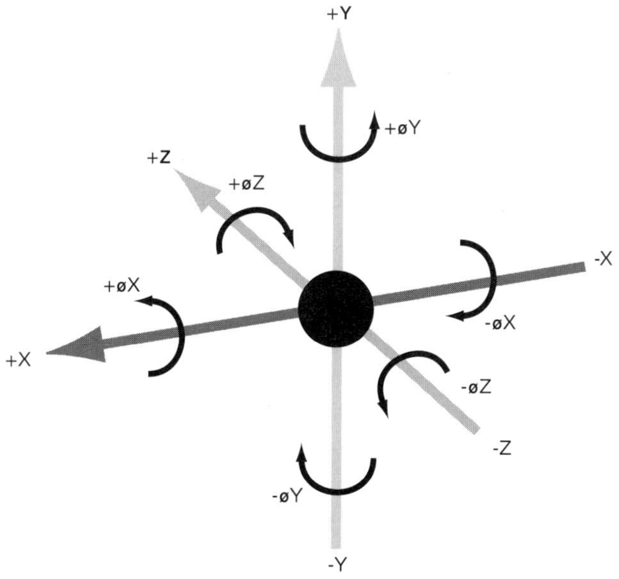

図1-19：オーソゴナル（Orthogonal）システム

解説[2] 脊椎や四肢の変位を生体力学的に表現するには、リファレンスポイントを２つ選び、位置を比較する方法をとる。つまり、部分Ａに対する部分Ｂの位置を、オーソゴナルシステムを使って表現すればよい（P.29　表1-1）。リファレンスポイントを比較する方法には、大別して２つの方法が考えられる。

１つは、身体を①足部②骨盤③胸郭④頭部の４つに分け、(1) 足部と骨盤の相対的な位置、(2) 骨盤と胸郭の相対的な位置、(3) 胸郭と頭部の相対的な位置を観察する［Harrison et al 1996、Troyanovich 2001］（図1-20）。HarrisonやTroyanovichは、この方法を使用することで、身体のあらゆる姿勢の変化を表現できるとしている。特徴として、視診による検査が主で、Ｘ線写真を特に必要としないため、毎日の臨床で利用しやすい。この方法で表現する変位を、本書では「グローバルな変位」と呼んでいる。

もう１つは、椎体や四肢の個々の関節の相対的な関係を観察・表現する（図1-21）。脊椎であればC5-C6など運動節、四肢であれば距骨下関節など各関節の、遠位と近位の関節の位置の絶対的／相対的な関係を表現する。絶対的な変位は、すべりや脱臼等、整形外科学的に関節が変位を起こした際の表現に使用する。相対的な変位は、主に機能的な病変による姿勢変位に用いることができる。通常は、スタティックパルペーション（静的触診）やモーションパルペーション（動的触診）によって感知する。Ｘ線を使って検査する方法も広く利用されている。こうした変位を、本書では「ローカル（局部的）な変位」または「セグメンタル（分節的）な変位」と呼んでいる。
後者は、マニュアルメディソン系の治療家が、治療する関節の変位やリストリクション（可動性減少）を決定するために使用することが多い。一般にリスティング（listing）と呼ばれる。ところが最近の研究結果では、ローカル（局部的）／セグメンタル（分節的）な変位の信憑性と臨床的な価値が疑われるようになってきた。椎骨はある分節だけで変位を起こすことはあり得ず､必ず複数の分節で複合的な変異が起こるという。Troyanovichも､「病理（器質構造的な病変）が起こらないかぎり、Ｘ線上で観察される正常なROM（関節可動域）内の変位は、単にグローバルな変位によって起こる見かけ上の変位に過ぎない」としている。ところが、セグメンタル（分節）筋の緊張・短縮によって隣接する関節の相対的な位置の変位／関節リストリクションが起こり得ること、これによる中枢・末梢神経への影響を臨床の観点では無視できないこと、の２点から、本書では臨床上有意な変位として扱っている。

本書では、この２つのシステムに加えて、必要に応じて解剖学的なユニット毎の変位も表現している。例えば、グローバルな変位で、足部に対して骨盤が前方回旋（$+\phi X$）を起こしたとすると、代償変位として、骨盤に対し胸部が後方に変位（$-Z$）する。この際には、腰椎の分節１つ１つが過伸展を起こし、腰椎全体としては前弯亢進変位を起こす。これを本書では、「腰椎前弯亢進」と表現している。

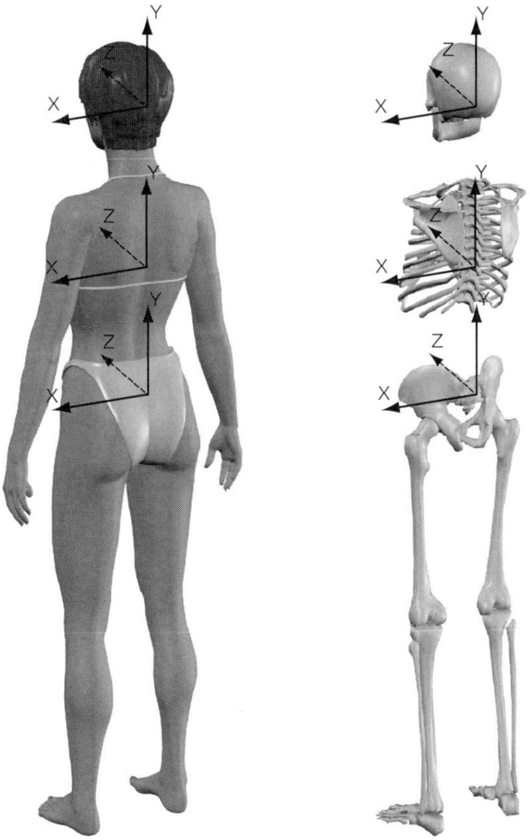

図1-20：グローバルなXYZコーディネーション
身体を大きく、①足部②骨盤③胸郭④頭部の４つの部分にわけ、各部分の相対的な変位で、姿勢変位を表現する

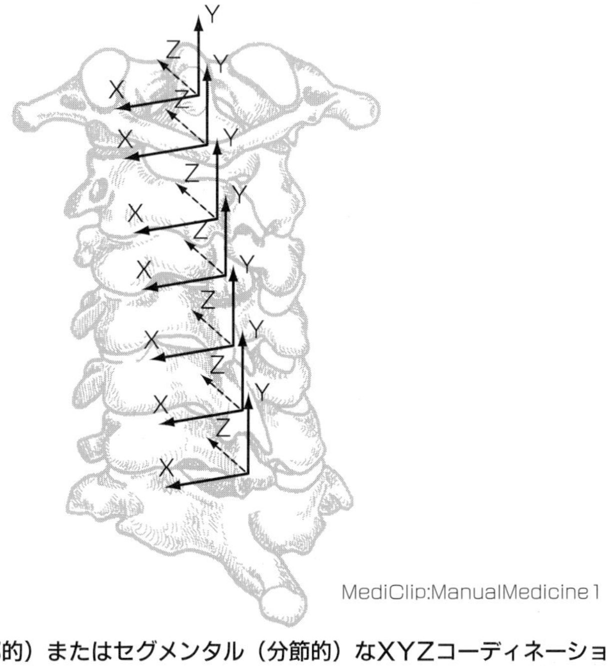

図1-21：ローカル（局部的）またはセグメンタル（分節的）なXYZコーディネーション

基礎知識（7）姿勢検査の方法

解説[1] 観察は、前方から、後方から、左右の側方から行う（写真1-1）。図1-22に姿勢検査の流れをまとめた。姿勢検査、あるいは姿勢解析は、クリニックで行う一連の検査の１つにすぎない。一連の検査とは、問診に始まり、生理学検査（整形外科学検査、神経学検査）、触診（静的、動的）、機能検査が続く。画像検査（X線、MRI等）、ラボ検査（血液検査等）も必要だろう。姿勢検査で得られた情報を、こうした他の検査法の結果と結びつけて、総合的に判断を下す。

本書では、姿勢検査を大きく、マクロ（巨視的）姿勢検査と、マイクロ（部分的）姿勢検査に分けて解説することにした。マクロは患者と接する際の姿勢検査のおおまかな流れを、マイクロは検査結果を分析・判断する際に必要な、部分別の解剖学的・神経学的・運動学的な解説、ならびに検査法を紹介している。

マクロ姿勢検査

姿勢検査の大まかな流れを紹介する。本書では、ステップ１：スクリーニング&整形外科学的姿勢検査、ステップ２：機能的姿勢検査の２ステップに分けた。

ステップ１：スクリーニング&整形外科学的姿勢検査（P.38）：筋骨格系の正常値からの変位を検査する行程。主に神経筋骨格系の構造的病変による姿勢の変化を探す検査。一般に、前方・後方・側方で垂直線と水平線がリファレンスとして使われることが多い。全身をマクロ（巨視）的に観察して、明らかな姿勢の変位を探す。急性の障害（筋緊張・短縮、骨折、靭帯の損傷、筋の断裂など）、鎮痛性、先天性の変形、後天性の変形、関節の拘縮、神経障害による体軀・四肢の変位、神経障害による歩行異常、反射性（内臓身体反射、身体身体反射）等が考えられる。明らかな病理を見つける行程でもあり、専門医に紹介するためのスクリーニングの役目も果たす。

ステップ２：機能的姿勢検査（P.50）：やはり、筋骨格系の正常値からの変位を検査する行程。ただし、主として、神経筋骨格系の機能的病変を探し出すことを目的とする。機能的な姿勢の変位では、キネマティックチェーンの働きによって、代償的な見せかけの変位を起こしていることが少なくない。まず足部と骨盤、骨盤と胸郭、胸郭と頭部、体幹と上肢の相対的な変位を検査し、この結果から全身の変位の関係を判断する。変位を３次元で考えることが必要だ。一般に「姿勢解析」と呼ばれる行程である。機能的病変が原因で起こる症状に対し、治療に必要な情報を取りだすためのステップである。

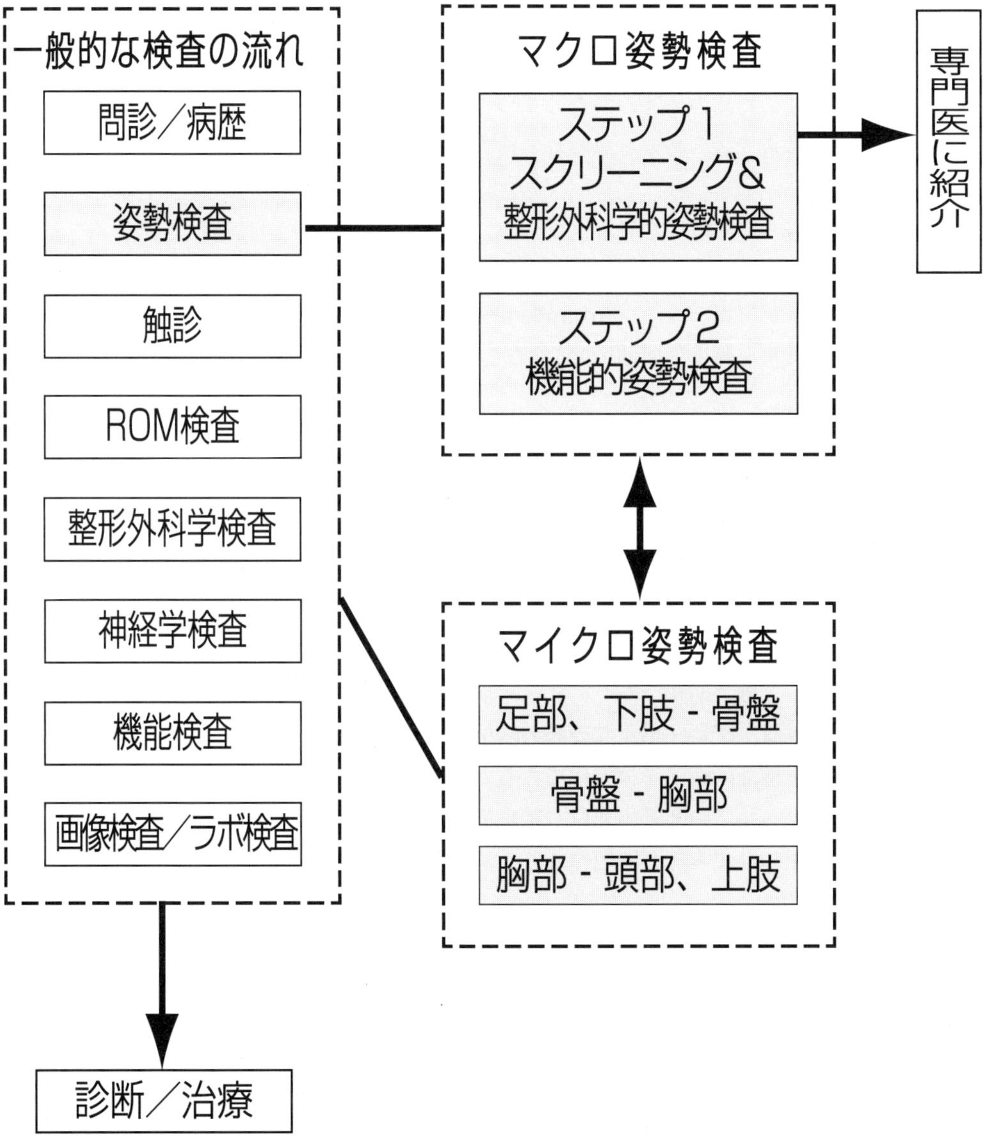

図1-22：姿勢検査のフローチャート

解説[2] マイクロ姿勢検査

部分別の解剖学的・神経学的・運動学的な解説、ならびに必要と思われる主な検査法を紹介する。マクロ姿勢検査で得た情報を分析・判断する際に必要となる。本書では、体を①足部②骨盤③胸部④頭部の４パートにわけ、１：足部、下肢-骨盤、２：骨盤-胸部、３：胸部-頭部、上肢、の３章に分けて解説を行っている。各章では、患者を前面から、後面から、側面から観察した時の、スクリーニング&整形外科学的な姿勢検査と、機能的な姿勢検査を紹介している。

姿勢検査の基本姿勢は立位であるが、必要に応じて、腹臥位や背臥位、側臥位を併用したり、自動・他動運動を組み合わせることでも、有益な情報が得られる。前述の通り、姿勢検査は診断のための一連の検査の１つに過ぎず、必要に応じて以下の検査法を行うことが大切だ。本書では、必要と思われる検査を厳選して収録した。

ROM検査：姿勢検査で異常が見つかった部分を、他動・自動運動で動かすことで、関節や筋の器質構造的または機能的な病変を探す。機能検査や整形外科学検査との明確な境界線はない。アダムテスト（Adam's test）は一般的には、整形外科学検査として扱われているが、胸椎・腰椎の屈曲ROM検査とも考えることができる。

整形外科学検査：主に神経筋骨格系の器質構造的な病変を診断するのに使用される。姿勢検査で不審な点を見つけた際は、整形外科学検査を行って判別する。側弯症の患者には、アダムテストを行って、器質的か構造的かを判別する。テストの方法は、本書の姉妹書である『臨床で毎日使える 図解 整形外科学検査法』（医道の日本社刊）を参考にしていただきたい。

画像検査：X線、MRI、CTスキャン等、主に器質・構造的な病変を確証するのに使用される。X線は、グローバルな姿勢の変位を分析する際にも使用される。腰椎の前弯亢進や、側弯症など機能的病変を視覚化できるので、臨床上、有益な情報が得られる。X線を使って、分節レベルでの姿勢の変位（特に椎骨の変位）を分析する方法も広く使われている。X線写真上のひずみ等の問題により、信頼性と再現性は賛否両論だ。

神経学検査：神経系の器質構造的な病変を判別するのに使用される。筋反射や知覚、筋力検査等が含まれる。筋の委縮が観察された場合には、筋力検査によって損傷した筋をさがす。ヘルニアの疑いがあれば、下肢の筋反射や皮膚感覚、筋力検査を行う。中枢神経の障害の疑いが見られる場合には、それに応じた検査を行う。

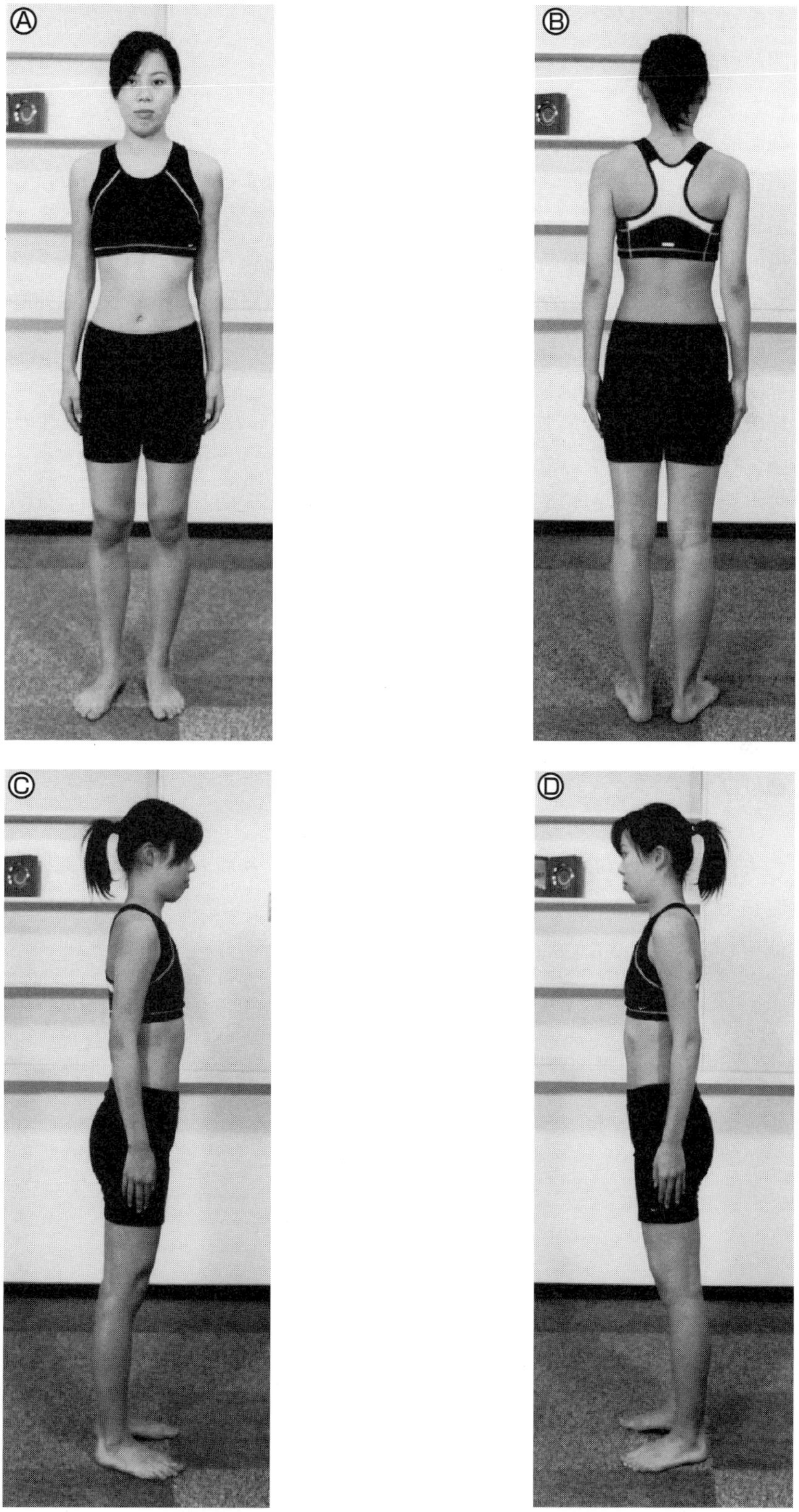

写真1-1：基本となる姿勢検査のポジション
Ⓐ前方から、Ⓑ後方から、Ⓒ右側方から、Ⓓ左側方から

解説[3] **触診（パルペーション）検査**：スタティック（静的）とダイナミック／モーション（動的）な触診がある。スタティックパルペーションでは、関節や筋の腫れ、筋の過緊張などが察知できる。ダイナミック／モーションパルペーションは、主に分節レベルでの変位や関節可動性減少や亢進を触知する。

機能検査：整形外科学検査が主に神経筋骨格系の器質構造的な病変を検査するのに対し、機能検査は主に神経筋骨格系の機能的な病変を検査するのに用いる。ただし、整形外科学検査やROM検査などとの完全な分類は困難で、これらをまとめて「特殊テスト」として扱っている文献もある。本書では、機能的な病変を検査するという目的を持つ検査方法として分類した。代表的なものは、上体屈曲テスト（腹筋テスト）や関節伸展に伴う正常な筋の活動／ファイアリングシークエンス（P.109、112）であろう。

筋の長さ検査：筋の緊張・短縮を検査するのに使われる。特に、緊張性の姿勢筋は、緊張・短縮を起しやすいため、これらの筋の機能異常は姿勢の変化を招きやすい。緊張・短縮を起した筋をさがしだし、ストレッチすることが大切だ。筋の過緊張は関節マニピュレーションなどの方法で神経的に緩めることが可能であるが、筋膜、腱、関節包などの非収縮性組織は、物理的なストレッチ（伸長）が必要となる。関節の拘縮にも同様のことがいえる。

ラボ検査（血液検査等）：明らかに病変が見つかった際に使用する。

●リファレンス

巻末に、マイクロ姿勢検査をまとめた、前面から、後面から、側面からのリファレンスを収録した（P.230〜235）。臨床の場や、姿勢検査を学ぶ際のクイックリファレンスとして使用していただきたい。

2．マクロ（巨視的）姿勢検査

方法（1）マクロ姿勢検査ステップ1：スクリーニング&整形外科学的姿勢検査

方法（1a）概要&整形外科学的姿勢検査-前方から

観察の位置 前方から、後方から、左右の側方から。

観察のポイント 1. スクリーニング：全身をマクロ（巨視的）に捉え、明らかな病理のスクリーニングを目的とする。患者を待合室で出迎えるときの、また患者が診察室に歩いてくるときの姿勢と歩行を観察する。診察室では、体全体のラインの明らかな乱れを探す。

2. 整形外科学的姿勢検査：筋骨格系の正常値からの変位を検査する。主に神経筋骨格系の構造的病変による姿勢の変化の検査を探す。一般に、前方・後方・側方で垂直線と水平線がリファレンスとして使われる。

評価 1. 打撲（特に頭部）や骨折、外傷など、あきらかな症候が見られる場合には、素早く、適切な処置（画像診断や治療）を行う。必要であれば、専門医や他の医療従事者を紹介する。

2. 姿勢変位の原因として、主に以下の症候が考えられる。

- 急性の筋緊張・短縮、骨折、靭帯の損傷、筋の断裂など
- 疼痛性
- 先天性の変形
- 後天性の変形
- 関節の拘縮
- 反射性（内臓身体反射、身体身体反射）
- 神経障害による体軀、四肢の変位
- 神経障害による歩行異常

臨床メモ できる限り裸に近い状態で行うのが理想的だが、患者のプライバシーには十分に気をつけたい。肌に密着した下着か水着が理想的だ。

ステップ1はスクリーニングの役割も果たすため、「この症候は自分の専門範囲内であるか」、「自分の診療技術で対応できるか」、「専門医、あるいは他の医療従事者への紹介は必要か」という質問を、自分自身に問いかけることが大切であろう。

前方からの姿勢検査（写真2-1）では、垂直の重力ラインが、①左右の足関節の中間点、②左右の膝関節の中間点、③恥骨結合、④剣状突起、⑤胸骨柄切痕、⑥唇、⑦眉間を通過するのが、理想のアライメントである。前額面での回旋（＝側屈、$+\phi Z/-\phi Z$）、横断面での回旋（$+\phi Y/-\phi Y$）を検査するには水平線を併用する方法も一般的である。左右の①膝蓋骨の高さ、②大転子の高さ、③上前腸骨棘の高さ、④腸骨稜の高さ、⑤胸部（12肋骨）下縁、⑥乳頭の高さ、⑦胸鎖関節の高さ、⑧肩・肩鎖関節の高さ、⑨耳の高さを検査する（図2-1）。

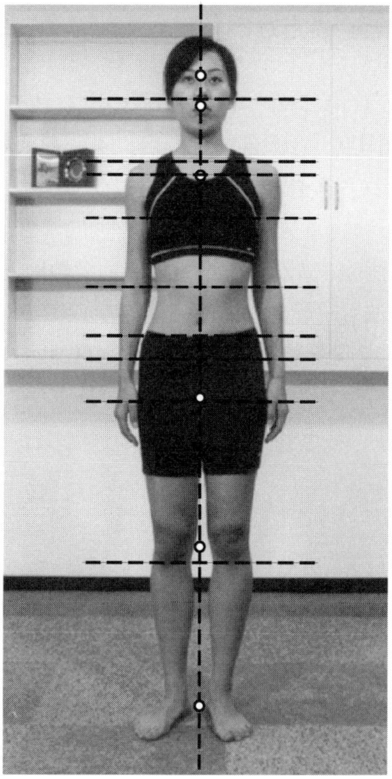

写真2-1：前方からの姿勢検査

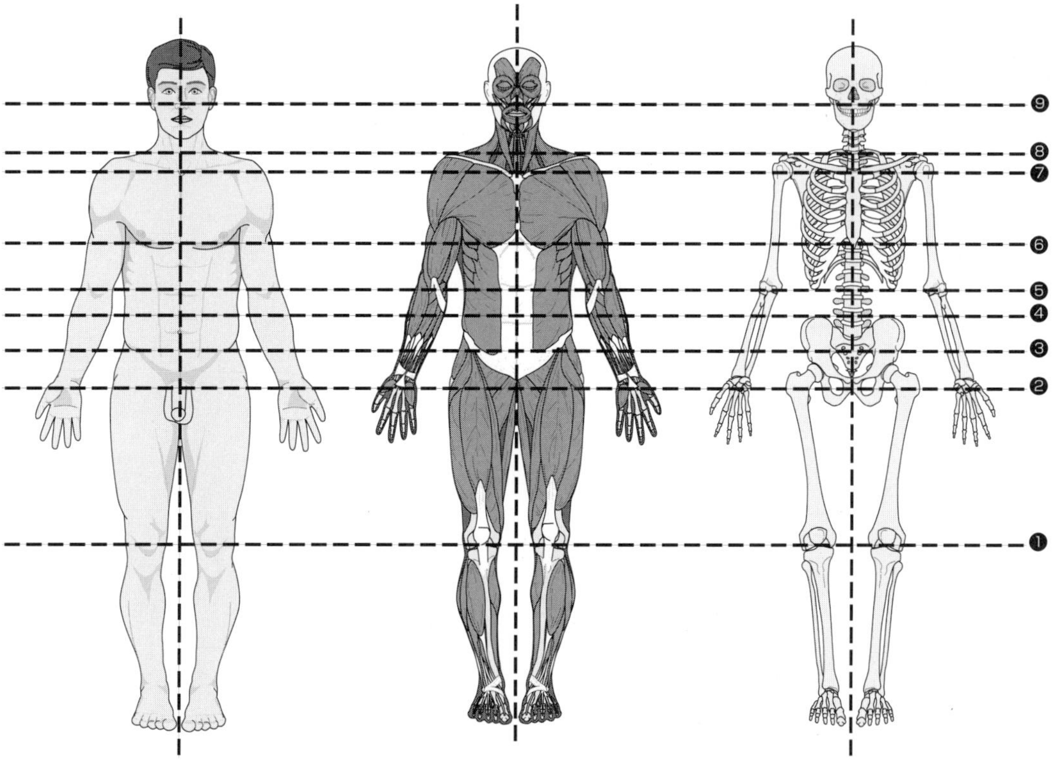

図2-1：垂直線・水平線を使った姿勢検査-前方から　LifeArt:SuperAnatomy 1

方法（1b）整形外科学的姿勢検査-後方から

臨床メモ 後方からの姿勢検査（写真2-2）では、垂直の重力ラインが、①左右の足関節の中間点、②左右の膝関節の中間点、③殿部の中心点、④S2棘突起、⑤T2棘突起、⑥後頭骨中央を通過するのが、理想のアライメントである。

前額面での回旋（＝側屈＋ϕZ/－ϕZ）、横断面での回旋（＋ϕY/－ϕY）を検査するには水平線を併用する方法も一般的である。左右の①殿部の高さと形状、②大転子の高さ、③上後腸骨棘の高さ、④腸骨稜の高さ、⑤胸部（12肋骨）下縁、⑥肩甲骨下角の高さ、⑦肩・肩鎖関節の高さ、⑧耳・乳様突起の高さを検査する（図2-2）。

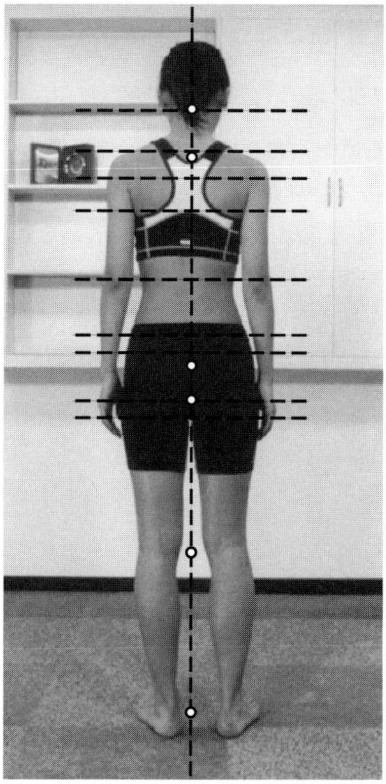

写真2-2：後方からの姿勢検査

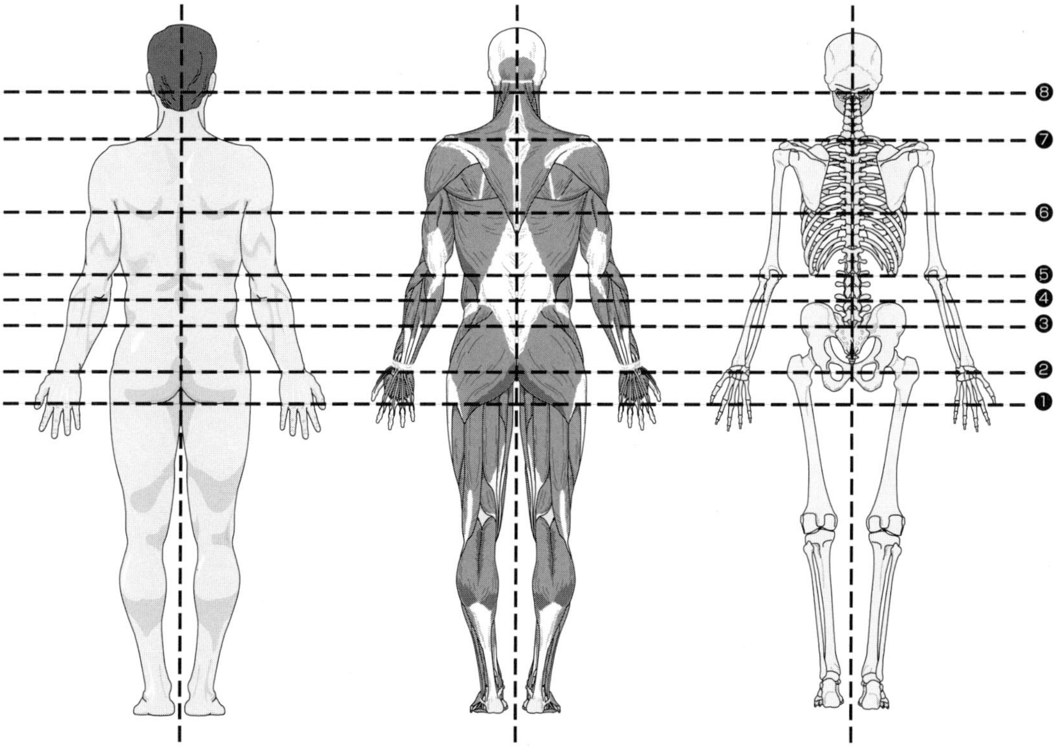

図2-2：垂直線・水平線を使った姿勢検査-後方から　LifeArt:SuperAnatomy 1

方法（1c）整形外科学的姿勢検査-側方から

臨床メモ 側方からの姿勢検査（写真2-3）は、矢状面での変位（+Z/−Z、+φX/−φX）を検査するのに適している。垂直の重力ラインが、①外果のやや前方、②膝のやや前方、③大転子、④肩の中心、⑤外耳孔を通過するのが、理想のアライメントである。重力ラインからの変位は、矢状面での変位（+Z/−Z、+φX/−φX）を起こす。①殿部の形状、②腰椎前弯度、③胸椎後弯度、④頚椎前弯度、⑤骨盤の傾き〜腹部の輪郭、⑥胸部前面の輪郭、⑦後頭隆起と頬骨弓下縁を結んだ線の傾きを検査する（図2-3）。

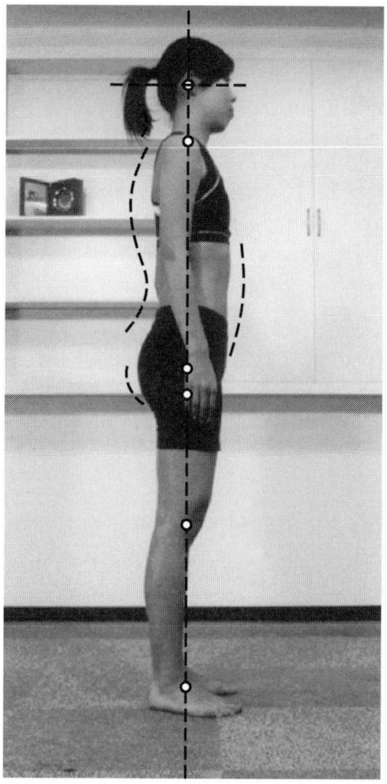

写真2-3：側方からの姿勢検査

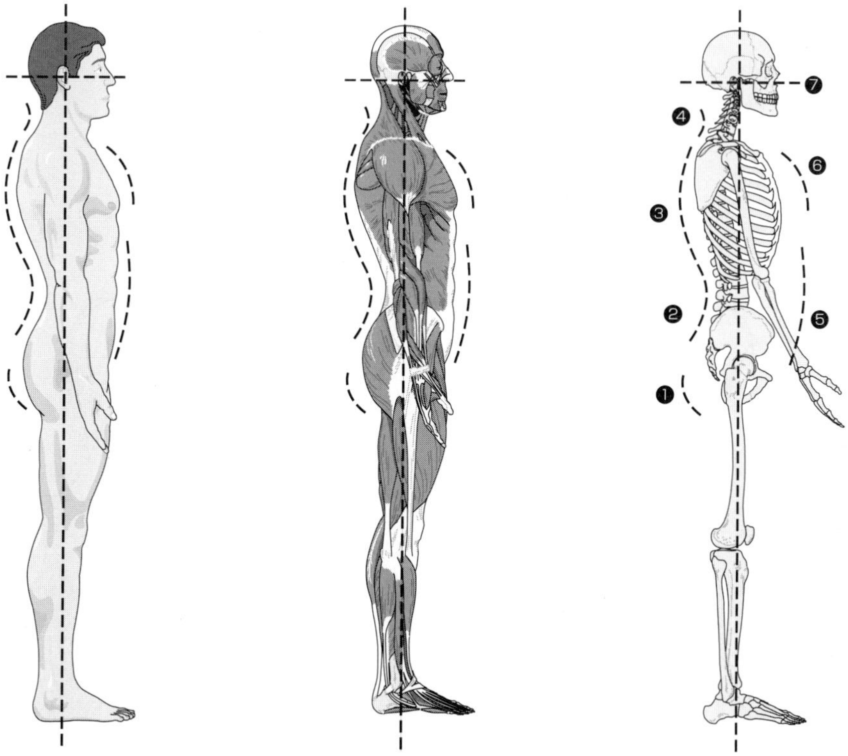

図2-3：垂直線・水平線を使った姿勢検査-側方から

LifeArt:SuperAnatomy 1

方法（1d）主な病変

臨床メモ[1] 以下に、明らかな姿勢変位の例を紹介する。

図2-4は、急性の筋の緊張・短縮による姿勢変化の例である。

寝違い等による急性の斜頸は、胸鎖乳突筋の収縮によって起こる。頭部の回旋変位＋側屈変位＋屈曲移動変位（$-\phi Y, +\phi Z$、$+Z$または$+\phi Y, -\phi Z$、$+Z$）が頻繁に観察される変位である。(P.190)

図2-5はケガによる変化の例である。肩鎖関節脱臼は、肩を下にしてグラウンドや床に叩きつけられたときに、最も起こりやすい。肩鎖靱帯と関節包、烏口靱帯の損傷の度合いにより、タイプ1～6（またはⅠ～Ⅲ）に分類される（P.161　表4-1)。

写真2-4は鎮痛のための変化の例である。神経根の物理的・化学的な圧迫・刺激は、局部的な腰痛に加えて、下肢の痺れや運動低下を招く。患者は、痛みや痺れを和らげるために、腰を曲げたり倒したりして来院する。神経学検査や画像検査が必要である。

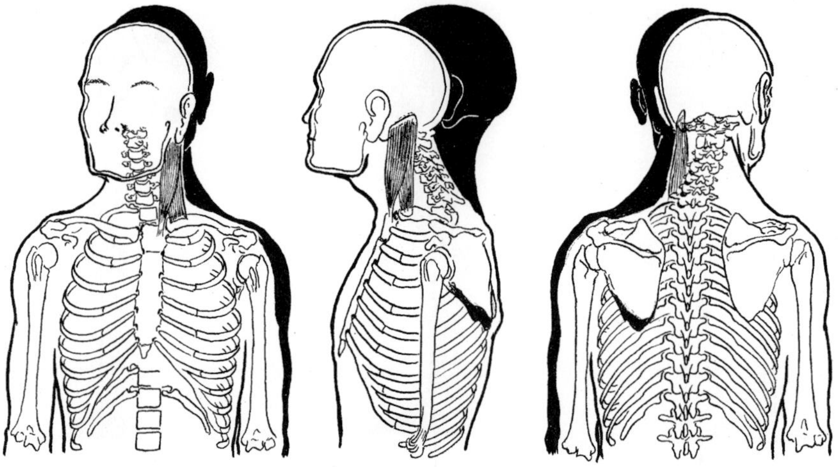

図2-4：急性の筋の緊張・短縮による姿勢の変化-斜頸　MediClip:ManualMedicine1

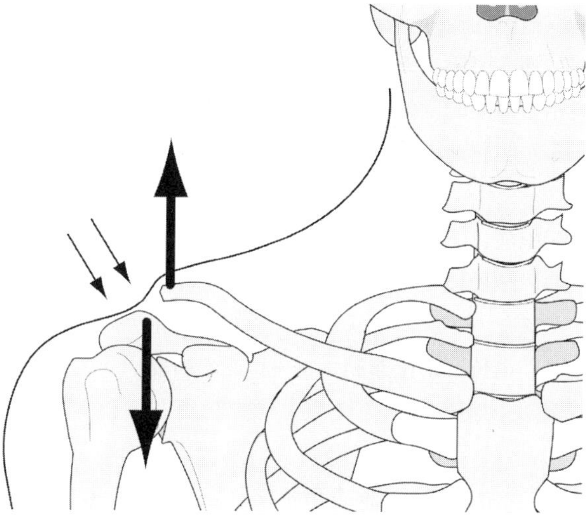

図2-5：けがによる変化-肩鎖関節のM段階変形（Step deformity）

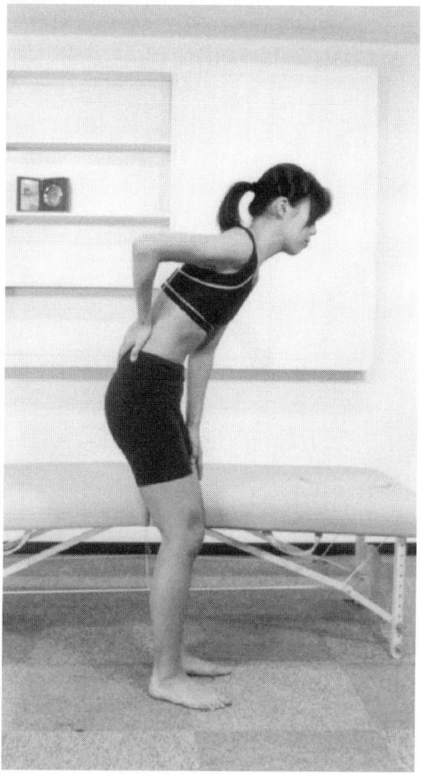

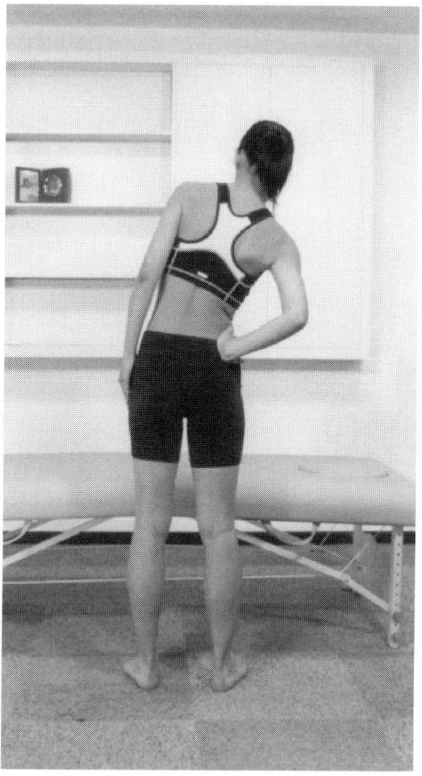

写真2-4：痛みを避けるための姿勢の変化-神経根の圧迫

臨床メモ[2] 機能的病変と先天性の器質構造的な病変による変位の例として、側弯症がある（図2-6）。側弯症は、機能的と器質構造的の２つのタイプに分けられる。機能的な原因には、短下肢／下肢〜骨盤機能的変位、ヒステリー性、神経根性、炎症性などが考えられる。腹筋の弛緩、広背筋、腰方形筋、大殿筋、梨状筋、大腿二頭筋、広背筋などの筋の緊張・短縮、それに伴う骨格の機能的変位が原因と考えられる。姿勢検査ステップ２の方法や、アダムポジション、左右側屈テストで側弯が消失すれば、機能的なものと判断できる（P.142、144）。
先天性では、半椎症、二分脊椎、塊椎、椎体／肋骨の融合などが考えられる。最も多いのは、胸椎に１つ、腰椎に１つ、側弯カーブが見られるダブルメジャー（Double major）と呼ばれるタイプだ。アダムポジションや左右側屈テストでも、変位の消失は見られない。他の原因として、上位／下位運動ニューロンの病変やジストロフィーなど筋原性の病理が考えられる（詳しくはP.138）。

図2-7は下肢のアライメントの検査ポイントをまとめたものである。先天性の構造的異常が見られると、構造的短下肢となる。側弯症の原因ともなる。姿勢の変化を起こすだけでなく、腰痛や膝、股関節の痛みなど、筋骨格系の障害のさまざまな原因となる。

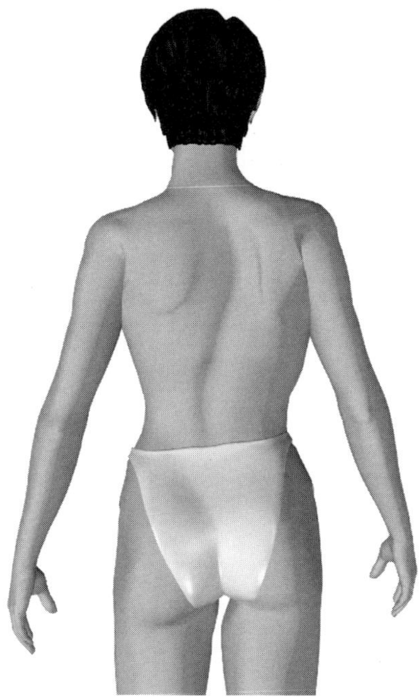

図2-6：脊椎・四肢の大きな変位-側弯症

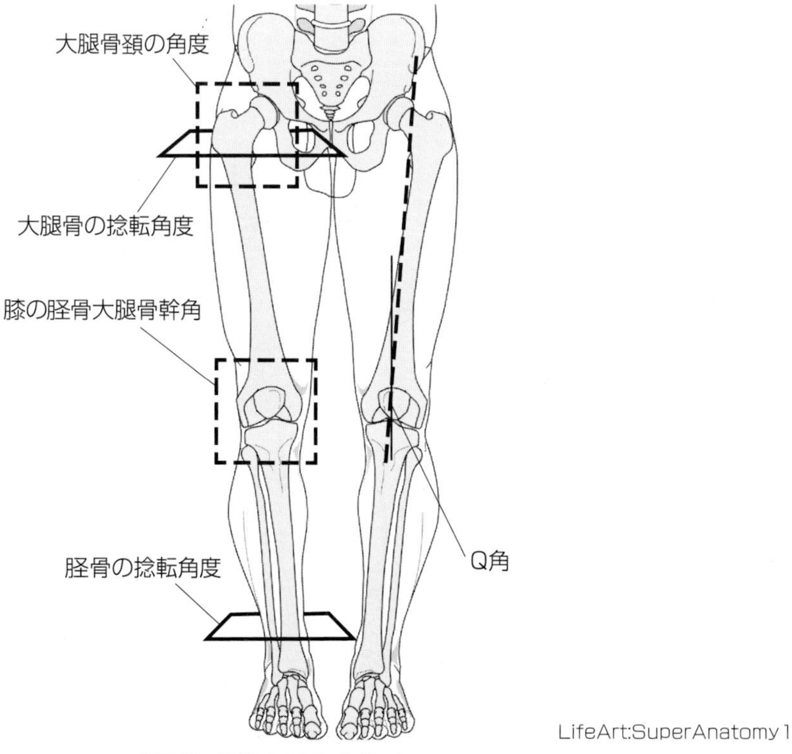

図2-7：下肢のアライメント

臨床メモ[3] 図2-8、図2-9は、病理による変化の例として、胸部の形状の変化（先天性漏斗胸、先天性鳩胸、樽状胸郭）と、突背を紹介している。先天性漏斗胸は、肋骨の過成長により、胸骨が後方に変位している状態を指す。先天性鳩胸は胸骨が反対に前下方に突出し、胸郭の前後径が増加する。樽状胸郭は、胸骨が前上方に突出して見えるタイプで、胸部が過膨脹し、胸郭が呼気の位置に留まっている（詳細は、P.158）。突背は、ポット病／結核、癌による病理的な椎体の楔状化や破壊による（P.174）。

図2-10では、神経障害による変化の例として、痙性四肢不全麻痺とパーキンソン病を掲載した。パーキンソン病は、振戦／主に静止時のふるえ、肘・肩関節等の近位部の筋強鋼、運動緩慢／無動症を3大症候とする。表情が乏しくなるのも、症候の1つである（仮面様顔貌）。歩行時には、身体は前屈し、腕の振りは少なくぎこちない動きをする。歩幅は狭く、小刻みに歩く。徐々に早足となり、歩行中の急な停止ができなくなる（神経障害性加速歩行ならびに突進現象）。

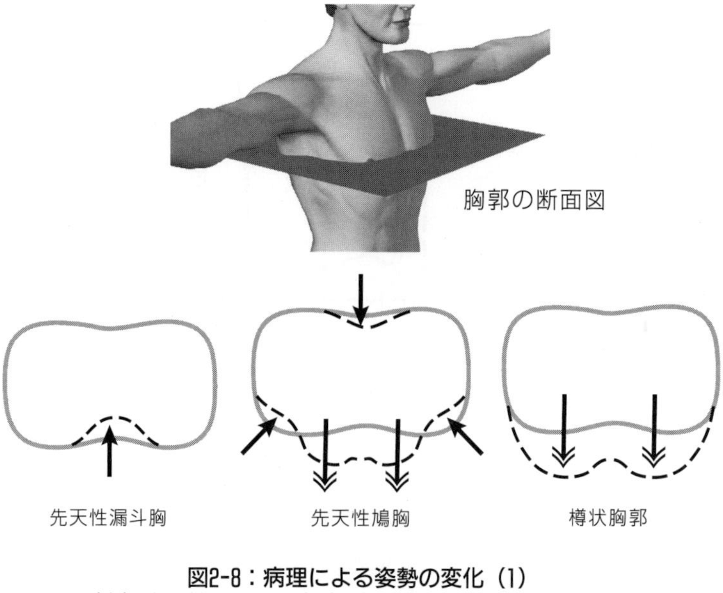

図2-8：病理による姿勢の変化（1）
（左）先天性漏斗胸、（中）先天性鳩胸、（右）樽状胸郭

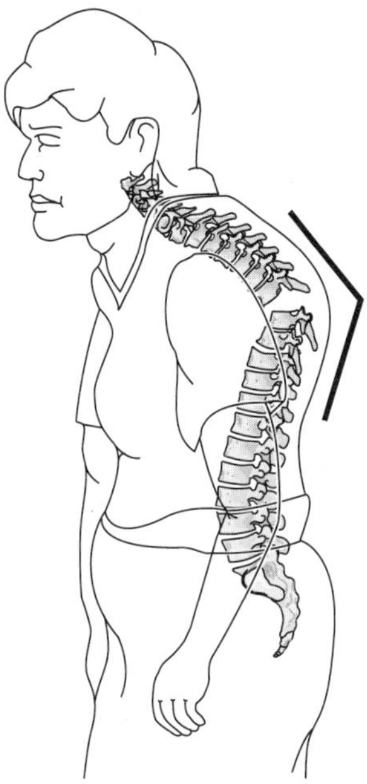

図2-9：病理による姿勢の変化（2）
突背

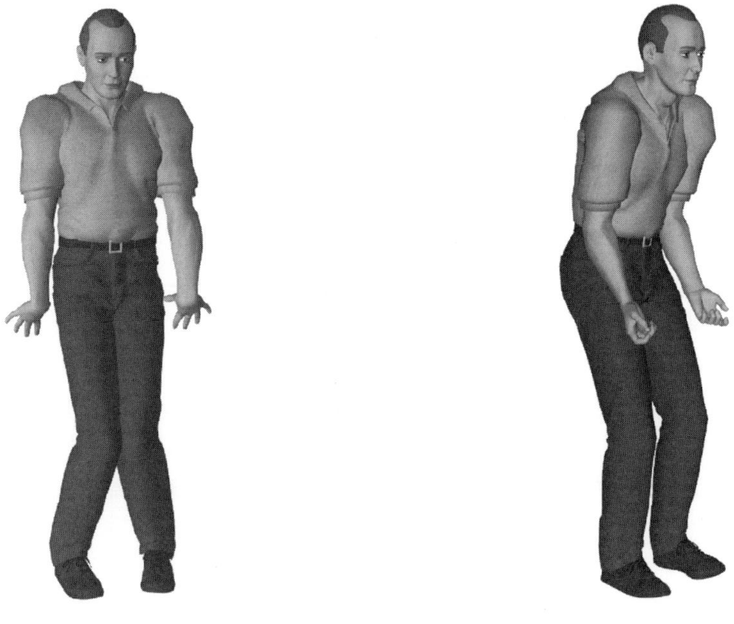

図2-10：神経障害による変化-痙性四肢不全病（麻痺）とパーキンソン病

方法（2）マクロ姿勢検査ステップ2：機能的姿勢検査

方法（2a）機能的姿勢検査

観察の位置 前方、側方、後方から。

患者は目をつぶり、その場で3～4回足踏みをする。続いて、目を閉じたまま首を前後にゆっくりと2～3回動かし、自然な位置で止める。

観察のポイント A．基本的に「整形外科学的姿勢検査」と同じく、垂直線、水平線を使って全身をマクロ（巨視的）に捉える。筋の緊張・短縮／機能低下や、関節の可動性減少／亢進の異常といった、機能的な病変に注意する。

B．体を足部、骨盤、胸部、頭部の4つのパートに分け、それぞれの相対的な関係と、全身の姿勢とを観察する。ここでは、遠位部（下部）の異常を正し、近位（上位）の姿勢の変化を観察する方法を紹介する（P.52臨床メモ参照）。

1.足部：足部の異常を観察する。特に、足部から股関節までの、下肢のアライメントに注意を払う（写真2-5Ⓐ）。

2.足部近位～骨盤：足部に変位がある場合には、手を使って一時的に正して、近位（上位）にあたる骨盤、胸部、頭部の姿勢アライメントの変化を観察する（写真2-5Ⓑ）。

3.骨盤近位～胸部：骨盤に変位がある場合には、手を使って一時的に正して、近位（上位）にあたる胸部・頭部と、遠位にあたる足部の姿勢アライメントの変化を観察する（写真2-5Ⓒ）。

4.胸部～頭部：胸部に変位がある場合には、手を使って一時的に正して、近位（上位）にあたる頭部と、遠位にあたる足部・骨盤の姿勢アライメントの変化を観察する（写真2-5Ⓓ）。

側方で前後屈や前後移動の変位を正す場合には、患者が重心を失い倒れやすいので注意すること。

評価 B1.足部に異常が見られれば、マイクロ姿勢検査を参照して、病変を探す（P.61「マイクロ（部位別）1：足部、下肢-骨盤」）。

B2～4.近位（上位）のアライメントの変位が完全に消失した場合には、遠位（下位）の部分の障害を疑う。近位（上位）のアライメントの変位が減少した場合には、遠位（下位）の部分の障害だけでなく、遠位（下位）と近位（上位）の間の筋や関節に障害があると考える。いずれの場合も、II部マイクロ姿勢検査を参照して、関節や筋を検査する（それぞれ、P.61「マイクロ（部位別）1：足部、下肢-骨盤」、P.135「マイクロ（部位別）2：骨盤-胸部の検査」、P.181「マイクロ（部位別）3：胸部-頭部、上肢の検査」）。

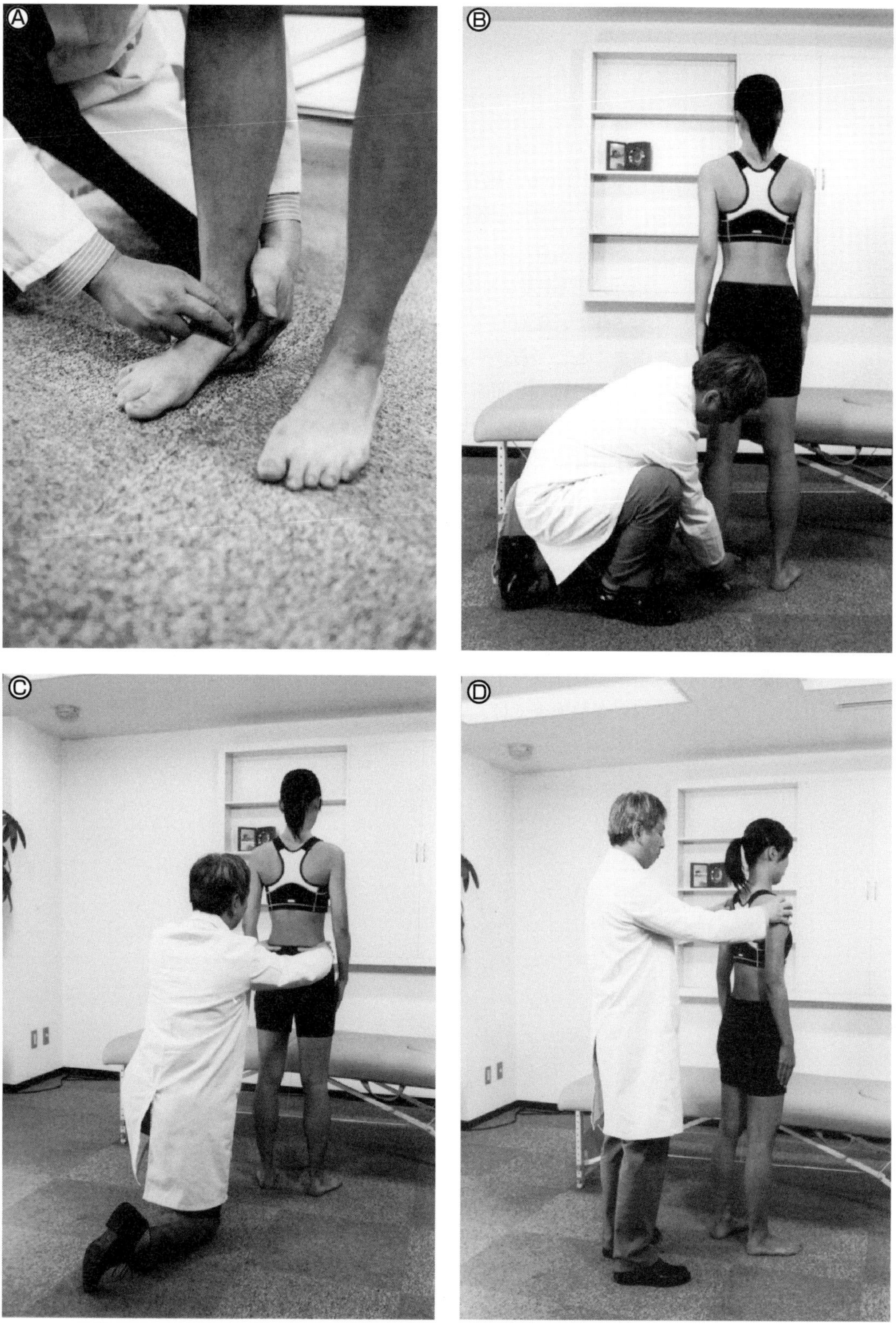

写真2-5：ステップ2機能的姿勢検査の一例
Ⓐ足部の検査、Ⓑ足部近位～骨盤、Ⓒ骨盤近位～胸部、Ⓓ胸部～頭部

臨床メモ 観察のポイントで紹介した通り、ステップ２では、垂直線、水平線を使った姿勢検査に加えて、①足部、②足部と骨盤の相対的な位置、③骨盤と胸部の相対的な位置、④胸部と頭部の相対的な位置を観察する行程が加わる。上肢の位置も姿勢解析には欠かせないので、観察と記録を忘れずに行う。

ステップ１との絶対的な違いは、ステップ２では「機能的」な病変に起因する姿勢変位を見つけることである。P.50の「観察のポイント」では、最遠位の足部の変位を正して近位（骨盤、胸部、頭部）の変化を観察する方法を紹介した。骨盤部を機能的姿勢変位のセンターとして考える場合には、ステップ2のB1.と2.を飛ばし、B3.で遠位（足部）や近位（胸部、頭部）の変化を見る方法も有効である。大切なのは、２次的や３次的な変位（代償性の変位）に騙されず、相対的な姿勢の変位と変化を見つけだし、１次的な変位（原因となる変位）を探すことである。例えば、両耳を結んだ線が水平でないからと言って、頚椎・頭部に変異が起きていると即断するのは避けたい。頚椎の変位は、胸部の変位に対する代償の変位であることが少なくない。前方・後方から観察した場合には側屈の変位だけ、側方からの検査では前後屈や前後移動の変位だけに、目を奪われがちである。ところが、姿勢変位が１面体（２次元）だけで起こることは考えられないので、姿勢の変位を常に3次元で考えることが大切だ。

図2-11に、本書に収録している機能的病変による主な姿勢の変位パターンをまとめた。図では、変位がわかりやすいようにスケルトン（骨格）を使用したが、変位がある場合は、神経系-筋系-骨格系の機能変位が起こっているということを忘れないようにしたい。II部マイクロ（部位別）姿勢検査では、これらを詳しく解説する。

胸部～頭部

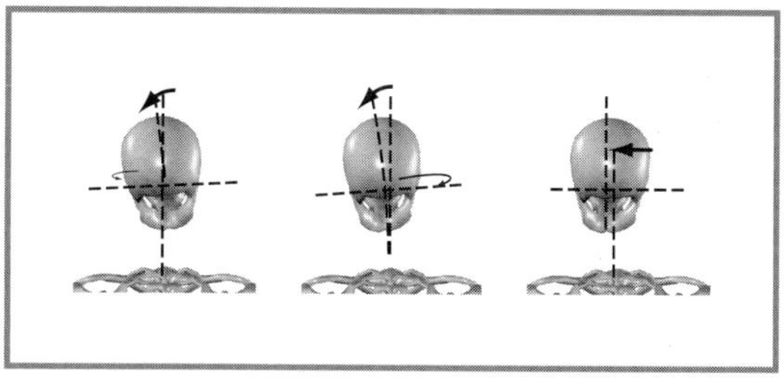

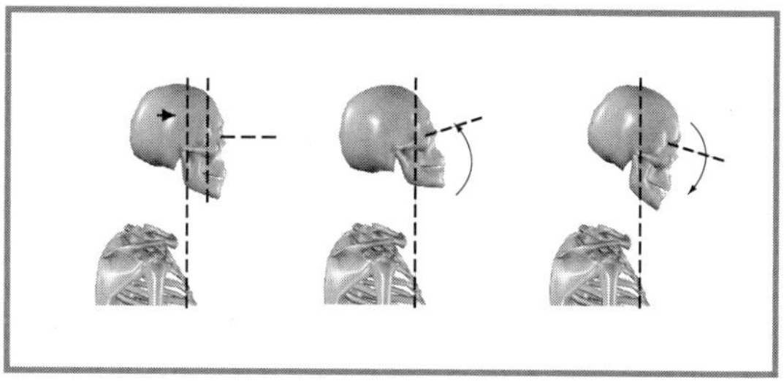

骨盤～胸部

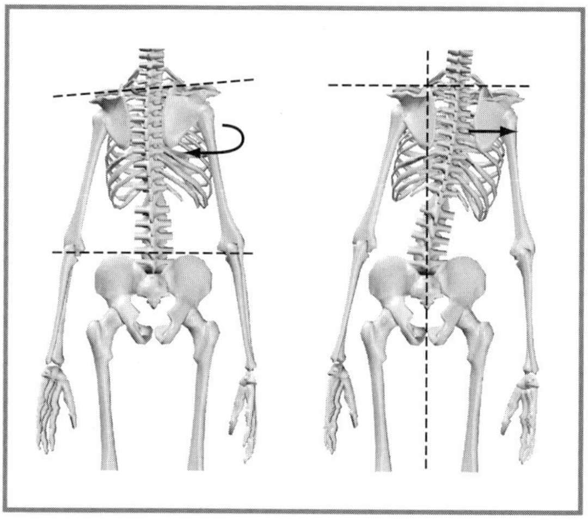

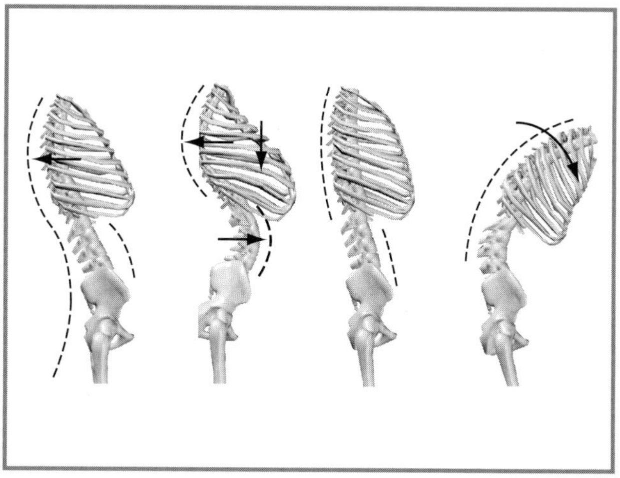

足部～骨盤

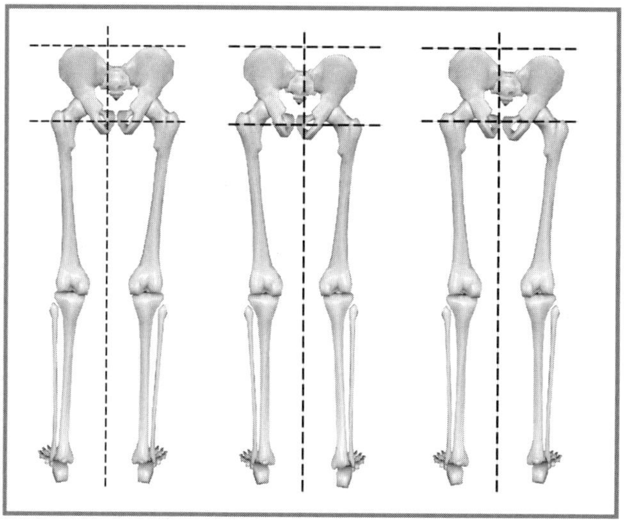

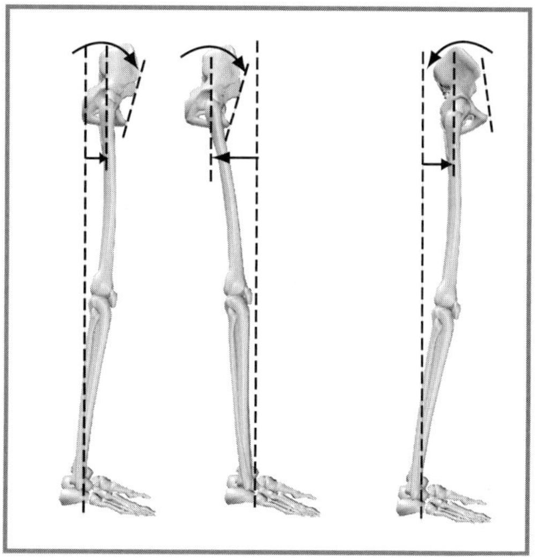

図2-11：機能的病変による主な姿勢の変位パターン

方法（2b）機能的姿勢検査–検査例（1）

臨床メモ 前方（図2-12左上）からの観察では、垂直重力ラインは、ほぼ、①左右の足関節の中間点、②左右の膝関節の中間点、③恥骨結合、④剣状突起、⑤M胸骨柄切痕を通過している。ところが、頭部では、⑥唇、⑦眉間がラインより右方に変位している。後方（図2-12左下）でも、後頭骨中央が右に変位を起こしている。右足部がわずかに回内している。体側の輪郭と左右の腸骨稜の高さのほんのわずかな違いから、骨盤の極軽度の右側屈を疑える。前方から・後方から共に、右肩がわずかに高いのがわかる。右側方からの観察では、下腿三頭筋と左腕がわずかに見えることから、骨盤が軽度左回旋していることがわかる。同様に、左側方からの観察では、右側の乳房が見える。
側方（図2-12右上・下）の垂直重力ラインから、②膝のやや前方、③大転子、④肩の中心、⑤外耳孔すべてが、明らかに前方変位している。腰部は大きくくぼみ、胸部は後方に反っている。頭部は前方に大きく変位している。左右の大転子が前方変位していることから、骨盤前方移動変位、腰椎の前弯亢進から骨盤前方回旋（前屈）変位、胸部の反り返りから、胸郭の後方回旋変位／後屈変位、頭部の位置から、頭部前方移動変位と判断する。

検査結果のまとめ（変位を表わす記号に関しては、P.28を参照）

足部：右足部回内
骨盤：軽度右側屈（$+\phi Z$）、軽度左回旋（$+\phi Y$）、骨盤前方移動変位（$+Z$）、
　　　骨盤前方回旋（前屈）変位（$+\phi X$）
胸部：軽度左回旋（$+\phi Y$）、後方回旋変位／後屈変位（$-\phi X$）
頭部：右側方移動変位（$-X$）、前方移動変位（$+Z$）

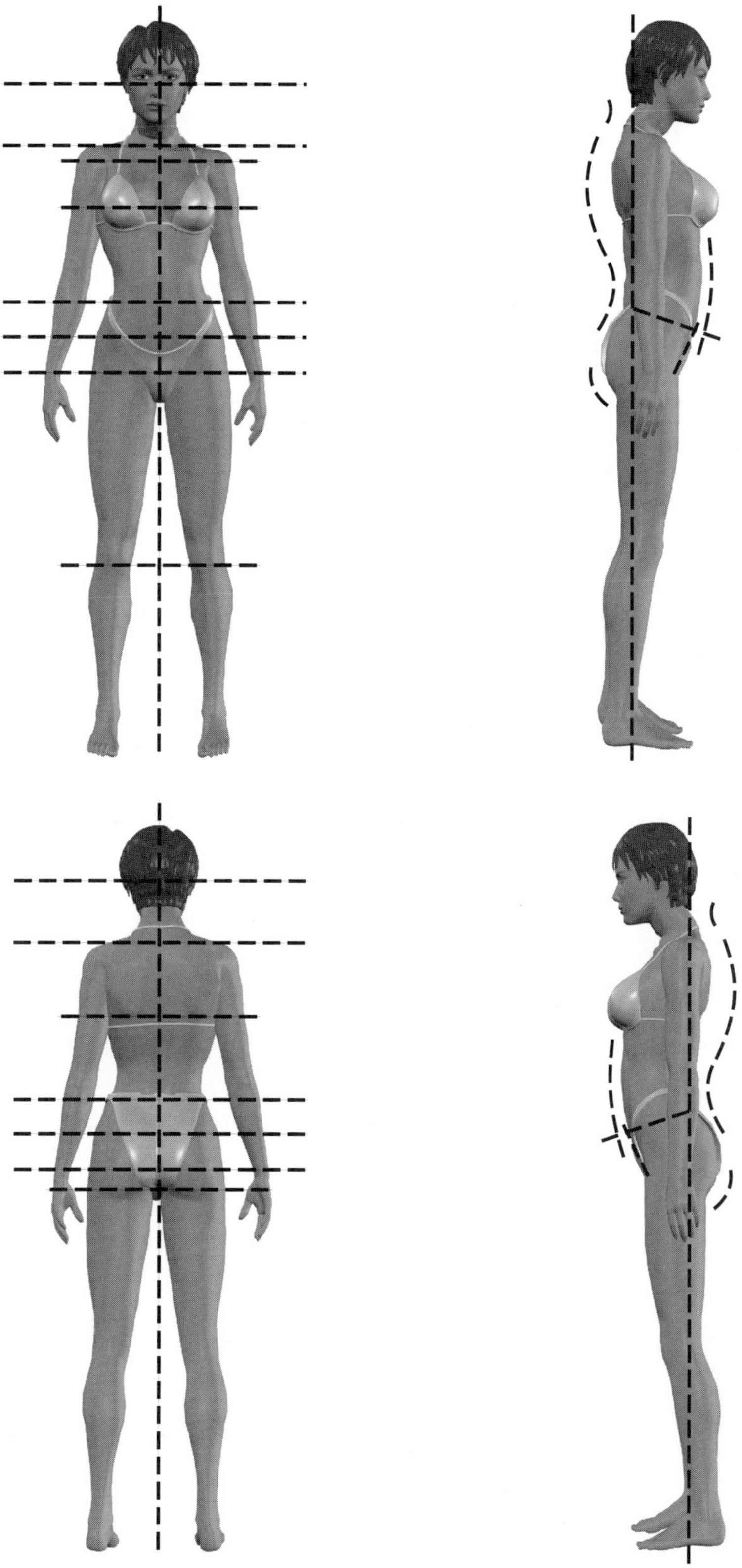

図2-12：垂直線・水平線を使った機能的姿勢検査-検査例（1）

方法（2c）機能的姿勢検査–検査例（2）

臨床メモ　姿勢に変位が見られる場合には、足部の異常、足部に対する骨盤の変位、骨盤に対する胸部の変位が単一、または複合的に起きているケースが考えられる。ここでは、肩の高さが異なり、胸部に回旋変位が見られる場合を例にして、マクロ姿勢検査ステップ２の検査方法を紹介する。肩の高さが異なる場合には、胸部自身が回旋や側屈の変位を起こしている場合と、骨盤の変位から来る代償的な変位とが考えられる。ここでは、足部に特に異常はないものと仮定し、単純なケースとして紹介する。

図2-13①では、どちらも右肩が左肩より高く、前に出ている。図2-13①左のように、左右の腸骨稜の高さが同じなら、単純に骨盤に対する胸郭の左回旋変位（$+\phi Y$）と考えることができる。視診でも、右手が胸部の回旋にともない、正常な位置にある大転子より前方に位置していることがわかる。図2-13①右では、左右の腸骨稜の高さを比較すると、右側が高い。左右の手が大転子と同じような位置にある。これは骨盤が回旋変位（$+\phi Y$）を伴っていることを示す。足部近位から骨盤にかけての異常を疑う。この変位は、足部に対する、骨盤の左回旋変位（$+\phi Y$）と表現できる。それでは、肩の高さや位置の違いは、代償的なものだろうか。姿勢変位の多くは、変位が複合的に起こっている。マクロ姿勢検査ステップ2の方法だと、手を使って骨盤を正常な位置に置き、胸郭の捻じれの変化を観察する。胸郭の回旋や肩の高さの違いが消失すれば、姿勢の変位は、骨盤の機能的病変が主な原因と考える（図2-13②左）。骨盤の位置を正しても、胸郭の回旋や肩の高さの違いが治らない場合には、骨盤の回旋変位に加えて、胸郭も回旋変位を起こしていると判断する（図2-13②右）。

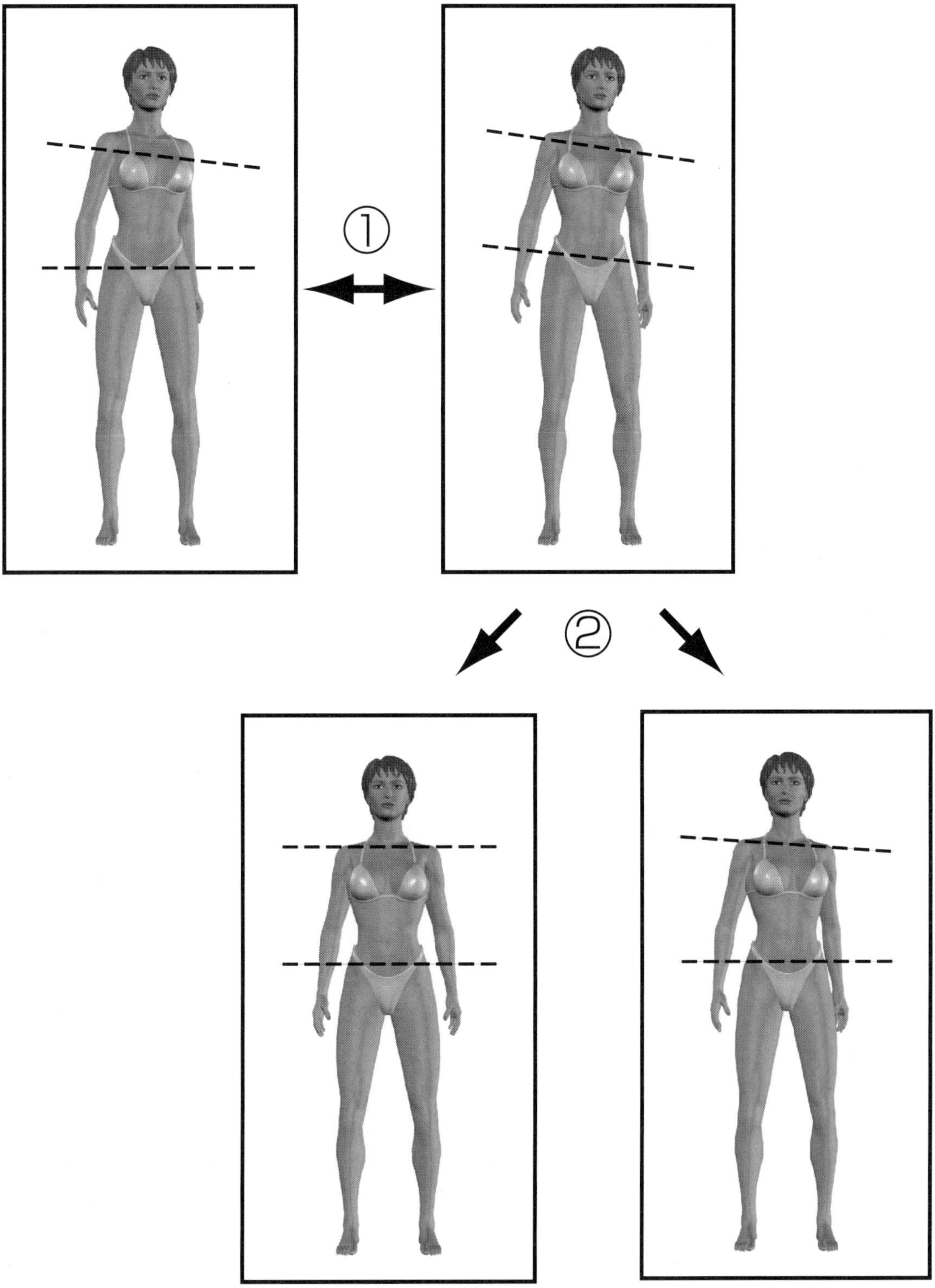

図2-13：ステップ 2 の検査例
骨盤の回旋と、胸郭の回旋との鑑別

II
マイクロ（部位別）姿勢検査

3.マイクロ（部位別）1：足部、下肢-骨盤の検査

足部（1）前方・後方・側方から-整形外科学的姿勢検査&機能的姿勢検査

足部（1a）視診

観察の位置 後方から（写真3-1）。足部が股関節の真下に位置するように立たせる。

観察のポイント
1. 下腿と足部、それぞれの中心を走る線の、床からの垂直線との角度と、2つの線の交差する角度。
2. 縦アーチ（土踏まず）の高さ。
3. 踵の形状。

評価
1. 下肢が真っ直ぐで、下腿中心線と足部中心線がほとんど一直線となるのが理想的なアライメント（写真3-1）。

2. 下腿中心線と足部中心線が直線でなく、後足部が外方または内方に向く。重要な変位は以下の通り。
 a.立位で後足部外反が見られる（図3-2左）：（1）構造的後足部内反による見かけ上（代償性）の変位、(2) 構造的前足部内反による見かけ上（代償性）の変位、(3) 足部内在筋や前区画筋等の機能低下や、骨盤の前屈や下肢の内旋による機能的な変位が考えられる。
 b.下腿が内側に向かい、アキレス腱が外方に折れ曲がっている（図3-2中）：構造的な内反脛骨を疑う。構造的あるいは機能的な後足部回内を伴う。O脚の患者に多く観察される（P.88）。
 c.立位で後足部内反が見られる（図3-2右）：機能的前足部内反による見かけ上（代償性）の変位が考えられる。

3. 土踏まずが明らかに落ちている場合：前足部の内反を疑う（P.66）。

臨床メモ[1] 脛骨遠位が外方から内方に向かっていれば内反脛骨、反対に内方から外方なら外反脛骨と呼ばれる。内反脛骨では、立位の際に後足部が外反方向に押され、見かけ上の後足部外反が起こりやすい。

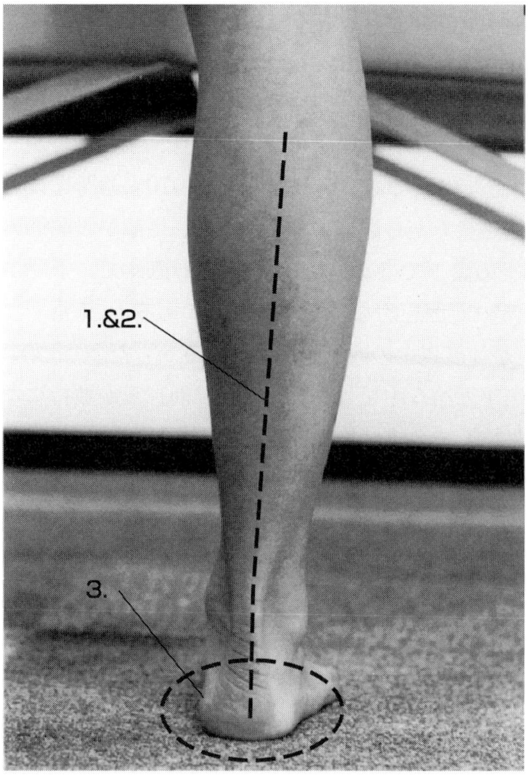

写真3-1：アキレス腱と踵の観察
このページはすべて右足

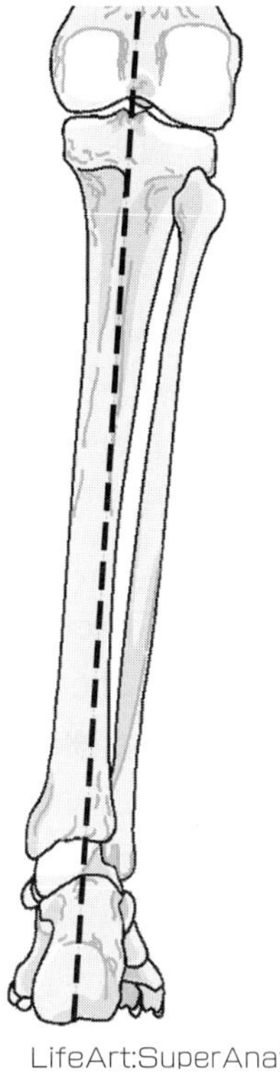

図3-1後足部〜下腿のアライメント

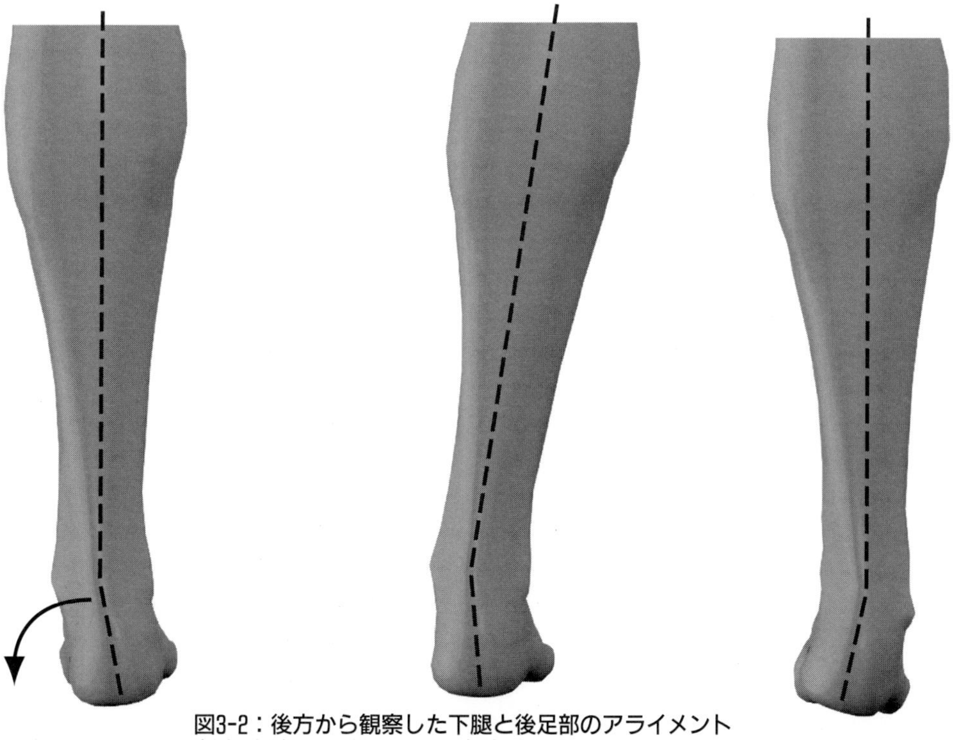

図3-2：後方から観察した下腿と後足部のアライメント
（左）（中）後足部の外反、（右）代償性の後足部の内反

臨床メモ[2] 足部は解剖学上、後足部、中足部、前足部の３つに分けられる（図3-3）。後足部は距骨と踵骨、中足部は舟状骨と立方骨、楔状骨（３つ)、前足部は中足骨と指骨から構成される。臨床上、特に問題を起こしやすい構造的な変位は、後足部内反、前足部内反、前足部外反である。後足部内反は、構造的な脛骨の内反角と距骨の内反角の和であり、４度までが、「理想的」とされる。４度以上が臨床上有意な内反であるが、実は人口の70～98%に後足部内反が見られる。視診では、下腿～足部を後方から観察するわけだが、足部が股関節の真下に位置するように立った場合（大転子の真下ではない)、下肢が真っ直ぐで、下腿中心線と足部中心線がほとんど一直線となるのが理想的なアライメントである。「正常」ではなく、「理想的」としたのは、95%以上が４度以上の内反を持っているからだ。
後足部（踵骨下部の接平面）と前足部（第１と第５中足骨を結んだ線／面）とが並行になるのが望ましい。前足部が後足部に対し外旋している状態を前足部内反、反対に、後足部に対し内旋している状態を前足部外反と呼ぶ。この検査法は、P.70「下肢・骨盤（1d）前足部のアライメント」で紹介している。いずれも、構造的な変位である。

踵には脂肪パッドと呼ばれる厚い脂肪層がある。ショックアブソービング、すなわち、インパクトの吸収を主な目的とする。静脈叢が発達しており、インパクトの圧力によって、静脈を心臓に押し返す働きもすると言われている。脂肪パッドは抗重力時に押しつぶされ、高さが約25%減少する。踵の痛みを有する患者では、これが50%にも及ぶ。脂肪パッドには、多数の神経終末が存在する。パッドが圧縮されると、神経終末が刺激され、痛みが発生すると考えられる。肥満や、後足部で体重を支えるような姿勢（P.123　図3-39中）の患者が、この部分に痛みを訴えるのは、このためであろう。

足部は、基底部であり、接地面の反応力（GRF＝Ground Reaction Force）を直接受ける部位である。基底部であるがゆえに、キネマティックチェーンによって、全身の姿勢に大きな影響を与える。

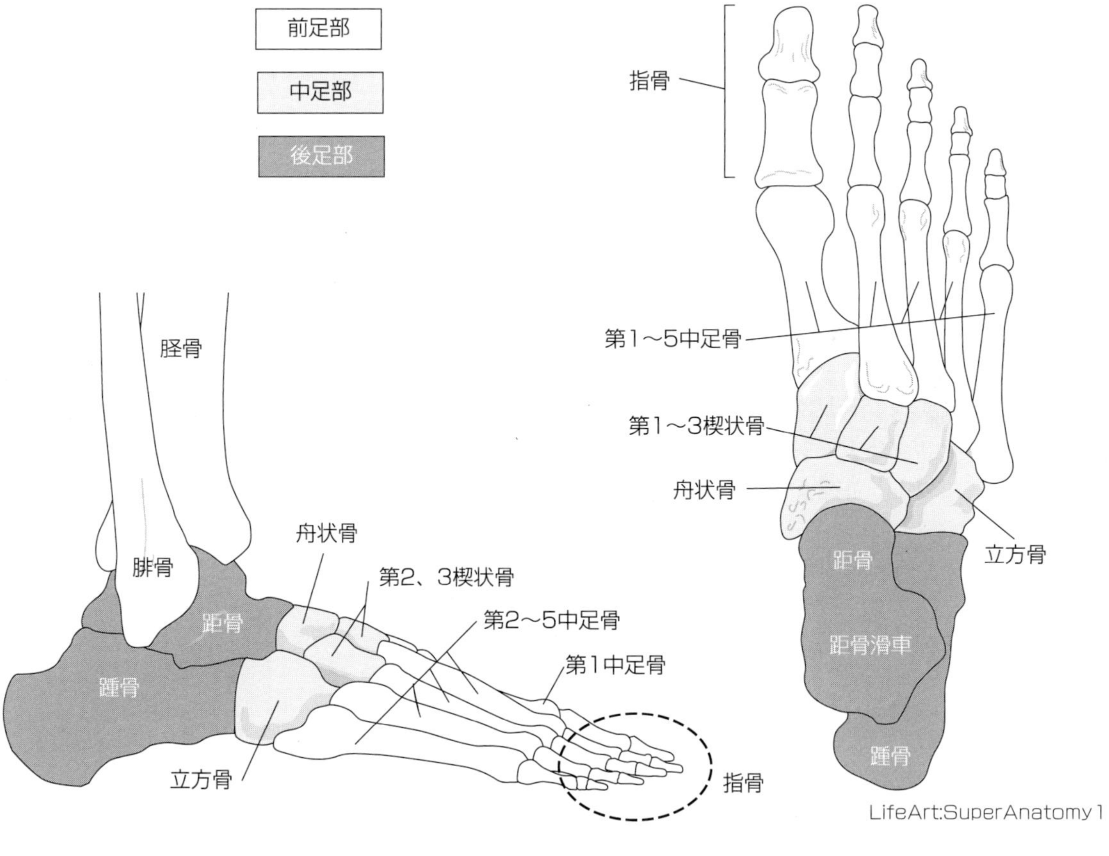

図3-3：足部の骨
足部は、22個の骨から構成される。解剖学的には前足部、中足部、後足部と3つに分けられる

足部（1b）縦アーチ（土踏まず）の検査

目的／視診・触診によって、足部の構造的変位をスクリーニングする。

患者のポジション／1. 座位、背臥位、腹臥位での非抗重力／オープンチェーン。
2. 立位での抗重力／クローズチェーン。
3. 足部の写真またはX線を撮影する。

方法／1&2. 舟状骨粗面をリファレンスポイントとし、非抗重力では、つま先と踵を結んだ線からの高さ、抗重力位では床からの高さを計測する。術者の示指と中指を土踏まずに挿入する方法もある（写真3-3）。
3. 写真やX線に線引きをし、角度を計測する（図3-4）。
図3-4(上)…低：角度が90度に近い、中：角度が120～150度、高：角度が180度に近い
図3-4(下)…低：2&3、中：1、高：1より上

評価／1&2. 表3-1に従って、構造的変位のスクリーニングを行う。次項からの方法を用いて、後足部・前足部のアライメントを検査する。
3. 図3-4を参照する。

臨床メモ／縦アーチ（土踏まず）の高さは、中足部の舟状骨の位置によって決定される。決定因子として、後足部・前足部の構造的な病変（変位）や、それに伴う前脛骨筋の機能低下や関節リストリクション等の機能的な病変が考えられる。一般的には、土踏まずの落ちた足を扁平足、正常より持ち上がった足を甲高の足と呼ぶ。

表3-1：縦アーチの高さによる足部の変位の判断法

非抗重力／オープンチェーン	抗重力／クローズチェーン	考えられる構造的変位
中	中～低	後足部内反
低	低	前足部内反
高～中	中	前足部外反（柔軟タイプ）
高～中	高～中	前足部外反（剛直タイプ）

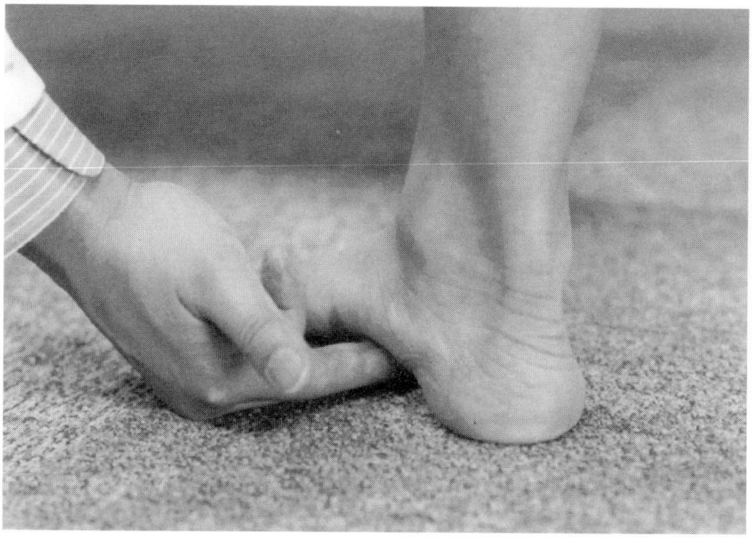

写真3-2：縦アーチの高さの触診

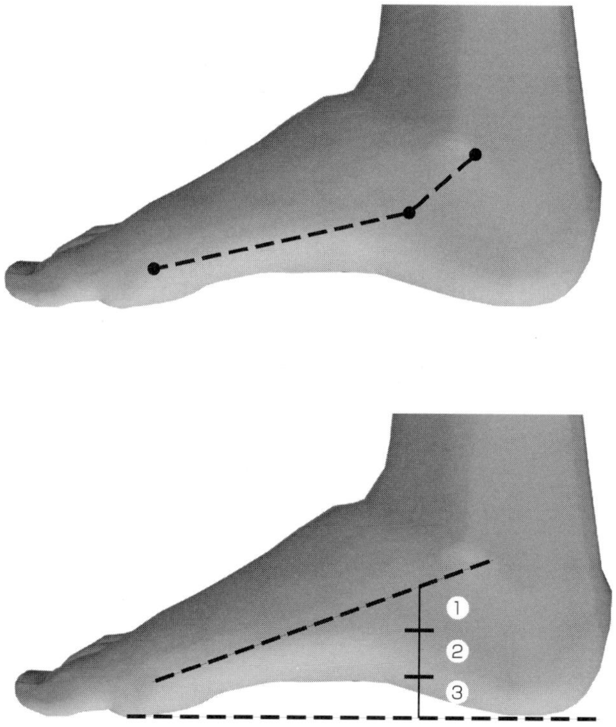

図3-4：縦アーチ（土踏まず）の高さの測定法 2 例
(上)　内果遠位端と舟状骨粗面、舟状骨粗面と中足骨骨頭を結んだ線の角度を測定する。120 ～ 150 度が正常。
(下)　内果遠位端と中足骨骨頭を線で結び、舟状骨粗面を通過する垂直線を引く。この垂直線を 3 等分し、舟状骨粗面がどこに位置するかを見る。①に入っていれば正常、②から下は縦アーチの低下とみなす。甲高の足では、舟状骨粗面が①の上位端に位置する。

足部（1c）後足部のアライメント

目的 距腿関節を中間位に置き、後足部の位置を観察する。

患者のポジション 腹臥位の非亢重力位（写真3-3）。

方法 一側の母指と示指・中指を足部内果・外果の遠位の窪みにあてる。後足部を内反／外反させて、母指と示指・中指に距骨が均等にあたる位置で固定する。ここが、距腿関節の中間位である。この時の、踵骨の位置を観察する。

評価 踵骨が脛骨遠位に対して内側を向いて（内反して）いれば、構造的な後足部内反と判断できる（図3-5中）。

臨床メモ 後足部の関節は、距腿関節と距骨下関節の２つである（P.65　図3-3）。距腿関節は内外に各５度ずつの傾斜しか起こさないが、距骨下関節は回内に20度、回外に10度と、より大きな運動を起こす。歩行時の立脚初期から立脚中期（接踵から平足）までのフェーズでは、距骨下関節では、軽度回外から平均８度の回内が起きる。距骨下関節の回内に伴い、距骨が底屈、内転し、脛骨が内旋する。前脛骨筋は遠心性収縮（伸張）することで、底屈の時間を調整し、衝撃が近位に向かって急激に伝達されるのを防止する。

構造的後足部内反は人口の70～98%に見られる。立位では踵骨はまっすぐだが、やや内反する（図3-5右）。歩行時に後足部の回内方向への運動が、通常の８度から最大16度と倍になる。これに伴い、脛骨の内旋運動が大きくなり、上記のようなバイオメカニクスの変化が起こる。これらは、①土踏まずの減少／消失、②中足骨の痛み、③第２～４中足骨の足底の角質化、④後踵骨滑膜炎、⑤踵の痛み、⑥前後脛骨筋、長趾屈筋、長母指屈筋、下腿三頭筋への過剰な負担(ひどければシンスプリント)、⑦大転子滑膜炎、⑧脛骨遠位の疲労骨折、⑨膝関節内側へのストレス増加、⑩腸脛靱帯摩擦（フリクション）症候群等の原因となる。

構造的な後足部外反は非常に稀である。

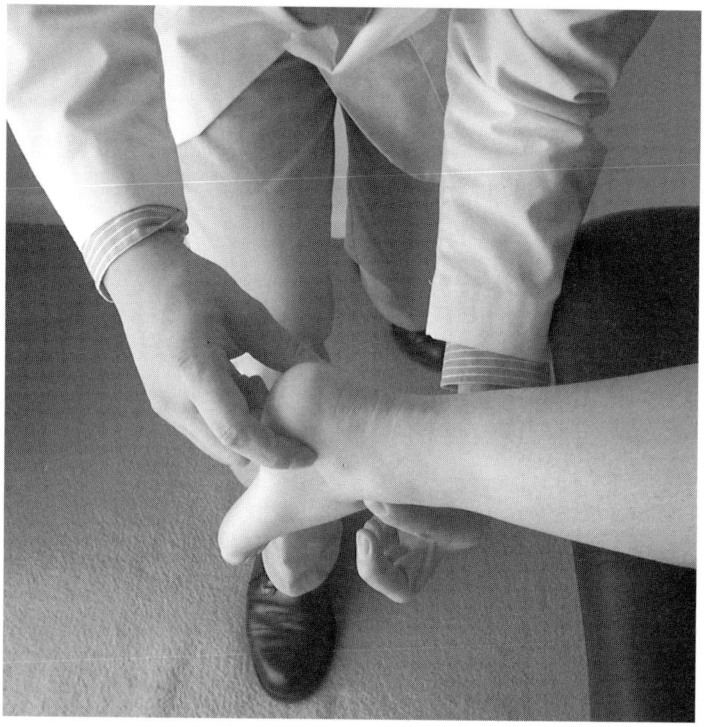

写真3-3：後足部の器質構造的なアライメントの変位の検査方法

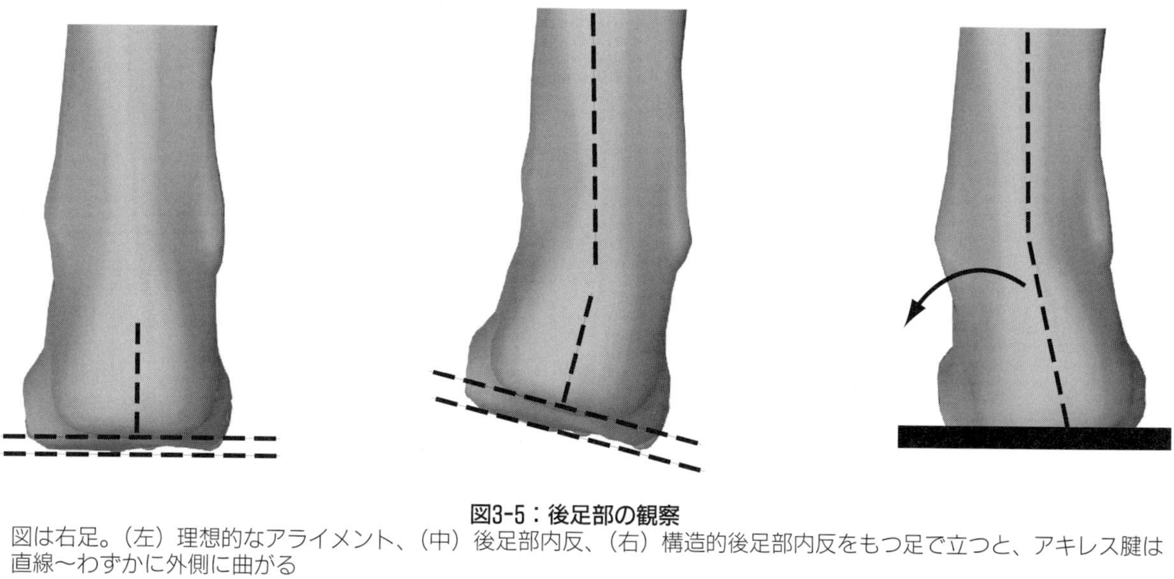

図3-5：後足部の観察
図は右足。（左）理想的なアライメント、（中）後足部内反、（右）構造的後足部内反をもつ足で立つと、アキレス腱は直線～わずかに外側に曲がる

足部（1d）前足部のアライメント

目的 前足部の器質構造的変位を検査する。

患者のポジション 座位または背臥位、腹臥位（写真3-4では背臥位）。

方法 まず一側の母指と示指・中指を足部内果・外果の遠位の窪みにあてる。後足部を内反／外反させて、母指と示指・中指に距骨が均等にあたる位置で固定する。ここが、距腿関節の中間位である。他側の母指を第５中足骨骨頭にあて、背屈方向に強く押す。後足部（踵骨下部の接平面）と前足部（第１と第５中足骨を結んだ線／面）とが平行かどうを、患者の位置に従い前方または後方から観察する。

評価 後足部（踵骨下部の接平面）と前足部（第１と第５中足骨を結んだ線／面）とが平行であれば正常。

前足部の線／面が内旋：前足部外反(図3-6中)。

前足部の線／面が外旋：前足部内反(図3-6右)

臨床メモ 正常なアライメントでは、距骨下関節は踵接地時に中間位（安定性を重視）、そこから内反し、踵離床時にはまた中間位に戻る。前足部が内反した足（図3-6右）は前足部が完全に接地するまで距骨下関節の回内が続くため、つま先離床時の時点でも距骨下関節が中間位には戻らない。この結果、後脛骨筋への過度のストレス、足底筋膜炎、母指の不安定化、第1～3指骨頭周囲の角質増殖、外反母趾、内・外足底神経（『図解　整形外科学検査法』〔医道の日本社刊〕Ｐ.99　図3-8参照〕のわな式神経障害、足・膝関節の不安定化などの症候となる。距骨下関節の回内は、下肢の内旋～骨盤の前屈という、キネマティックチェーンによる一連の姿勢変化の原因となる。

前足部の構造的外反には、２つのタイプがある。１つは前足部が後足部に対し柔軟なタイプで、歩行時にはＺ軸上で回内／回外を起こす。非抗重力時には土踏まずが高いが、抗重力時ではわずかに下がる。踵接地時から立脚中期にかけて前足部が外反位から内反位へと回旋し、距骨下関節は外反へと連動する。結果として前足部内反と同様の症状が起こりやすくなると考えられる。加えて、第1～3指骨頭周囲の角質増殖、中足骨間滑液包炎、長・短腓骨筋炎の原因ともなりえる。もう１つは前足部が後足部に対し剛直なもので、Ｚ軸（前後の軸）での自由度はなく、非抗重力、抗重力ともに土踏まずが高い。母指と小指の骨頭周囲の角質増殖、母指～中指の「槌指」、指間神経腫、アキレス腱周囲炎（外側）、慢性的足関節捻挫、膝関節外側の痛みなどが主な症候である。

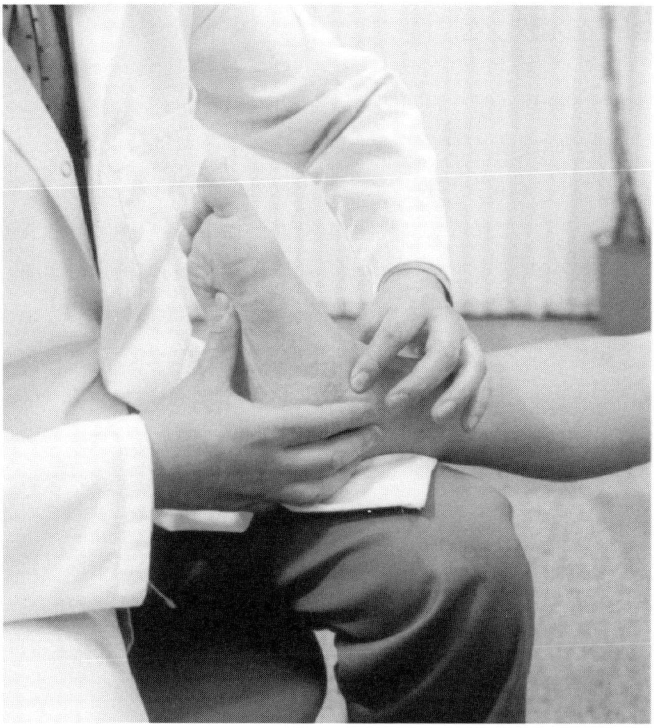

写真3-4：前足部の器質構造的なアライメントの検査

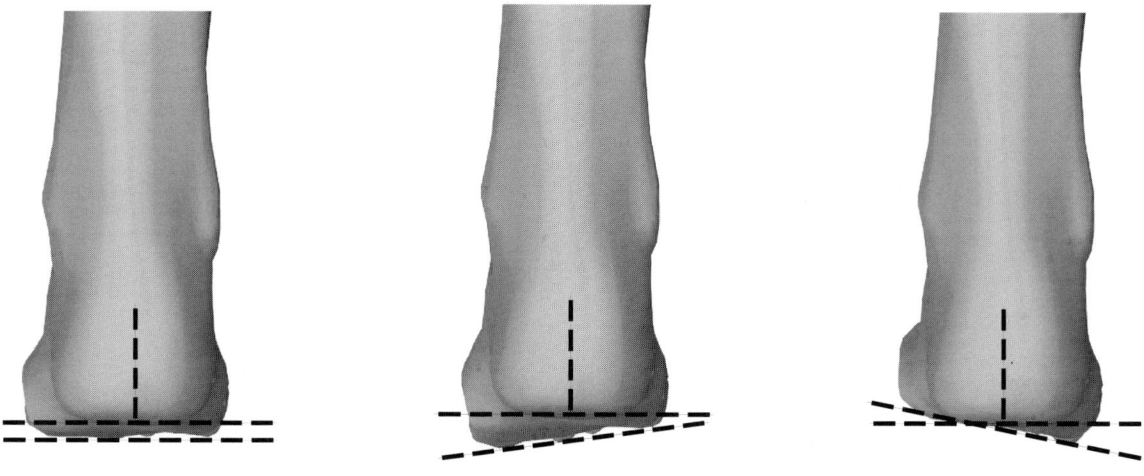

図3-6：前足部のアライメント
図は右足。（左）正常、（中）前足部の器質構造的外反、（右）前足部の器質構造的内反

足部（1e）機能的な足部の回外／回内

臨床メモ 骨盤の回旋と、それに伴う股関節の外旋／内旋によっても、足部に機能的な内反／外反が起こる。骨盤が回旋すると、回旋と同方向の足は内反位となり、反対側は外反位となる（骨盤右回旋では、右足は内反位に、左足は外反位になる。左回旋では、反対に連動する、図3-7左上、右上）。これらは、股関節の内旋→大腿骨の内旋→脛骨の内旋→足部の回内という骨盤〜下肢のキネマティックチェーン（運動学的連鎖）による。

骨盤が前屈変位を起こすと、両側の股関節が内旋位に置かれるため、両側の大腿骨・脛骨が内旋し、足部が回内する。後方から足部を観察すると、アキレス腱がハの字になっている。両側の縦アーチ（土踏まず）が減少、または消失している（図3-7下）。自動／他動運動で骨盤を中間位に戻すと、下肢全体の内旋と足部回内が減少し、縦アーチ（土踏まず）が持ち上がるのを観察できる。この操作で足部に変化が見られなければ、構造的な回内足を疑うとよいだろう。

95%以上が構造的な後足部内反（＝立位での見かけ上の後足部外反、土踏まずの消失）を持っているため、立位では、脛骨が内旋方向に変位する。歩行時には、距骨下関節の機能亢進のため、脛骨は内旋方向に大きく回旋し、膝関節内側で大腿骨に対する運動が大きくなる。正しい歩行には、股関節の回旋が不可欠である。大腿骨は、立脚中期から外旋を開始し、遊脚初期で、反転し内旋を始める。距骨下関節がリストリクションを起こすと脛骨-大腿骨のキネマティックチェーンに変化が起こり、股関節の外旋制限が起こる。これは腰椎の機能異常へと発展する（後述）。股関節の外転筋／内転筋の短縮／機能異常によっても、大腿骨の回旋可動域が制限される。踵骨が回外の位置で固定されると（距骨下関節の内側屈リストリクション）、足部関節の背屈ROM／可動域を制限し、脛骨と大腿骨の内旋変位＝外旋への可動域制限が起こる。これによって腸骨あるいは骨盤が前屈し、腰椎の前弯が亢進する。下部交差症候群が起こりやすくなる（P.179　図4-31）。

マクロ姿勢検査のステップ２では、遠位から近位への姿勢の変化の観察を紹介しているが、反対に、近位の変位を手で正して、遠位の変位の変化を観察する方法も有効である。足部に内反／外反変位が見られる場合は、骨盤の回旋変位や前後屈変位を術者の手で一時的に正し、変位が減少するかどうかを観察する。脊椎・骨盤への関節マニピュレーションや筋のストレッチで、下肢の変位まで軽減されるのは、こういった理由によると考えられる。

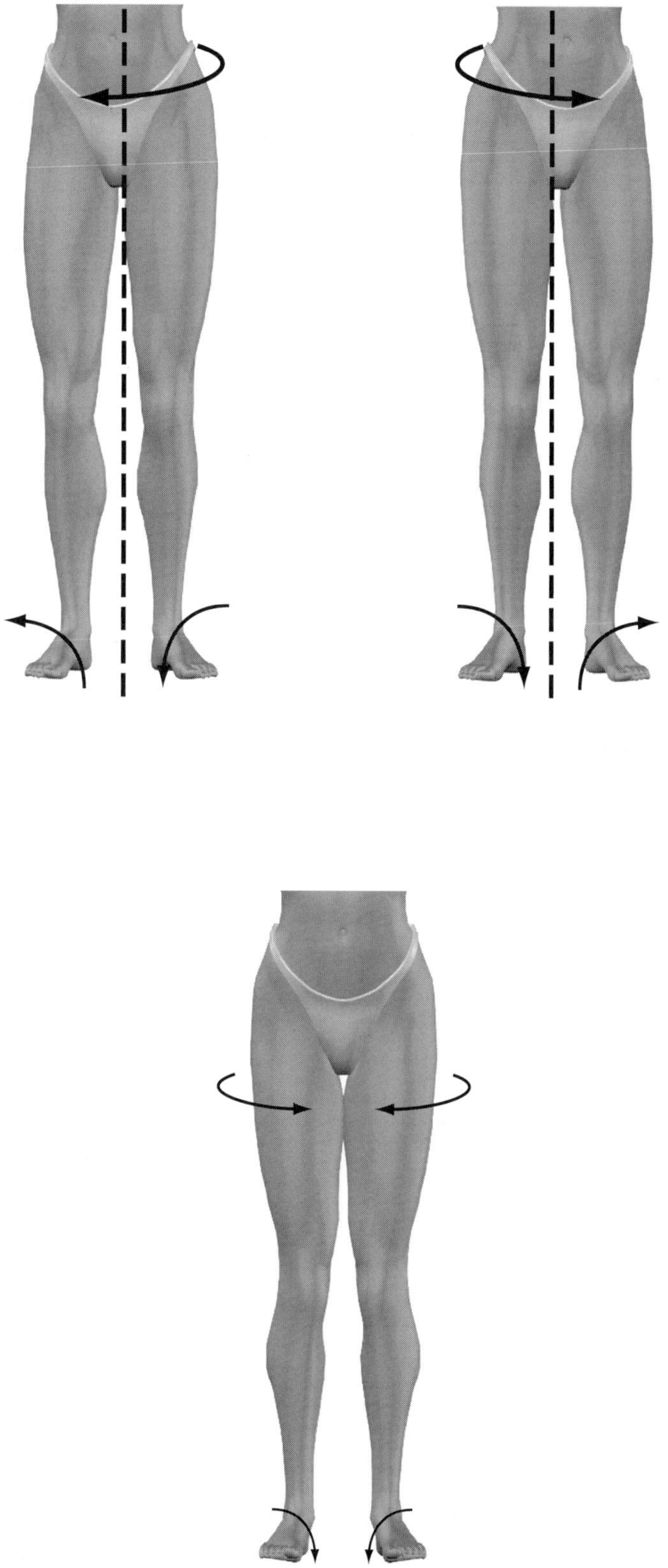

図3-7：機能的な足部の回外／回内

足部（1f）小脳疾患、後索疾患のスクリーニング

患者のポジション

前方から、後方から、側方から。
術者は患者がバランスを失って倒れそうになった時に支えられるように、すぐ隣に立つ。

観察のポイント

1．足を肩幅に開いた状態で、①目を開いているときの体の揺れ、②目をつぶった時の体の揺れ、を観察する（写真3-5）。
2．患者の一側の足を他側の足の後方に置かせ、①目を開いているときの体の揺れ、②目をつぶった時の体の揺れ、を観察する（写真3-6）。

評価

1．体が前後左右に大きく揺れて不安定な場合は、足底、足首の固有受容器の異常、小脳疾患を疑う。目を閉じた途端にバランスを崩す場合には、後索疾患を疑う。
2．もし足を閉じた状態で、目の開閉に関係なくバランスが保てない場合には、小脳の障害を疑う。

臨床メモ

足を約10㎝離して立った状態では、体が最大、前後に12度、左右に16度も揺れる。神経筋骨格系が正常に機能している状態では、体が揺れても、反射ですぐ反対方向への内力が働いて転倒を防ぐ。運動失調のある患者では、この反射が素早く行えず、ふらふらとする。目を閉じた途端にバランスを崩す場合には、後索疾患を疑うが、これは運動制御に必要な視覚、前庭器官、固有受容器からのインプットのうち、視覚からの情報が突然遮断されるからである。暗やみでふらつく、運転など足による機械の操作ができない等は、典型的な後索疾患の症候である。

小脳の障害が疑われる場合は、鼻-指-鼻運動テスト、反復拮抗運動テスト、踵膝テストなどの協調運動テストを行う。

次項、機能テスト「片足立ちコーディネーションテスト（One leg standing cordination test)」（P.76～77　写真3-7）は、足部の固有受容器の機能をスクリーニングするのに役立つ。

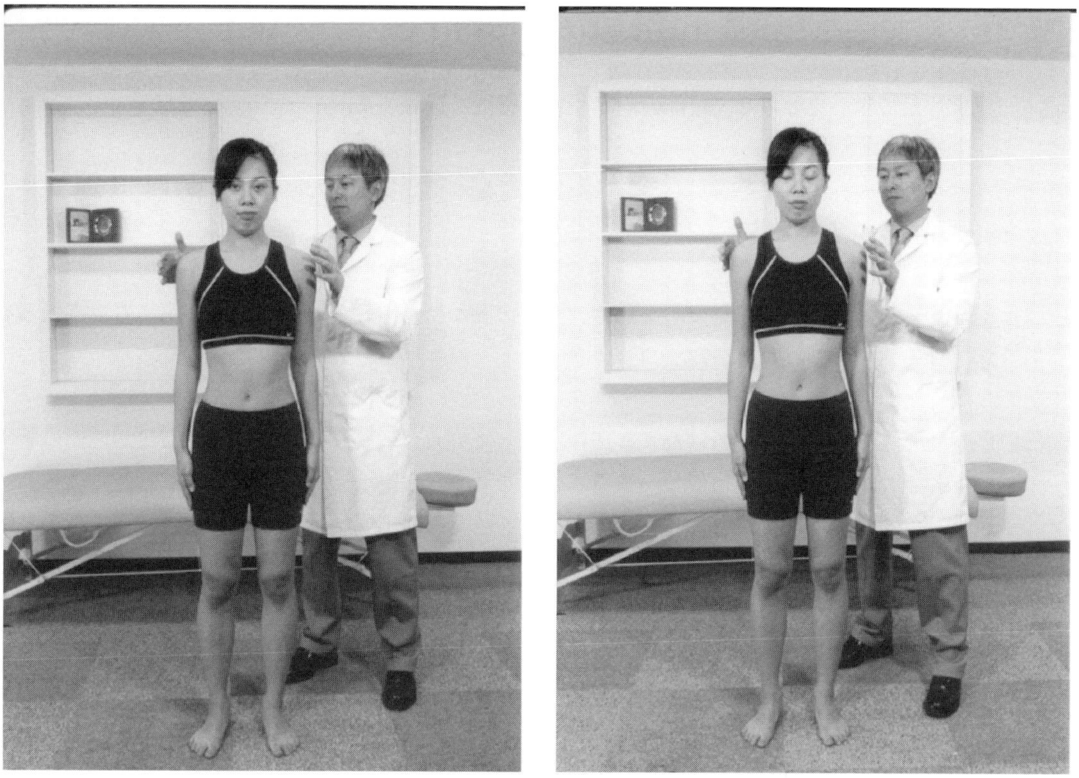

写真3-5：スクリーニング 1

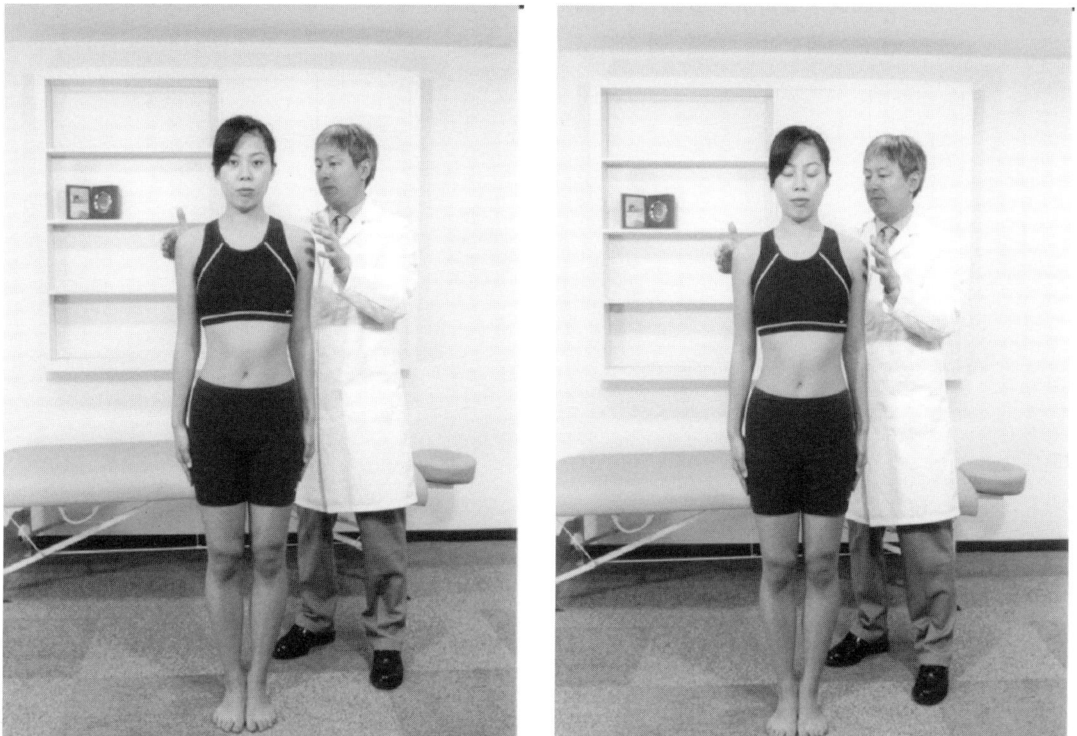

写真3-6：スクリーニング 2

足部（1g）足部の固有受容器の検査–片足立ちコーディネーションテスト

目的 片足で重心をとらせ、足部の固有受容の機能を検査する。

患者のポジション 後方から。術者は患者がバランスを失って倒れそうになった時に支えられるように、すぐ隣に立つ（写真3-7）。

方法 患者は遠くの1点を見つめながら、片方の膝を持ち上げる。患者に目を閉じるよう指示をする（それぞれ写真3-7左・右）。

評価 正常であれば、足をあげたまま10秒間立っていられる。10秒以内に上げた足が地面に着く、バランスを取るため物につかまる、軸足をスライドさせる等の兆候が見られたら陽性。

臨床メモ 「片足立ちコーディネーションテスト」は、あえて分類すれば、機能テストと考えることができる。下肢、特に足部の固有受容器の機能を検査するのに適している。陽性の場合には、足首の不安定性や、足部固有受容器が不十分であると判断する。足部の関節へのマニピュレーションと、バランスボードやロッカーボードを使用したリハビリテーションを組み合わせた治療が効果的である。

足をあげた際に、軸足側に体が大きく移動する場合には、軸足の股関節内転筋の短縮、同外転筋の機能低下、L5-S1の関節機能異常を疑う。骨盤が持ち上げた足側へドロップする場合は、整形外科学検査トレンデレンバーグ・テスト（写真3-8）の評価法に従い、中殿筋の機能低下と判断することができる。

この検査の前には、前項「小脳疾患、後索疾患のスクリーニング」（P.74）を行いたい。

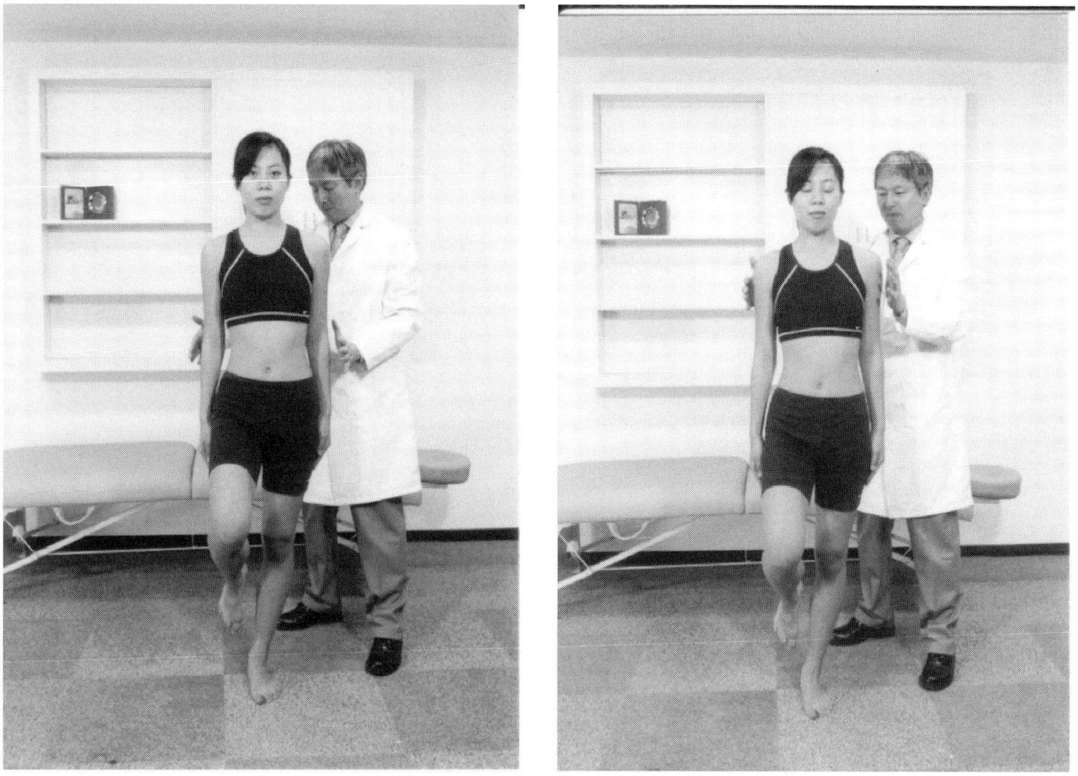

写真3-7：片足立ちコーディネーションテスト
（左）まず片足を持ち上げ、（右）目を閉じる

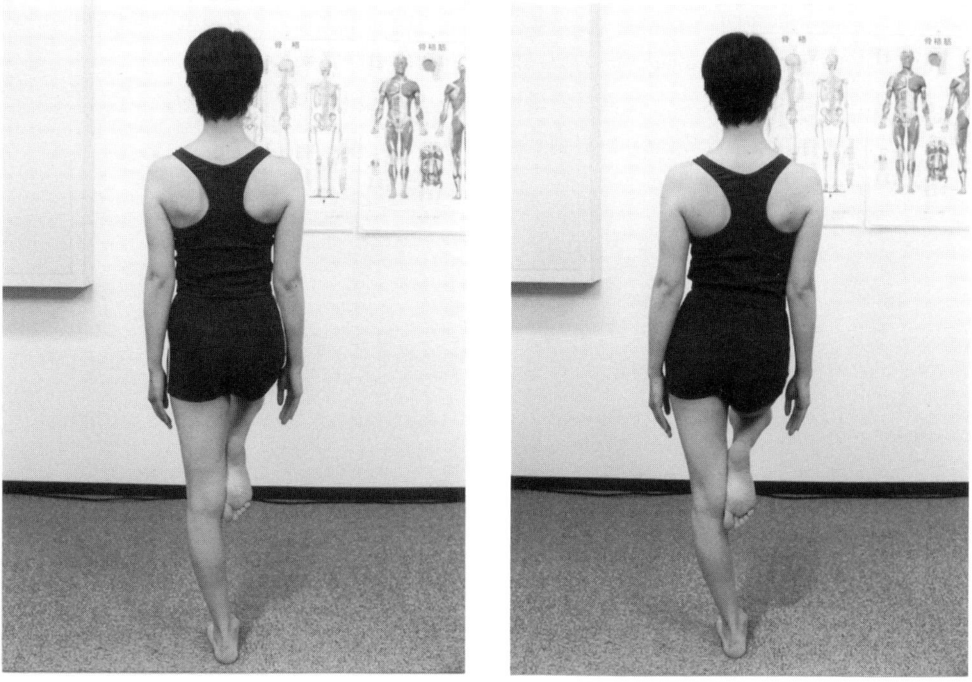

写真3-8：トレンデレンバーグ・テスト
右が陽性（『図解　整形外科学検査法』（医道の日本社刊）のP.48より引用）

下肢-骨盤（1）前方から-整形外科学的姿勢検査

下肢-骨盤（1a）視診

観察の位置 前方から。

観察のポイント A．患者は目をつぶり、その場で3～4回足踏みをする。続いて、目を閉じたまま、首を前後にゆっくりと2～3回動かし、自然な位置で止める。以下の項目をチェックする(写真3-9)。

1.左右のつま先の向き。
2.左右の膝蓋骨の位置。
3.膝と足首のすき間。
4.水平線と垂直線を使っての理想的なアライメントからの姿勢の変位。

B．膝蓋骨・脛骨粗面が正しく前方を向くようにして患者を立たせる。この時の左右のつま先の向きを観察する。

C．患者を、左右の膝蓋骨が正面を向き、左右の膝と足首をできるだけくっつけるように立たせる。患者の膝と足首の状態を観察する。

評価 A．正常であれば、以下のように観察できる。

1.つま先が5～18度、外を向いている（Fick Angle)。
2.膝蓋骨が正しく前方／腹方を向いている。
3.左右の足首内側と膝内側がぴつたりとつく。
4.理想的なアライメントからの大きな変位がない。

B．膝が前を向いた位置で、つま先が5～18度、外を向くのが正常（Fick角)。内を向いていたら内股、外を向いていたら外股と判断する（P.82)。

C．膝はくっつくが、足首（内果）が9～10㎝離れていれば外反膝、足首はつくが、膝が指2本以上離れていれば内反膝と判断する（P.88)。

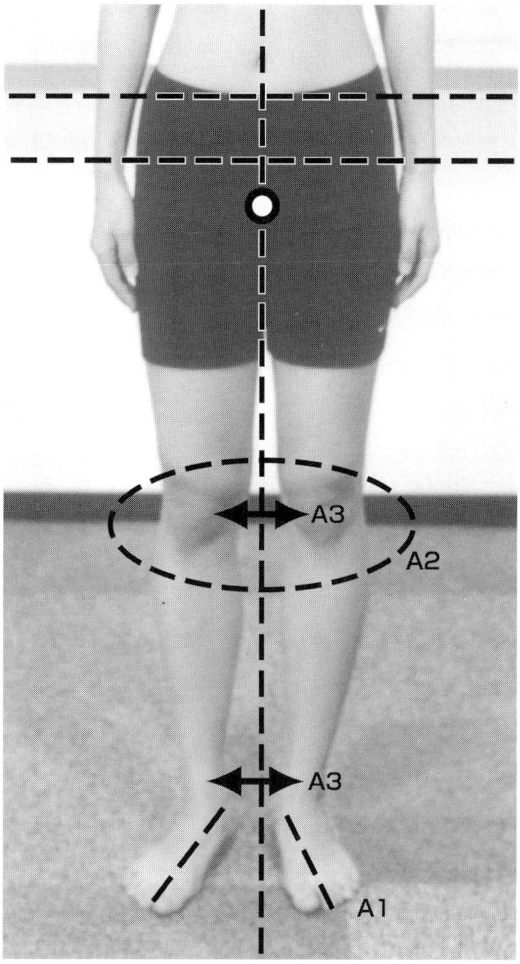

写真3-9：下肢-骨盤の検査のポイント

臨床メモ 構造的なアライメントが正常で、筋や関節の機能異常がなければ、膝蓋骨が大腿骨顆間の滑車溝の位置で前方を向き、つま先が5〜18度、外方を向く。つま先の位置の決定因子は、器質構造的には、主に脛骨と大腿骨の捻転角度である（図3-8）。脛骨の捻転角度とは、脛骨近位と脛骨遠位の捻じれ角度の差を指し、12〜18／22度が正常値とされる（P.84）。大腿骨頚の捻転角度とは、大腿骨遠位に対する大腿骨頚の捻じれ角の差を指す。一般に前捻角と呼ばれる。８〜15度が正常値。この２つの因子の和が、下肢全体の捻転角度を決定する。正確には、下肢の総捻転角度に前足部の外転／内転の因子も加わる。下腿の捻れの方向と程度によって、膝蓋骨の位置が決定する。内方に変位している場合は大腿骨捻転角度の捻転減少や内反膝、外方に変位している場合は大腿骨捻転角度の捻転亢進や外反膝が考えられる。膝から下の前額面のアライメントを決定するのは、脛骨大腿骨幹角である。脛骨と大腿骨の傾斜角度を指し、６度前後が正常だ。６度以上を外反膝、以下を内反膝と呼ぶ（P.88）。下肢の長さや骨盤のアライメントは、大腿骨頚角度にも影響される。大腿骨頚と骨幹部との傾斜角度を指し、120〜135度（130〜140度）が正常である。角度の異常は、構造的な短下肢の原因の1つとなる。

短下肢は、構造的なものと、機能的なものとに大別できる（P.92〜97）。構造的な短下肢の原因としては、大腿骨や脛骨が解剖学的に短い、骨折、大腿骨頚の解剖学的病変（大腿骨頚と骨幹部との傾斜角度の差）、膝半月板切除、骨盤の解剖学的病変等、足部の解剖学的回内が考えられる。機能的病変としては、足部の機能的回内、仙腸関節のリストリクション（関節可動性制限）、腰椎のリストリクション、腰方形筋、大腰筋、中殿筋等、股関節の筋の過緊張・短縮あるいは弱化が考えられる。頚椎のリストリクションからキネマティック・チェーンを介しての機能的短下肢も報告されている。
骨盤〜下肢のアライメントに異常が見られる場合には、まず構造的な変位をスクリーニングし、次に筋の長さ検査や関節パルペーションを行って機能的な病変を見つけだすのが、正しいアプローチだろう。

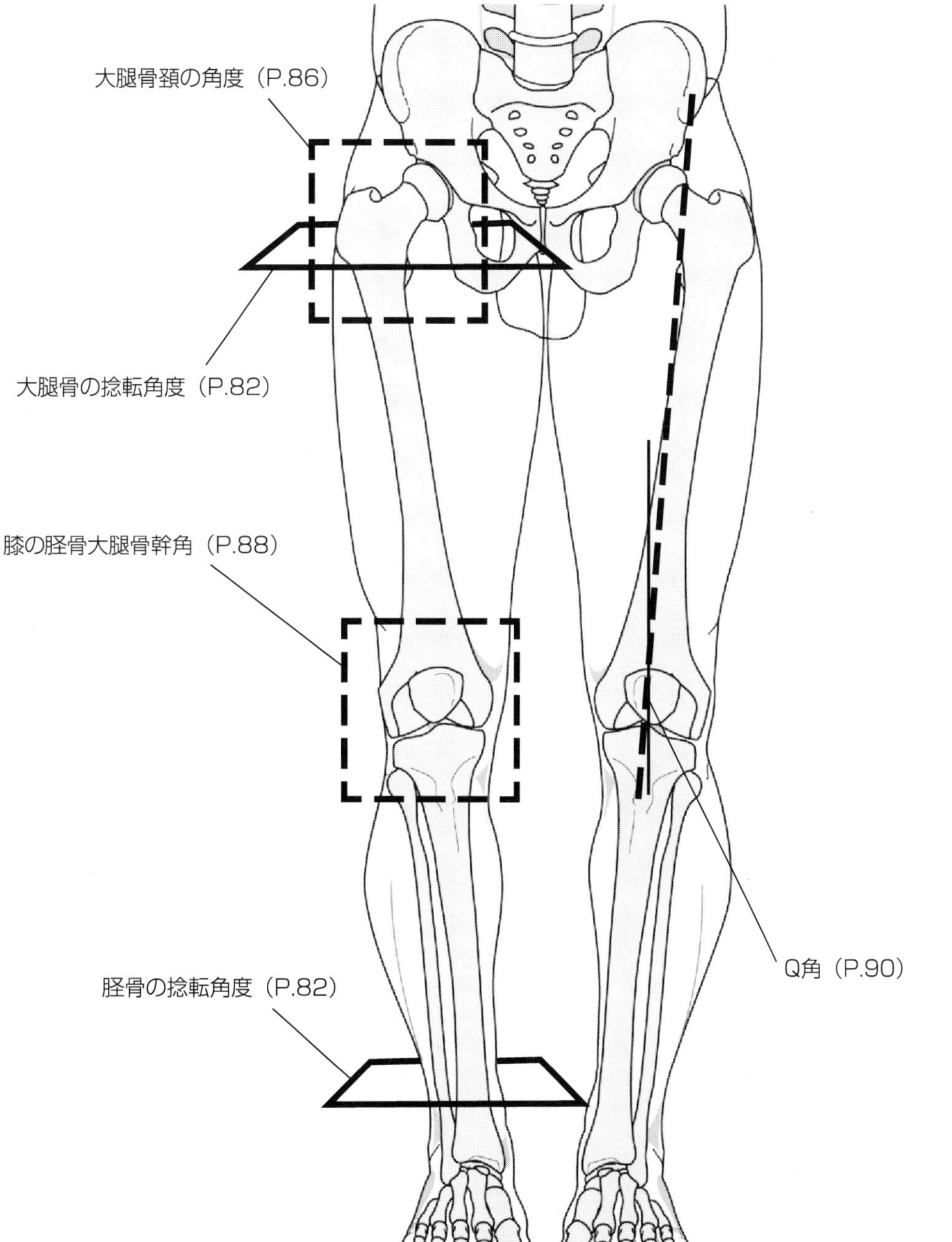

図3-8：下肢ー骨盤の検査のポイント

下肢–骨盤（1b）脛骨の捻転角度

患者のポジション 腹臥位。

方法 腹臥位の患者の検査側の下腿を屈曲させ、脛骨粗面を触診する。脛骨を外旋あるいは内旋させ、脛骨粗面が真っ直ぐ前（この場合は、粗面の前方）を向いた位置に固定する。足部底面からに角度計を置き、一方のアームを水平位置（脛骨粗面と平行の面）に、他方を脛骨の外果と内果を結んだ線に合わせる。角度を測定する（写真3-10、図3-9）。

評価 12〜18／22度外捻が正常値。脛骨が内捻すると内股、過外捻（正常値以上）すると外股と呼ぶ（図3-10）。

臨床メモ 脛骨の捻転角度とは、脛骨近位と脛骨遠位の捻じれ角度の差を指し、12〜18／22度外捻が正常値とされる（図3-11）。外果と内果を結んだ線を使用する場合には、実際には脛骨と腓骨の関節角度５度が加算されている。測定値から５度引いた数値が、正確な脛骨の捻転角度である。例えば測定値が23度の場合は、５度を引いて、18度が捻転角度となる。
実際には、大腿骨の捻転角度も、内股／外股の決定因子である。出生時では脛骨が約30度ほど内捻している。約３歳までに正常な外捻角となる。
測定は立位、座位、背臥位、腹臥位のそれぞれで行えるが、本書ではその中から腹臥位の検査法を紹介した。

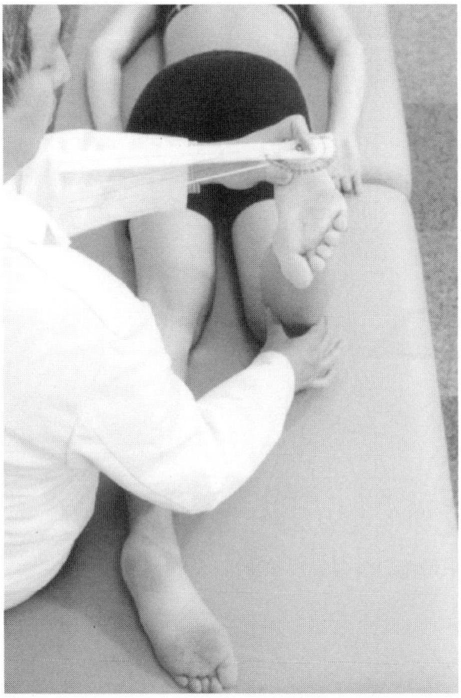

写真3-10：脛骨の捻転角度の測定

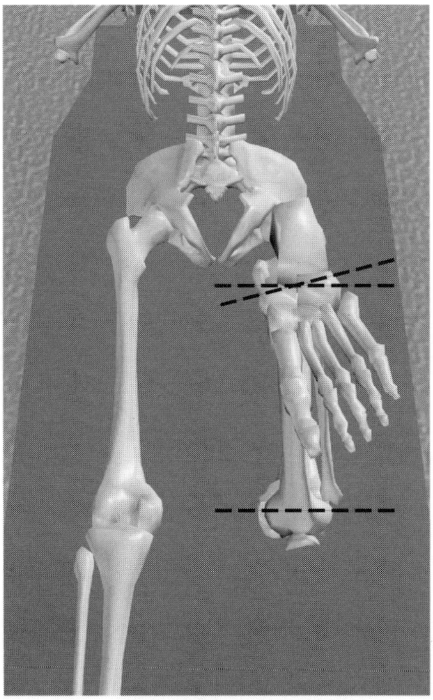

図3-9：脛骨の捻転角度の測定

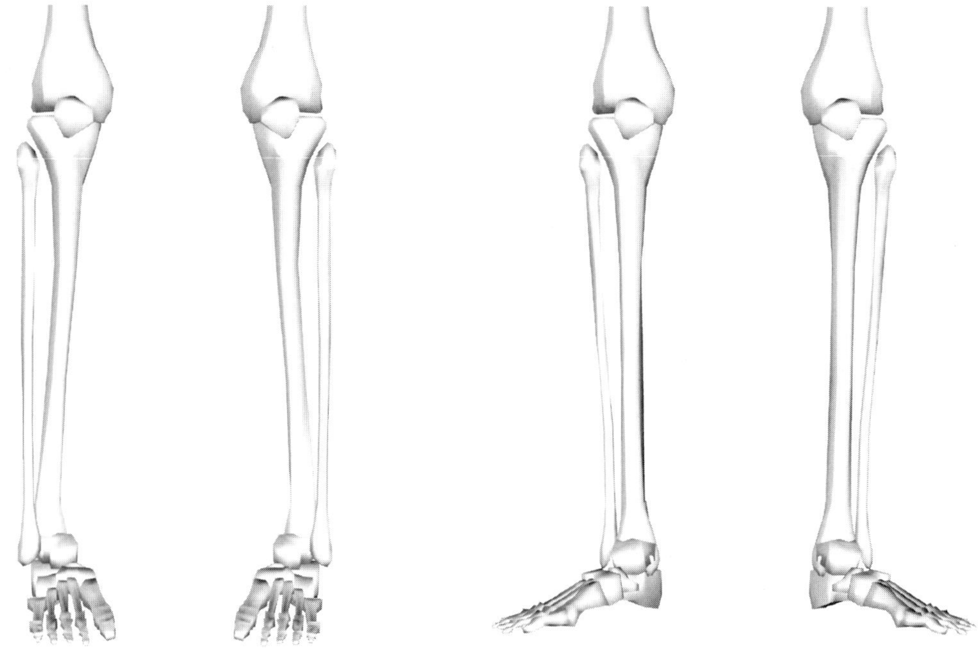

図3-10：脛骨の捻転による足部の位置の違い
大腿骨捻転角度が正常の場合（左）内股、（右）外股

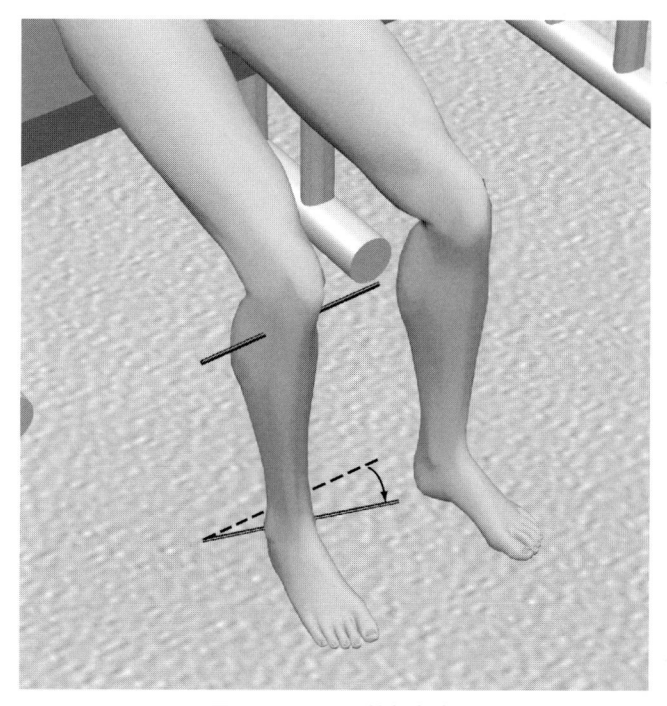

図3-11：脛骨の捻転角度

下肢–骨盤（1c）大腿骨の捻転角度

患者のポジション 腹臥位。

方法 一側の手で検査側の下腿を屈曲させる。他側の手で検査側大腿骨大転子の外縁を触診する。下肢を内旋／外旋させて、大転子～大腿骨頚が検査台と並行になる位置を探す。検査台と下腿の角度を測定する（写真3-11、図3-12）。

評価 8～15度前捻が正常値。

臨床メモ 大腿骨頚の捻転角度とは、大腿骨遠位に対する大腿骨頚の捻じれ角の差をさす（図3-13）。一般に前捻角と呼ばれる。用語を整理しておくと、大腿骨頚前捻角度が大きいほど大腿骨幹の内方への捻じれが大きい。大腿骨頚後捻角度が大きいほど大腿骨幹の外方への捻じれが大きい。文献によっては、こうした用語の違いをはっきりと定義せずに使用している。前捻角が正常値内であれば、大腿骨課の面が正しく前方を向く。脛骨の捻転や、下肢の機能的な病変がなければ、つま先が5～18度、外を向く。立位で膝蓋骨が内方に変位している場合は、まず前捻角の亢進を疑うと良いだろう。両側で起こると、膝蓋骨が向き合うような「寄り目」となる。背臥位では、左右のつま先が30～45度の外を向く。前捻が亢進している場合、つま先が上を向き開かない。股関節の内旋ROMが外旋ROMより30度以上大きければ、前捻亢進している可能性が高い。クレイグテスト（Caraig's test）または、ライダー検査法（Ryder method）と呼ばれる。前捻亢進に加えて、脛骨捻転亢進（＝外捻）、外反膝、後足部回内が起きた状態を、「悲惨なアライメント不良症候群（Miserable malalighment syndrome）と呼ぶ。Q角は向上し、膝蓋大腿トラッキング症候群が発症しやすくなる。後捻亢進では、脛骨捻転減少（＝内捻）、後足部回外などの構造的代償変位が起こっていることが多い（図3-14）。

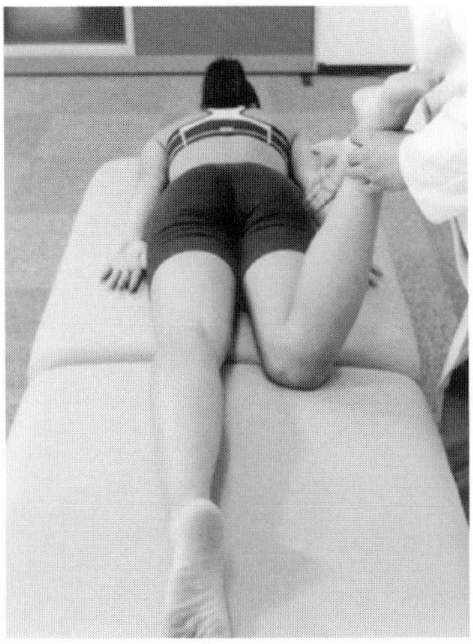

写真3-11：大腿骨の捻転角度の測定

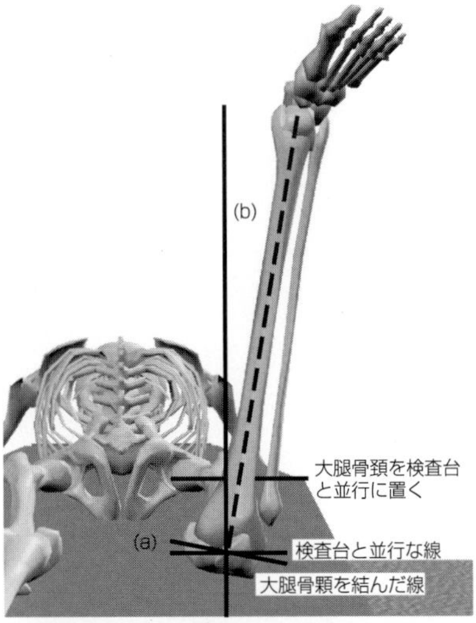

図3-12：大腿骨の捻転角度の測定
大腿骨顆を結んだ線と、水平線との角度が捻転角度a。角度a＝脛骨と垂直面からの角度bなので計測には角度bを使う

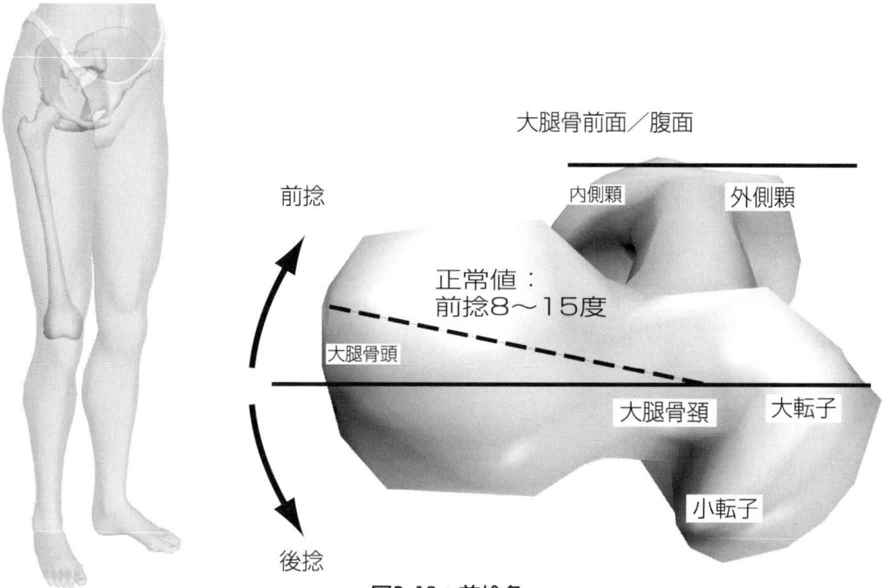

図3-13：前捻角

右大腿骨を上側／頭側から見る。一般に、大腿骨外顆・内顆を結んだ線／面（実線）を基準とし、大腿骨頚の中心線／面（点線）が実線より前方に位置すれば前捻、後方なら後捻と呼ぶ。正常な捻転角度は、8〜15度前捻である

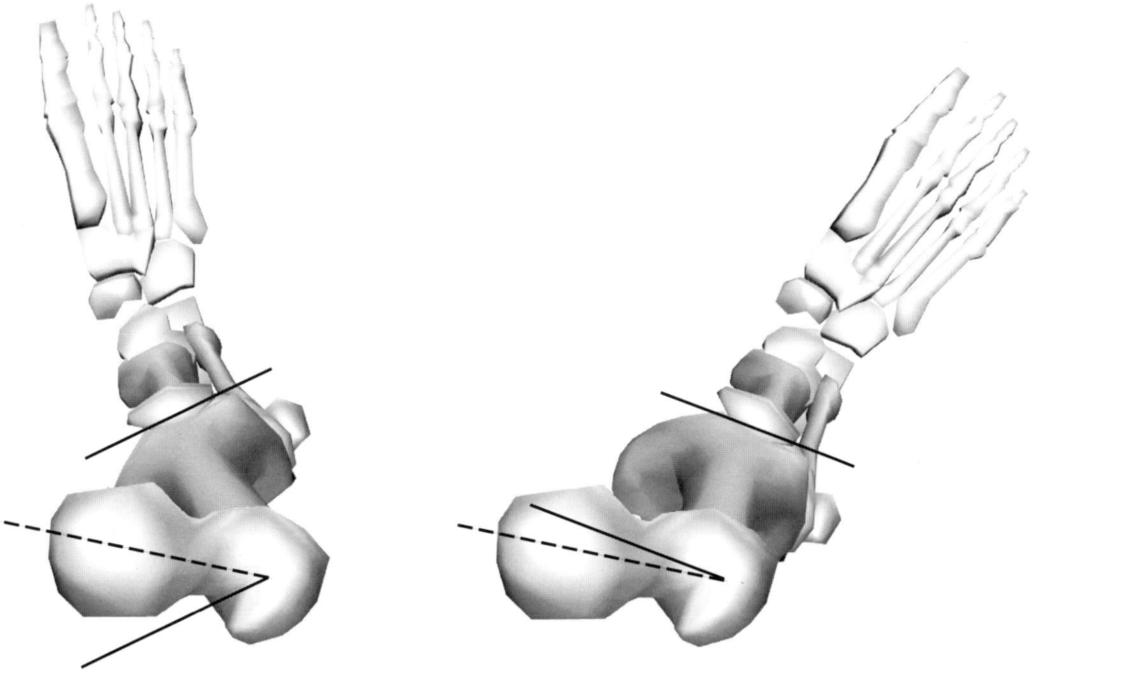

図3-14：内股と外股

（左）点線が実線より前方に位置＝前捻。正常値以上なので前捻亢進、つま先が内方を向いた「内股」の姿勢となる。（右）点線が実線より後方に位置＝後捻。つま先が外方を向いた「外股」の姿勢となる

下肢−骨盤（1d）大腿骨頚角

患者のポジション 股関節の立位AP画像が必要。下肢を15度内旋させて撮影すると正確な測定が行える。

観察のポイント X線画像上で大腿骨幹の長軸の中心線と、大腿骨頚の中心線とが交差する角度を測定する(写真3-12)。

評価 一般に120～135度が正常とされる（図3-15)。今日では135度を臨床的正常値とする文献もあり、これに従えば130度以下を内反股（Coxa vara)、140度以上を外反股（Coxa valum）と呼ぶ。この角度は、大腿骨頚角、頚体角、Mickulicz’s角と呼ばれる。

臨床メモ 大腿骨頚の角度（頚体角）変位は、骨盤～下肢のアライメント異常の原因となり、姿勢に大きく影響する。
外反股の見られる下肢は、構造的な長下肢となる。これによって同側の骨盤が挙上し回旋を起こす。同側の腸脛靱帯が伸張され、股関節外転の主働筋である中殿筋の弱化が起こる(『図解　整形外科学検査法』〔医道の日本社刊〕P.48～49参照)。内反膝を起こしやすい。
内反股では、構造的な短下肢と、それに伴う骨盤の下制・回旋が起こる。頚体角120度以下では、大転子と腸骨のすき間が小さくなるため、股関節外転のROMが減少することがある。外反膝を起こしやすい。

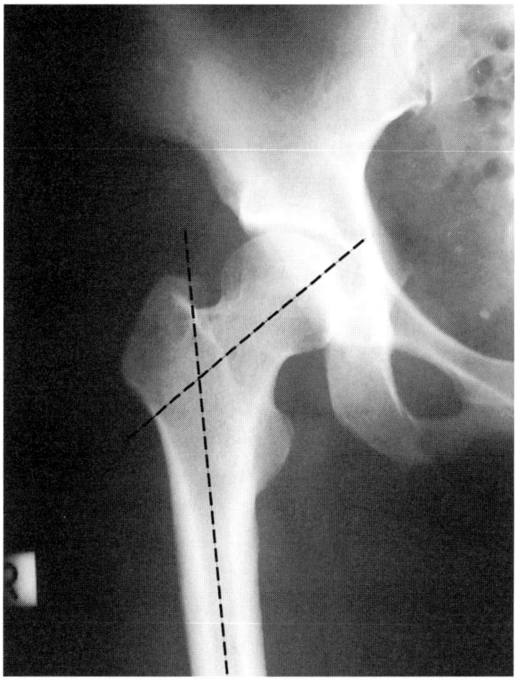

写真3-12：股関節のX線写真

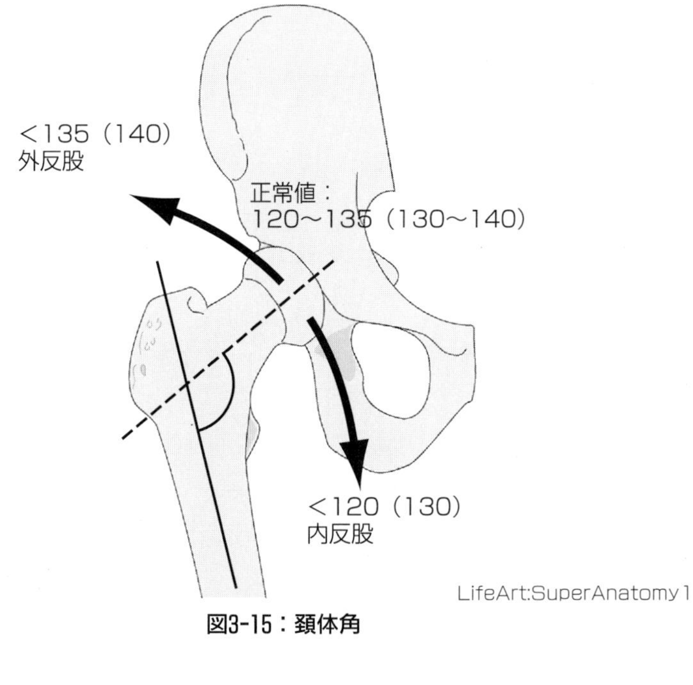

図3-15：頚体角

下肢-骨盤（1e）膝の脛骨大腿骨幹角

患者のポジション 患者を左右の膝蓋骨が正面を向き、左右の膝と足首をできるだけくっけるように立たせる。

観察のポイント 患者の膝と足首の位置を観察する。

評価 理想的なアライメントでは、左右の膝と足首がぴったりとつく（図3-16左）。異常としては、

1. 足首はつくが、指2本以上膝が離れる：内反膝（Genu varum）（図3-16中）。
2. 膝はぴたりとつくが、足首（内果）が9～10cm離れる：外反膝（Genu valgum）（図3-16右）。

臨床メモ 一般には、膝がくっついて足首（内果）が離れている状態を外反膝（X脚）、足首がくっついて膝が離れている状態を内反膝（O脚）と呼んでいるが、正確には、上記のような姿勢を取らせて観察することが必要である。

X線診断では、脛骨と大腿骨の傾斜角度、すなわち脛骨大腿骨幹角を測定できる（図3-17）。6度前後が正常である。6度以上であれば外反膝となり、6度以下であれば内反膝と診断できる。

外反膝では、股関節（大腿骨）の内転亢進・内旋亢進、脛骨捻転増加（外旋方向への捻転）、膝蓋骨の外方変位、凹足などの姿勢の変化が見られる。股関節の前捻亢進（P.84）を伴う場合も少なくない。歩行時には、距骨下関節の回外亢進、下肢全体の内旋亢進などの機能的代償運動を起こす。

内反膝では、前額面上での内反脛骨（Tibial verum）、脛骨の捻転減少が見られる。これに伴い、股関節の外旋亢進&外転亢進が観察される。

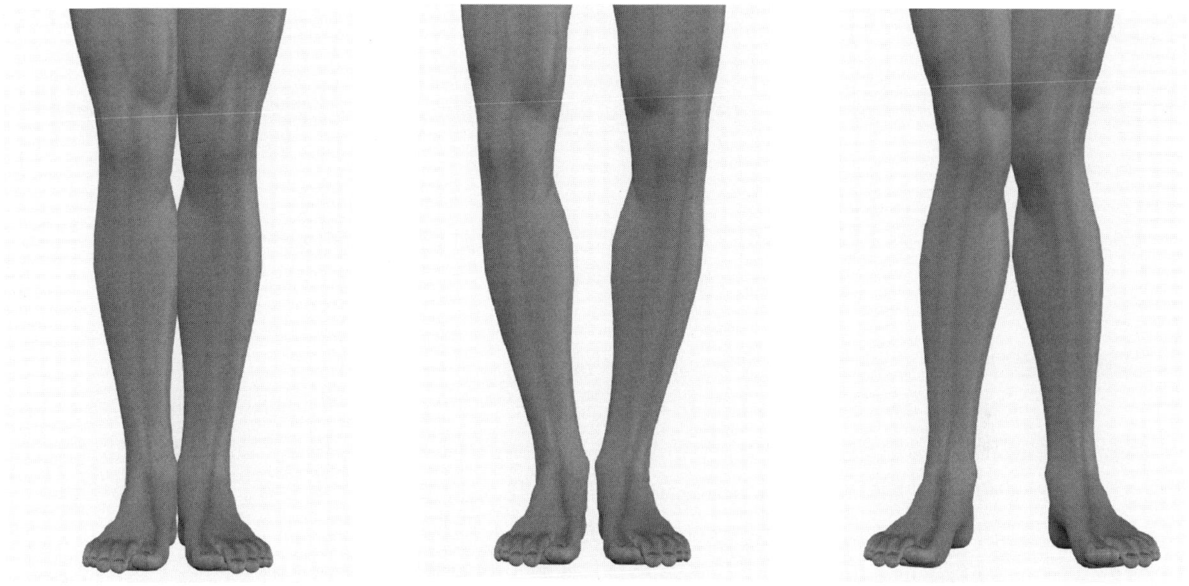

図3-16：大腿骨幹角の違いによる膝の形状
（左）正常、（中）内反膝、（右）外反膝

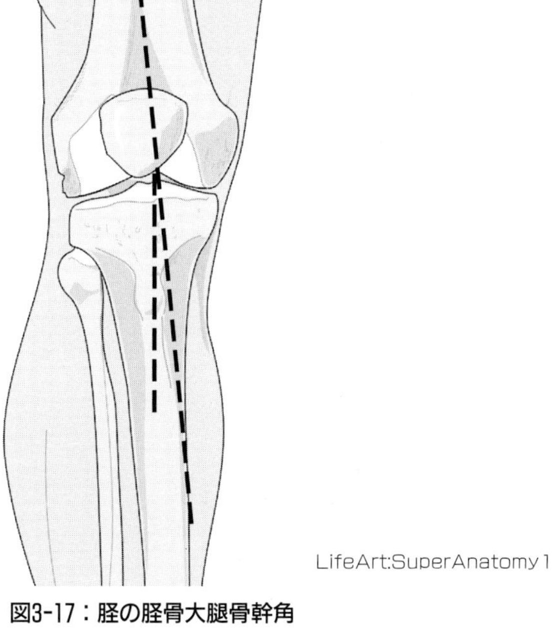

図3-17：脛の脛骨大腿骨幹角

下肢-骨盤（1f）膝のQ角

目的 膝のQ角（Quadraceps angle）を測定する。

患者のポジション 立位／背臥位。股関節を内旋／外旋の中間位に、足関節を回内と回外の中間位において計測する。

方法 上前腸骨棘と膝蓋骨の中心を結んだ線と、脛骨粗面と膝蓋骨の中心を結んだ線が交差する角度を、角度計を使って計測する（写真3-13)。

評価 男性で13〜15度、女性で18〜20度が正常。

臨床メモ 上前腸骨棘と膝蓋骨の中心を結んだ線と、脛骨粗面と膝蓋骨の中心を結んだ線が交差する角度を、膝のQ角（Quadriceps angle）と呼ぶ（図3-18)。これらは、大腿四頭筋(Quadraceps）と膝蓋骨靭帯のそれぞれの力のベクトルの方向である。

Q角が正常値より大きい場合には、外側大腿四頭筋の機能亢進と内側大腿四頭筋（VMO）の機能低下を起こしやすく、結果として、膝蓋骨は外方に引っ張られ、変位や膝蓋大腿トラッキング症候群などの機能的病変が起こりやすくなる。Q角増大の原因としては、足部回内、足部縦アーチの減少、外反膝（図3-19中)、脛骨捻転増加、大腿骨前捻、横に広い骨盤、等が考えられる（『図解　整形外科学検査法』〔医道の日本社刊〕P.80〜81)。

膝蓋骨の変位は、大腿骨、脛骨の捻転や傾斜だけでなく、筋の緊張・短縮・機能低下、筋膜の短縮などが原因でも起こる。例をあげると、大腿二頭筋・大腿筋膜張筋の短縮、大殿筋の機能低下は、膝蓋骨の内方変位の原因となる。梨状筋の短縮は、膝蓋骨の外方変位の原因となる。

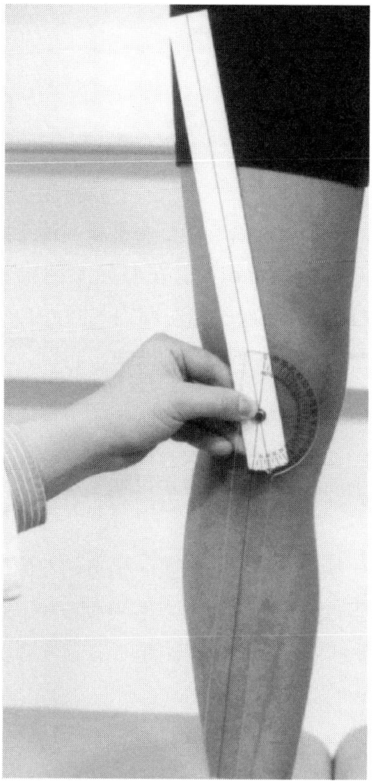

写真3-13：Q角の測定

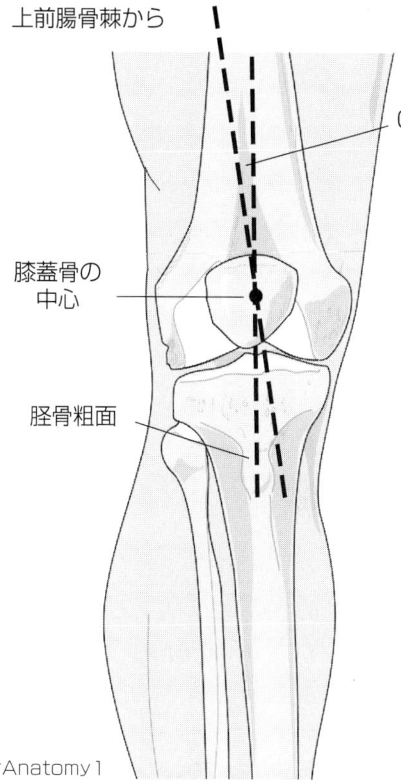

図3-18：Q角

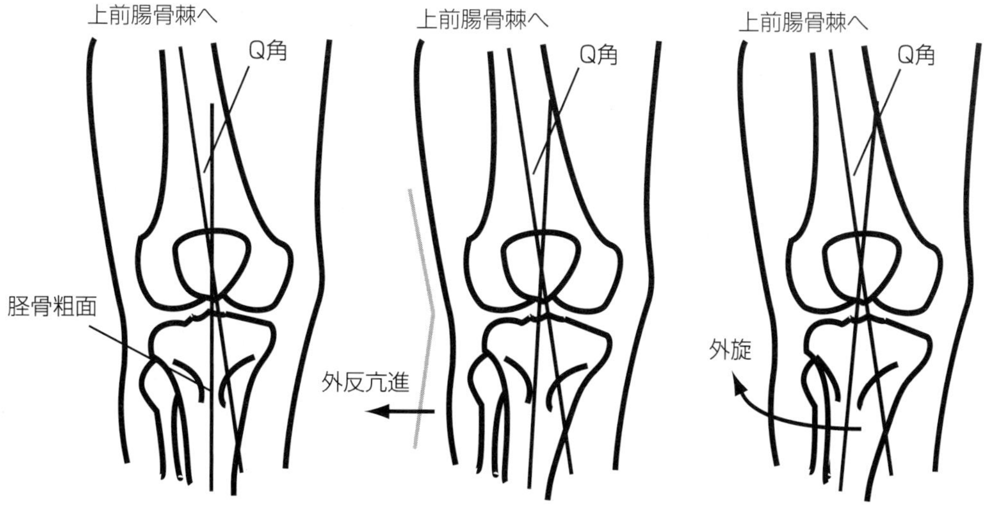

図3-19：膝の形状とQ角の関係
（『図解　整形外科学検査法』（医道の日本社刊）P.81より転載）（左）正常、（中）前額面上での内反脛骨（Tibial verum）によるQ角の増大、（右）膝関節（脛骨）の外旋変位によるQ角の増大

下肢-骨盤（1g）脚長差／短下肢のスクリーニング1

患者のポジション 立位。

観察のポイント 患者は目をつぶり、その場で３～４回足踏みをする。続いて、目を閉じたまま、首を前後にゆっくりと２～３回動かし、自然な位置で止める。この位置で、左右の上前腸骨棘（ASIS）の高さを比較する。次に、膝蓋骨を正面に向け、足部関節を回内・回外の中間位におく。患者にこの位置と姿勢を保つように指示をする。この姿勢のまま、再度、左右の上前腸骨棘の高さを比較する（写真3-14）。

評価 以下が観察されれば、機能的短下肢を疑う。左右の上前腸骨棘の高さが反転する。

臨床メモ 脚長差（短下肢）とは、一側の下肢が他側よりも短い状態を指す。器質・構造的な原因と、機能的な原因とが考えられる。臨床上で有意な脚長差は、資料によっても異なるが、最短で1/4インチ（0.64㎝）の器質・構造的な脚長差によって足底筋膜炎が起こるとする文献もある。

脚長差の決定的な検査法は、画像検査である。スキャノグラム（Scanogram）と呼ばれる方法で、片足ずつ上・中・下と３枚のX線画像を取り、左右を計測、比較する。もう１つは、Troyanovich　DCが紹介する変形短下肢・前後ファーガソン・プロジェクション（Modified short-leg/AP Ferguson projection）の方法。患者の足を６インチ（約15㎝）離して立たせ、骨盤の回旋をまっすぐに直す。仙骨棘突起とフィルムとX線のビームが矢状面で揃うように位置を正してから、撮影する。フィルム上で水平線と垂直線を使って、脚長差を測定する［Troyanovich　2001］。この方法だと、通常の腰椎・骨盤ビューに見られる弯曲（ひずみ）を防止することができるという。日本では医師以外はX線を撮れない、発注できないという現状から、医師以外がスキャノグラムや変形短下肢・前後ファーガソン・プロジェクションを毎日の臨床で使用することは不可能である。この対策として、X線を使わない脚長差測定の方法が幾つか考案されてきた。代表的な方法は、背臥位の患者の上前腸骨棘から同側の内果の距離を計測する方法だろう。ところが、一側に筋の緊張・短縮が起こっていると、見かけ上の（機能的な）短下肢が起こるため、正確な計測法とは言い難い。テーブルの上の仙骨は屈曲し（$-\phi$X）、股関節屈曲筋は伸張されることで腸骨を前方回旋（$+\phi$X）させる。これらも見かけ上の短下肢の原因となりえる。

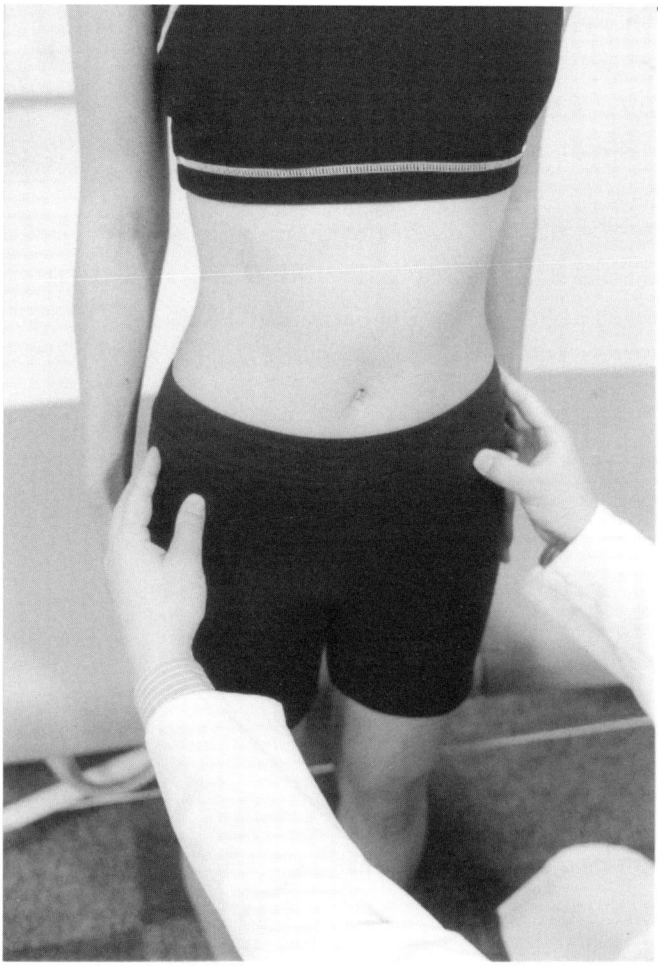

写真3-14：短下肢のスクリーニング1

下肢-骨盤（1h）脚長差／短下肢のスクリーニング2

患者のポジション 背臥位。

方法 背臥位の患者の左右の内果の位置を比較する（写真3-15、図3-20）。患者に起き上がるよう指示し、起き上がった姿勢で再度左右の内果の位置を比較する（写真3-16、図3-21）。

評価 患者が起き上がった姿勢で左右の内果の位置が反転する場合は、骨盤（仙腸関節）が原因の機能的短下肢を疑う。左右の内果の位置が変わらない場合は、構造的短下肢と判断する。

臨床メモ P.92の臨床メモを参照する。
骨盤（仙腸関節）が原因の機能的短下肢では、仙骨上で腸骨が後方に変位（屈曲変位）して起こる。立位では上後腸骨棘と腸骨稜が下がるが、大転子の位置はほとんど変わらないのが特徴だ。これに対し、構造的な短下肢や足部が原因の短下肢では、上後腸骨棘と腸骨稜、大転子が揃って下がっている(P.27図1-17、P.111図3-32右)。骨盤（仙腸関節）が原因の機能的短下肢では背臥位で短下肢側の腸骨稜が高くなる。腰方形筋や脊柱起立筋の過緊張・短縮でも背臥位では短下肢側の腸骨稜が高くなるが、立位でも腸骨稜は下がらない。

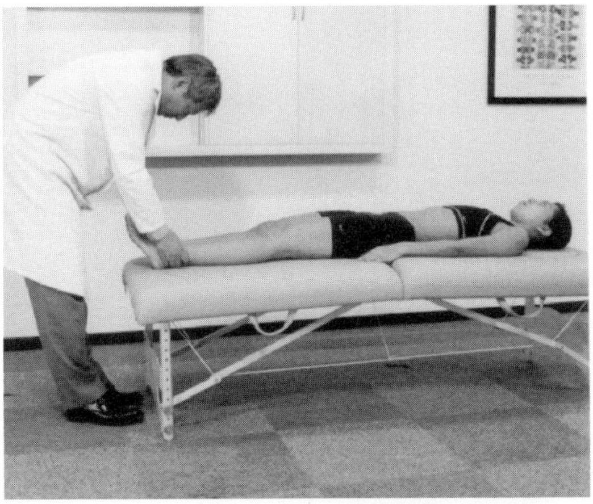
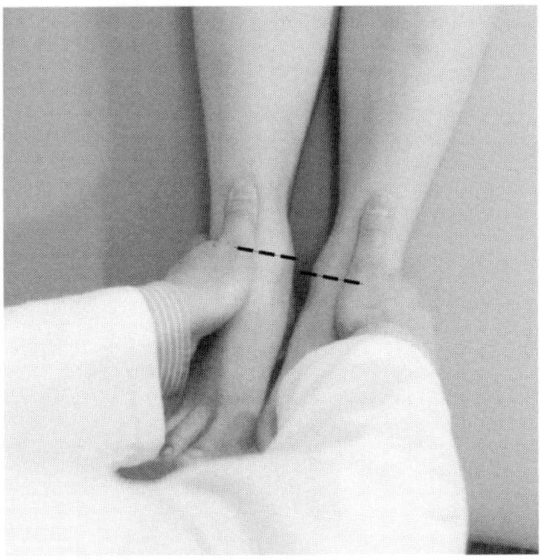

写真3-15：短下肢のスクリーニング2

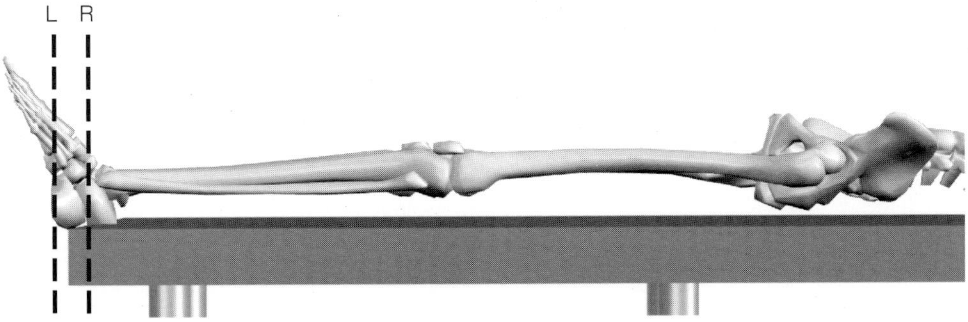

図3-20：短下肢のスクリーニング2
スタート・ポジション

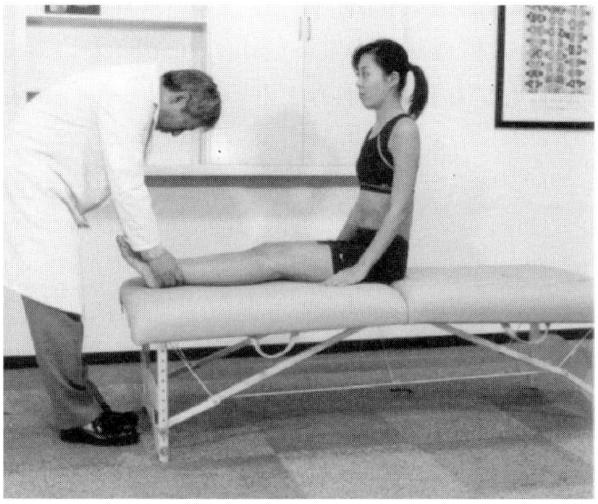

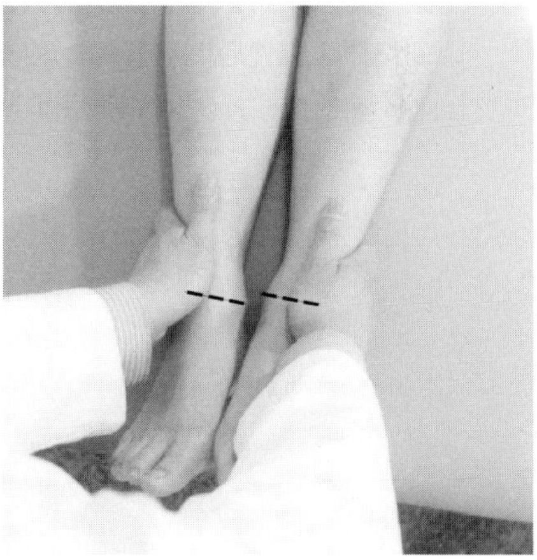

写真3-16：短下肢のスクリーニング2

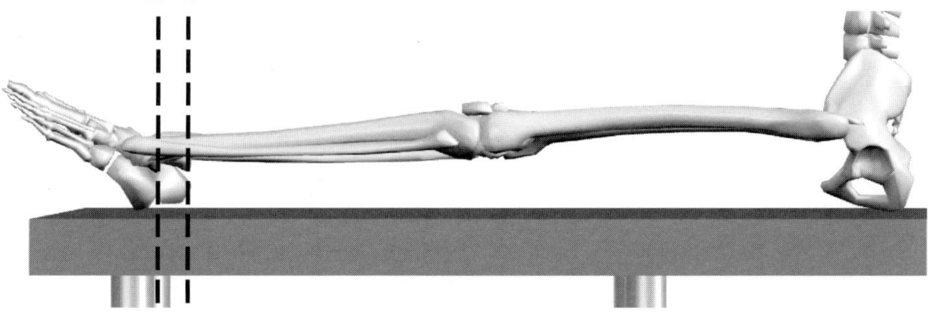

図3-21：短下肢のスクリーニング2
エンドポジション

下肢-骨盤（1i）脚長差／短下肢のスクリーニング3

患者のポジション 背臥位。

方法 股関節を約45度屈曲位、膝関節を90度屈曲位、足を検査台に置く。左右の第１趾と内果をつける。患者の骨盤に回旋や側屈の変位が見られる場合には、手を使ってこの位置を正す。

1. 脛骨の検査：左右の、床から膝までの距離を比較する（図3-22上）。
2. 大腿骨の検査：左右の、骨盤から膝までの距離を比較する（図3-22下）。

評価

1. 左右の骨の長さに差があれば、器質・構造的な脛骨の長さの差であると判断する。
2. 左右の骨の長さに差があれば、器質・構造的な大腿骨の長さの差であると判断する。

長い側、あるいは膝が尾方にある側に脱臼が見られることもある。

臨床メモ P.92の臨床メモを参照する。

座位で行うバリエーションもある。椅子に深く腰掛ける。両足を床に付けた状態で、股関節と膝が直角に曲がるように姿勢を調整する。この位置で、上記の通り、脛骨と大腿骨の長さを左右比較する。

上記の検査法をAllis testと呼んでいる文献もあるが、Allis testはもともとは３～18カ月の幼児の先天性股関節脱臼を検査するための検査法である。Galazzi(Saleazzi's)sign/testとも呼ばれる。成人の股関節脱臼検査としても有効である。

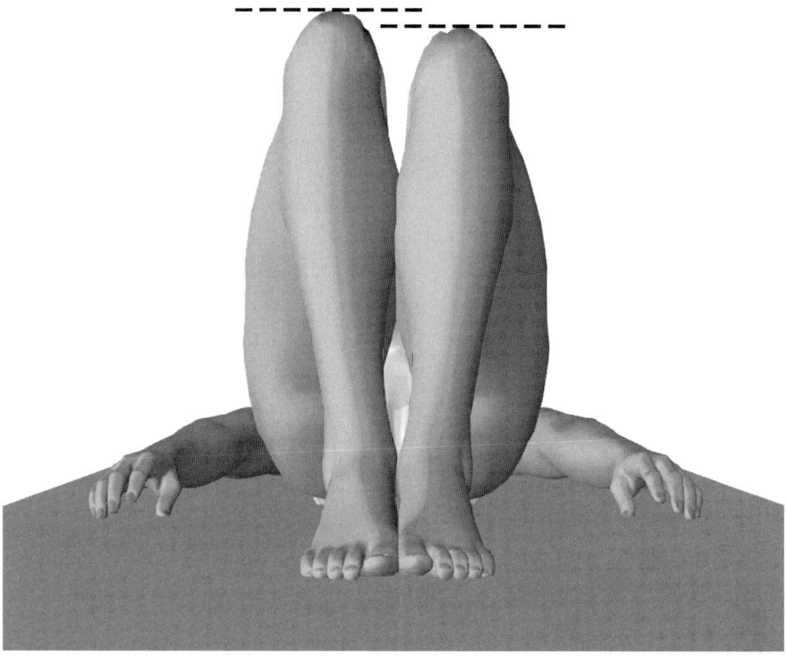

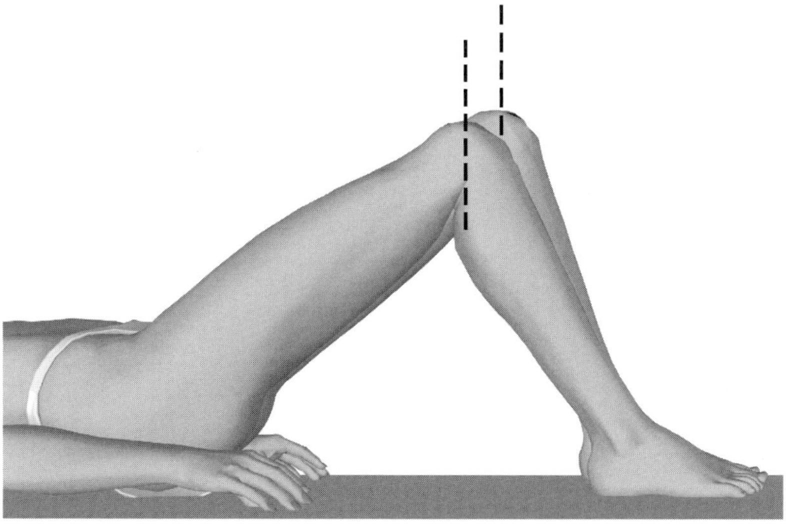

図3-22：器質・構造的短下肢の検査

下肢-骨盤（1j）大腿四頭筋の太さの計測

目的 大腿四頭筋に萎縮が見られるかを検査する。

方法 膝蓋骨上縁近位で筋腹の一番太いところの大腿の径を、巻き尺を用いて測定する（図3-23）。左右を測定し比較する。カルテに測定値を記入する。浮腫が見られる場合は、最も腫れている部分を測定する。

評価 視診で萎縮が観察され、検査側の測定値が他側と比較して小さい場合には、筋のトーヌスの減少または萎縮を疑う。原因として、膝関節の障害や、L5神経根の刺激／圧迫が考えられる。

臨床メモ 膝の靱帯、半月板、関節軟骨などに障害が起きると、神経的連鎖によって大腿四頭筋の萎縮が始まる。図3-24として右大腿の断面図を収録した。

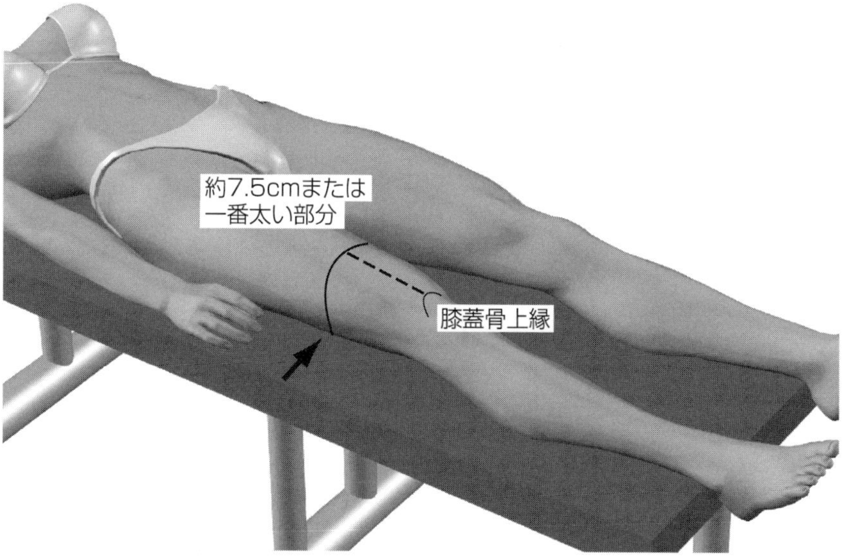

図3-23：大腿の太さの測定

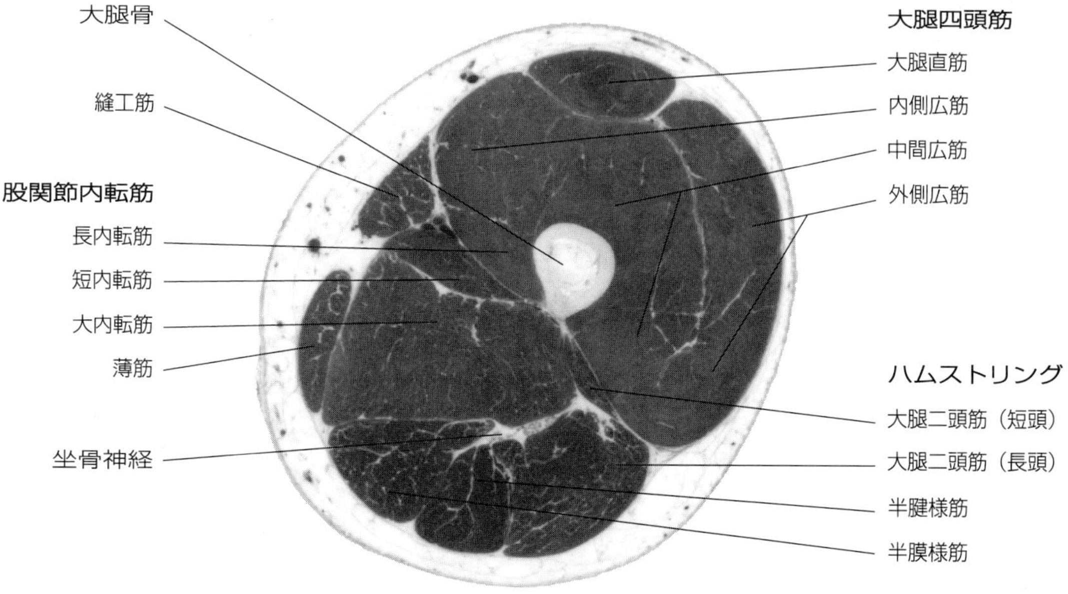

図3-24：右大腿の断面図

LifeArt:Imaging1

下肢-骨盤（2）前方から-機能的姿勢検査

下肢-骨盤（2a）視診

観察の位置 前方から。

観察のポイント （写真3-17）
1. 股関節内側（股関節内転筋）の大きさ、形状を観察する。左右を比較する。
2. 左右の大腿四頭筋の形状を観察、比較する。

評価
1. 股関節内側が大きく膨らんでいる場合には股関節内転筋の機能亢進または緊張・短縮を疑う。
2. 委縮が観察された場合は、膝関節の障害や、L5神経根の刺激／圧迫が考えられる。

臨床メモ 股関節内転筋は緊張性の姿勢筋に分類される。大内転筋、長・短内転筋、恥骨筋、薄筋からなり、脛骨に付着する薄筋を除いては、すべて大腿骨内側に付着する１関節筋である(図3-25)。恥骨筋は大腿神経（L2-4）の神経支配を、それ以外は閉鎖神経（L2-4）の支配を受ける。
股関節内転筋が過緊張し機能亢進を起こした場合には、拮抗関係にある股関節外転筋が機能低下を起こしやすくなる。その中でも、股関節外転の主働筋である中殿筋（相動筋）が影響を受ける。股関節内転筋の緊張・短縮は、骨盤を患側に側屈、反対側に側屈と回旋をさせる。この結果、患側（緊張・短縮側）に見かけ上の（機能的な）短下肢が生じる。

この筋の長さは、変形トーマスポジション（Modified thomas position）で、検査することができる（P.130〜133）。この検査は、股関節の屈筋、内・外転筋を素早くスクリーニングするのに便利かつ有効な方法である。

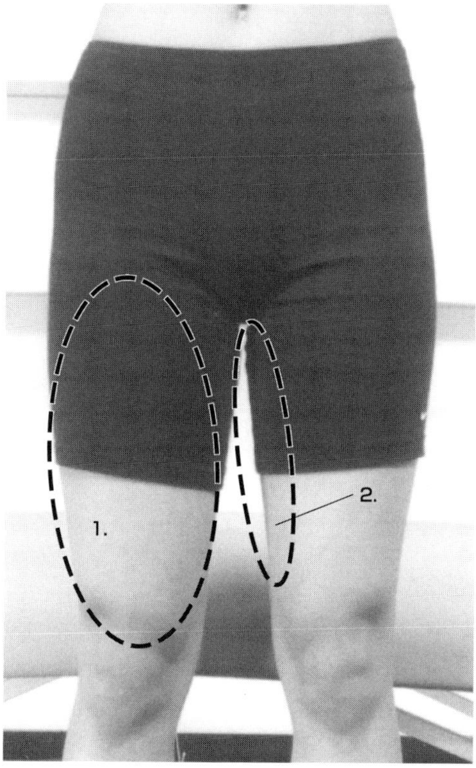

写真3-17：機能的病変-前方から

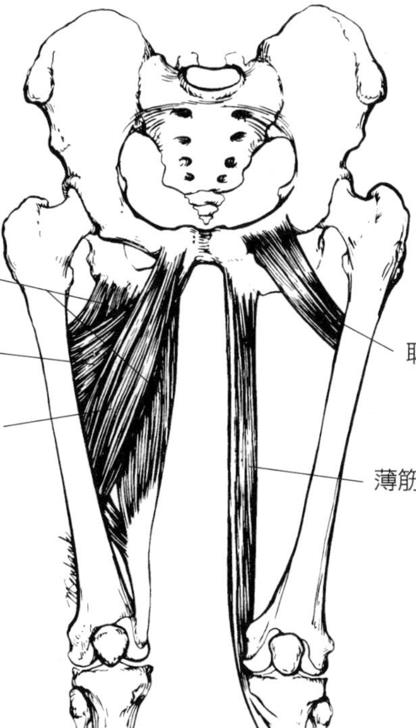

図3-25：股関節内転筋群

下肢-骨盤（2b）機能的な外反／内反膝

臨床メモ 見かけ上（機能的）の外反／内反膝は、下肢の機能の変化によって起こりえる。図3-26中では、股関節は中間位、膝蓋骨は正面を向き、足部も正常なアライメントを示している。図3-26左は見かけ上の内反膝の例で、下肢全体が内旋した状態。股関節内旋変位、膝蓋骨内方変位、膝関節伸展亢進、足部回内が見られる。一般に言うO脚に見える。図3-26右は見かけ上の外反膝の例で、下肢全体が外旋した状態。股関節外旋変位、膝蓋骨外方変位、膝関節伸展亢進、足部回外が見られる。一般に言うX脚に見える。

これらに共通するには、大腿骨・脛骨の捻転角度、大腿骨頚の角度、脛骨大腿骨幹の角度はいずれも正常値であり、見かけ上（機能的）の変位にすぎないことだ。股関節や足部（主に距骨下関節）の操作によって、機能的O脚が改善されるのは、こうした理由による。解剖学的に異常のある下肢では、O脚やX脚の矯正は難しいと考えられる。

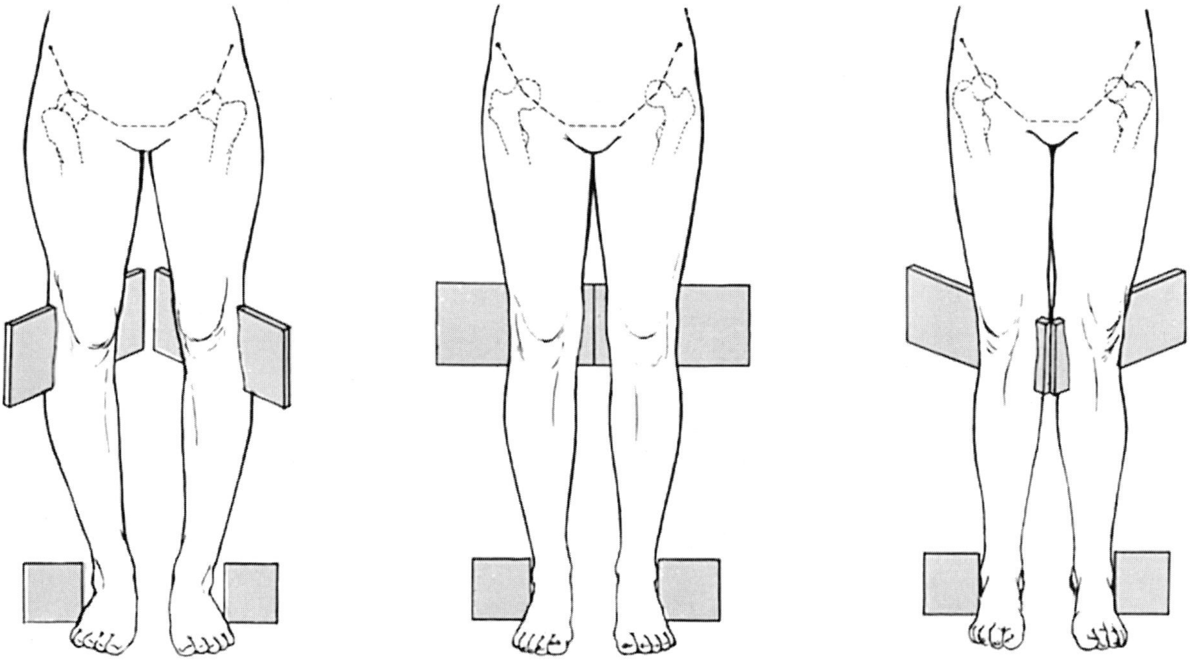

MediClip:ManualMedicine1

図3-26：見かけ上の（左）内反膝・（右）外反膝

下肢-骨盤（3）後方から-整形外科学的姿勢検査

下肢-骨盤（3a）視診

患者のポジション　1＆2は後方から、3は前方から。

観察のポイント　（写真3-18）

1. 左右の殿部の形状を観察、比較する。
2. 左右の下腿の筋腹の形状を観察、比較する。
3. 左右のハムストリング筋の形状を観察、比較する。

評価　1. 殿部に明らかな萎縮、硬縮が見られる場合には、坐骨神経根の圧迫、神経麻痺を疑う。殿部が下がる、大転子のあたりが側方に垂れている場合には、機能的病変として、同側の大殿筋の機能低下、他側の腰方形筋の短縮等が考えられる。同側の仙腸関節の屈曲リストリクション（伸展／後下方変位）でも同様の姿勢の変化が起こる。

2. 萎縮が観察された場合は、足関節（距腿関節）の障害や、S1神経根の刺激／圧迫を疑う。肥大している場合には、病歴をもとに、出血や浮腫、前区画症候群（Anterior compartmental syndrome）などを疑う。

3. 萎縮が観察された場合は、膝関節の障害や、L5神経根の刺激／圧迫が考えられる。

臨床メモ　大殿筋の神経支配は下殿神経（L5-S2）である（P.109、図3-30）。L4椎間板ヘルニアはL5神経根を、L5椎間板ヘルニアはL5とS1神経根を圧迫する。神経根圧迫スクリーニング法として、整形外科検査のSLRや、シカード徴候、ブラガート徴候、クラムテスト、ウェルレッグレイズテスト等を行う。神経学検査の筋反射、知覚神経、筋力検査等も診断の手助けとなる。正式な診断は、CTスキャンやMRI等の画像診断によって行われる（→『図解　整形外科学検査法』〔医道の日本社刊〕P.3～11）。

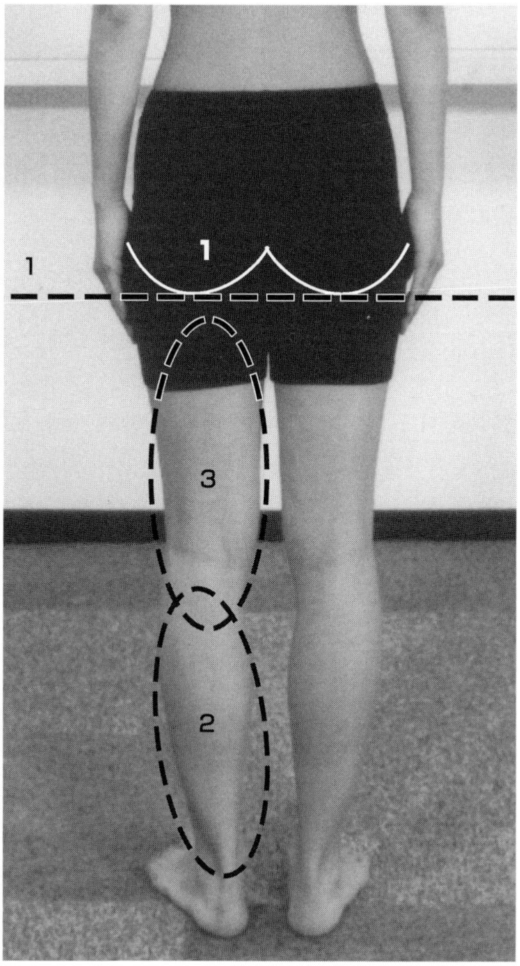

写真3-18：後方から-下肢のアライメント

下肢-骨盤（3b）下腿の筋の太さの計測

目的 下腿の筋に萎縮／肥大があるかを検査する。

患者のポジション 背臥位、立位。膝を伸展位に置く。

方法 膝蓋骨下縁から、あるいは膝関節の隙間から、約15cm遠位の筋腹の径を巻き尺で測定する。両側の測定を行い、左右を比較する。カルテに記録する。

評価 1．視診で萎縮が観察され、検査側の測定値が他側と比較して小さい場合には、筋のトーヌスの減少または萎縮を疑う。原因として、足関節（距腿関節）の障害や、S1神経根の刺激／圧迫が考えられる。

2．検査側の測定値が他側と比較して大きい場合には、前区画症候群を疑う。

臨床メモ 膝関節が障害を起こすと大腿四頭筋やハムストリングに神経的抑制～機能低下～筋の萎縮が観察されるように、足関節の障害は足関節に作用する筋の萎縮の原因となると言われている。

ヒラメ筋は脛骨神経（L5-S2）の、腓腹筋も脛骨神経（S1-S2）の神経支配を受ける。S1神経根が椎間板ヘルニア等によって刺激・圧迫を受けている場合には、これらの筋の弱化が観察される。弱化の度合いによっては、つま先立ちや、つま先歩行がしにくくなったり、できなくなったりする。S1神経根は、L5椎間板（L5とS1の間）のヘルニアによって刺激・圧迫を受ける（→『図解　整形外科学検査法』〔医道の日本社刊〕P.9 図1-5)。

前区画症候群では、一般にクランプや激しい放散痛が主訴となる。患者は、「しびれる」、「破裂しそうになる」、「激しい痛みが続く」、といった表現をすることが多い。前区画に位置する前脛骨筋、長母指伸筋、長指伸筋（図3-28）の出血、肥大、オーバーエクササイズ等によって、区画内の圧力が上昇するのが痛みの病因である。こうした症候に加えて、検査側の測定値が他側と比較して大きい場合には、前区画症候群と判断できる。

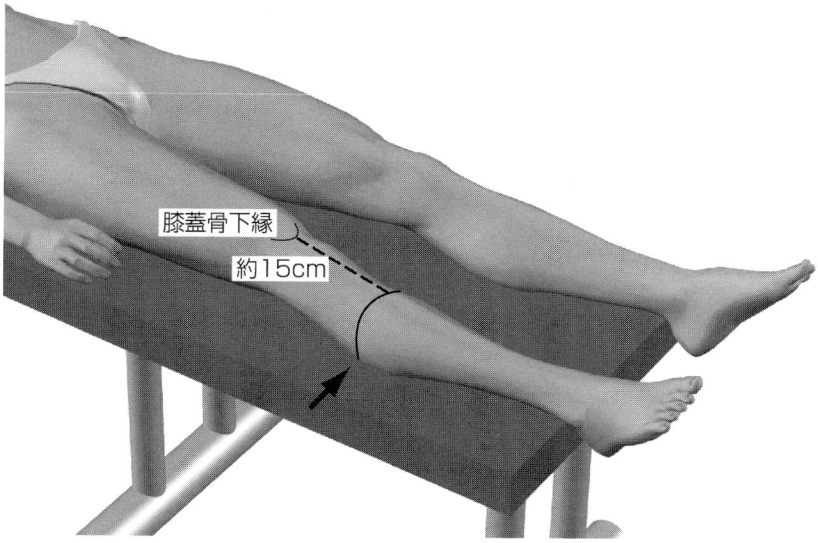

図3-27：下腿筋腹の太さの測定

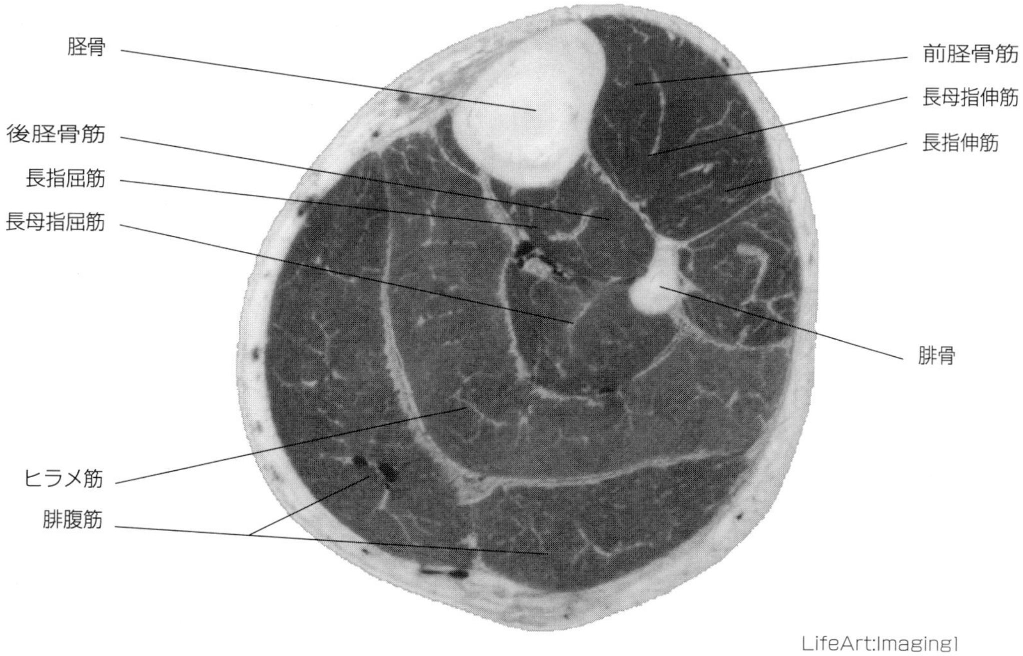

図3-28：右下腿の断面図

下肢-骨盤（3c）股関節伸展テスト

目的 大殿筋、ならびにハムストリングや脊柱起立筋の機能を検査する。

患者のポジション 背臥位／立位。

方法 術者の一側の中指と環指をハムストリングに、母指を大殿筋に置き、他側の中指と環指を一方の（検査側）起立筋に、母指を他側の起立筋に置く。患者は検査側の下肢を、膝を自然に伸ばしたままゆっくりと伸展させる。術者は、股関節／膝関節の動きを観察すると同時に、指先でそれぞれの筋の活動を触知する。

評価 図3-31に正しいファイアリングシークエンス（筋の活動の順番、P.112参照）を示した。
大殿筋の活動が遅れ、脊柱起立筋が時に収縮した場合は、大殿筋の弱化と脊柱起立筋の機能亢進を疑う。股関節伸展とともに膝が屈曲する場合には、ハムストリングの機能亢進を疑う。

臨床メモ 大殿筋の機能低下は、姿勢を大きく変化させる（図3-29）。
大殿筋の検査法として、座位の股関節伸展位での筋力テストが一般に行われている。これに加えて、この「股関節伸展テスト」を行うと、大殿筋の機能はもちろんのこと、ハムストリングや脊柱起立筋の機能を一度に検査できる。

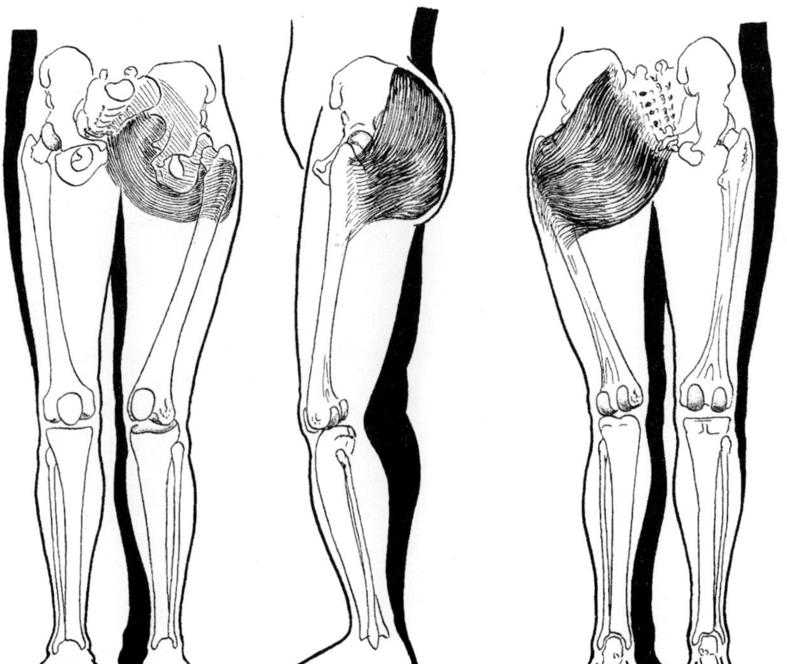

図3-29：大殿筋の弛緩による姿勢の変化
黒い影が正常

MediClip:ManualMedicine2

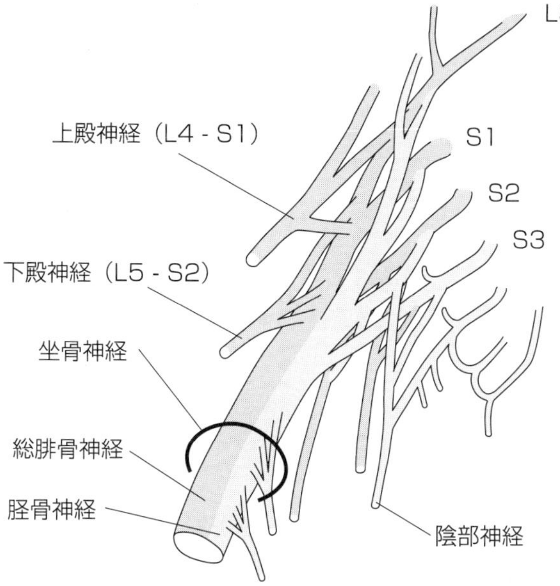

図3-30：仙骨・尾骨神経叢
大殿筋を支配する下殿神経は、L5-S2からなる

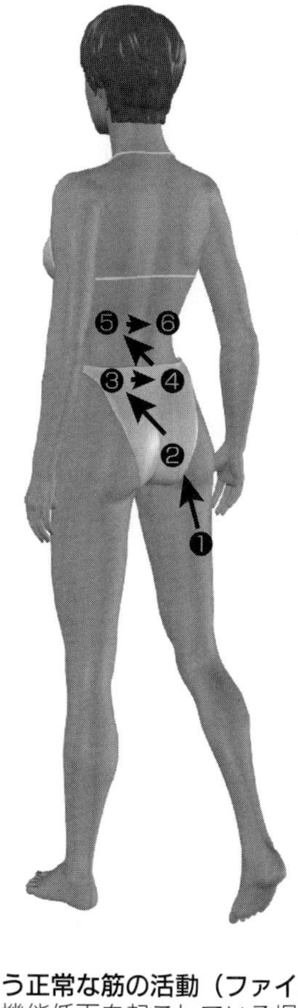

図3-31：股関節伸展に伴う正常な筋の活動（ファイアリングシークエンス）
大殿筋が機能低下を起こしている場合には、
脊柱起立筋が大殿筋よりも先に活動するので、このシークエンス（順番）が崩れる

下肢-骨盤（4）後方から-機能的姿勢検査

下肢-骨盤（4a）視診

患者のポジション 前方・後方から。

観察のポイント 下肢～骨盤の位置を観察、記録する。リファレンスラインとして、左右の大転子を結んだ線、左右の上後腸骨棘／腸骨稜を結んだ線を使用する。

評価 臨床上、重要と思われる機能的な変位のパターンを紹介する。

パターンI：骨盤側方移動（＋X/－X）（図3-32左）

プライムライン検査では、殿部の中心点やS2棘突起が側方に移動しているのが観察される。腸骨稜の高さは左右は同じで、このことから、X軸上の水平移動であることがわかる。

パターンII：骨盤側屈（＋ϕZ/－ϕZ）＋骨盤回旋（＋ϕY/－ϕY）（図3-32中）

骨盤が側屈変位を起こしている。程度によるが、軽度の側屈では腸骨稜の左右の高さが異なって見えるが、大転子の位置はほとんど変わらない。セグメンタル（分節的）な変位では、腰仙関節の回旋リストリクション（関節可動性制限）、変位側の仙腸関節の屈曲変位が観察される。マニュアル・メディソン系では、この変位を「ディストーション・パターン（Distortion pattern）」と呼ぶ。

一般に、変位側の中殿筋の機能低下、変位と反対側の股関節内転筋の機能亢進と考えられているが、実際にはより複合的な要因によって起こる。変位側に、見かけ上の機能的短下肢が見られることが多い。

パターンIII：骨盤側方移動（＋X/－X）＋骨盤側屈（＋ϕZ/－ϕZ）（図3-32右）

骨盤の水平側方移動に加えて、骨盤が側屈変位を起こしている。腸骨稜と大転子の左右の高さが異なって見える。大転子より遠位に、構造的な短下肢、あるいは、足部の回内などの機能的病変が起きている場合が多い。短下肢のスクリーニングは、P.92～96を参照する。

臨床メモ 正常／理想的なアライメントは、垂直の重力ラインが、①左右の足関節の中間点、②左右の膝関節の中間点、③殿部の中心点、④S2棘突起を通過する。当然ながら、❶殿部の高さと形状、❷大転子の高さ、❸上後腸骨棘の高さ、❹腸骨稜の高さ、が左右等しくなる。

筋の過緊張・短縮、弱化による骨盤と下肢の変位は、それぞれ大腿二頭筋（P.112）、梨状筋（P.114）、大腿筋膜張筋（P.124）、腰方形筋（P.154）、大殿筋（P.108）、腹直筋（P.178）を参照する。

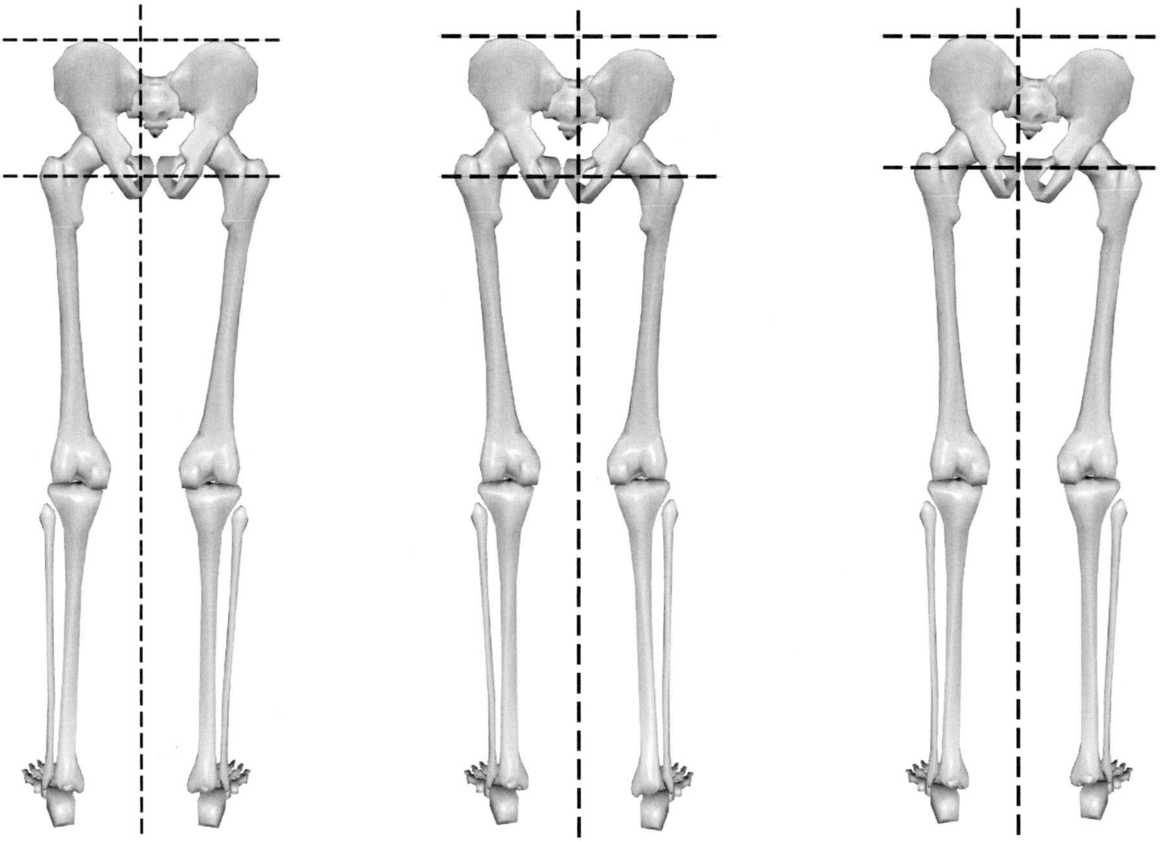

図3-32：骨盤の重要な変位のパターン-後方から

下肢-骨盤（4b）大腿二頭筋の緊張・短縮

臨床メモ 大腿二頭筋はハムストリングの中でも、最も外側に位置する筋である。坐骨結節から腓骨頭・脛骨外側顆にのびる長頭と、大腿骨粗線・外側筋膜から、やはり腓骨頭・脛骨外側顆へと走る短頭から構成される。大腿二頭筋は股関節伸筋であるが、長頭が膝関節をまたぐ二関節筋であることから、膝関節屈曲筋／外旋筋としての機能も持つ。大腿二頭筋は緊張性の姿勢筋に分類され、機能亢進を起こしやすい性質を持つ。機能亢進は、骨盤を前方移動（+Z)、後方回旋・後屈（$-\phi$X）させる。腸骨は後下方に回旋、内転、内旋する。このため上前腸骨棘（ASIS）の位置が高くなり（=上後腸骨棘の位置が下がる)、骨盤下部の幅が増大し、大転子が外方に出っ張ったように見える。膝は屈曲して前方に変位し、膝蓋骨は内側を向く（図3-33上)。

大腿二頭筋が機能亢進した状態で、股関節伸展の自動運動を行うと、膝関節が屈曲し、下肢が内旋する（図3-33下)。同筋の機能亢進は、股関節伸展の主働筋である大殿筋の機能を低下させる。このために、股関節伸展に伴う理想的なファイアリングシークエンス（*1)が崩れる。

---

*1：ファイアリングシークエンスとは、ある動作を起こすときに活動する筋の順番のこと。股関節伸展ではハムスリング→大殿筋→他側の脊柱起立筋（腰部）→同側の脊柱起立筋（腰部）→他側の脊柱起立筋（胸腰部）→同側の脊柱起立筋（胸腰部）（P.109 図3-31)、股関節外転では大腿筋膜張筋→中殿筋→腰方形筋である。この順番の狂いが機能的病変となり、障害を引き起こす。

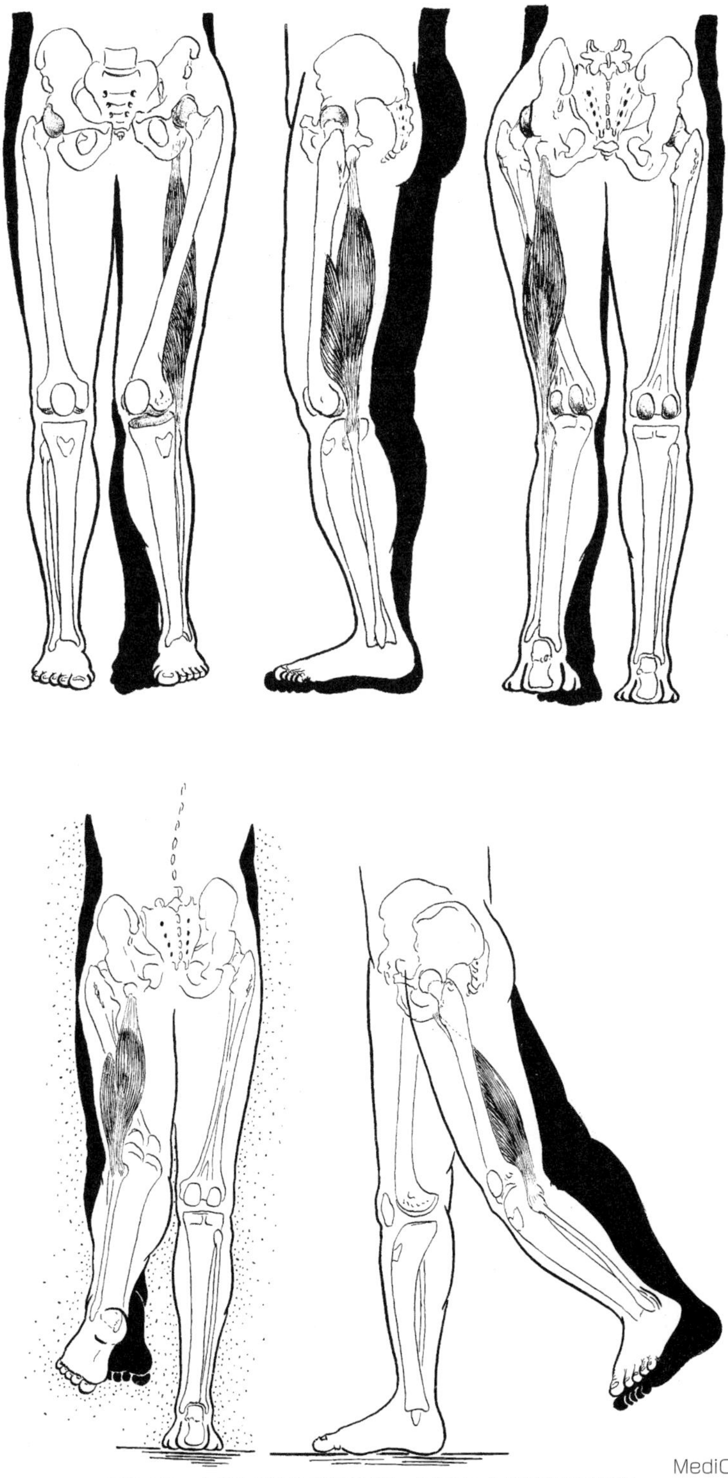

図3-33：大腿二頭筋の過緊張・短縮による姿勢の変化
（上）静止時、（下）股関節伸展の変化

下肢-骨盤（4c）梨状筋の緊張・短縮

臨床メモ 梨状筋は、仙骨・腸骨大坐骨切痕上縁・仙結節靱帯骨盤面から大腿骨大転子にかけて並行に走る。大腿二頭筋は緊張性の姿勢筋に分類されるため、機能亢進を起こしやすい性質を持つ。

主な機能は股関節外旋であるが、機能亢進を起こすと股関節の外旋変位だけでなく、姿勢に大きな変化をもたらす。仙骨が大腿骨へ引っ張られるため、骨盤は後方移動変位と共に後方回旋・後屈し、腰椎の前弯が大きく減少する。一側の機能亢進では、後方変位に加えて、同側への回旋、他側への側屈（図では＋φZ）も起こす。寛骨は仙骨に押し付けられる。重心が他側に移動するめ、他側の下肢が体重を支え、骨盤から近位に代償運動が起こる。股関節は外転、外旋を起こし、膝蓋骨は外方を向く（図3-34上)。梨状筋が機能亢進した状態で、股関節屈曲の自動運動を行うと、下肢は外旋位＋軽度外転位となり、屈曲の角度も減少する（図3-34下)。
この筋が機能亢進すると、大腿後面、殿部、仙腸関節などに関連痛が現れる。坐骨神経は梨状筋の内側または筋を貫通するため、圧迫を受けやすく、神経学的症状が現れることが多い。神経根の圧迫との鑑別が大切である（→『図解　整形外科学検査法』〔医道の日本社刊〕P.12～13)。坐骨神経以外にも、陰部神経、内腸骨動脈、総腓骨神経、後大腿皮神経、股関節内・外旋筋への神経が影響を受けやすい。

前記の通り、梨状筋の主要機能は、股関節外旋である。股関節外旋筋群のうち、外閉鎖筋は股関節内転を、内閉鎖筋と上・下双子筋は股関節屈曲時に外転を、梨状筋は伸展を助ける。梨状筋は、股関節屈曲が約70度以下の時に外旋筋となり、これ以上の屈曲では内旋筋となるというユニークな特徴を持つ。

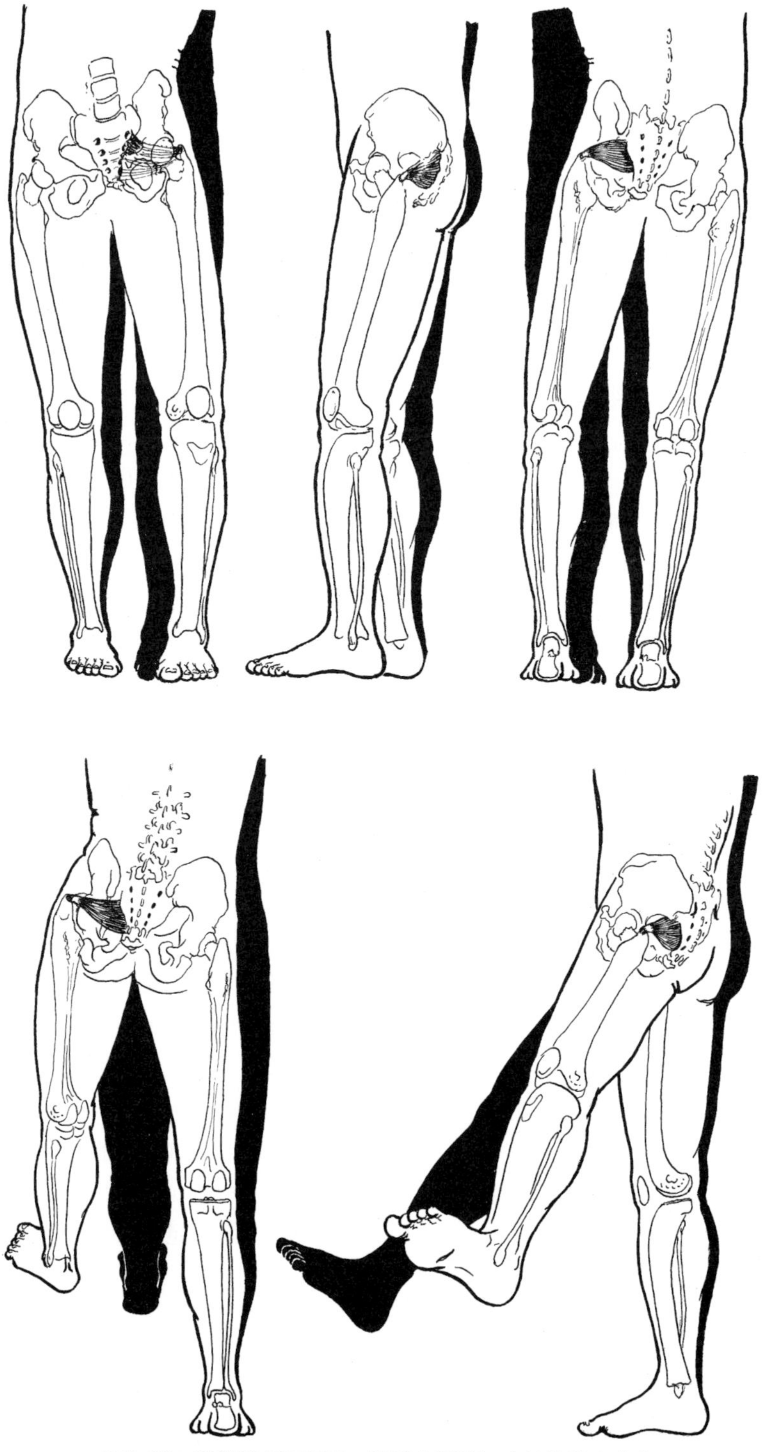

図3-34：梨状筋の過緊張・短縮大腿筋による姿勢の変化

（上）静止時（図では骨盤が－Z、－ϕX、－ϕY、＋ϕZの変化）、（下）股関節屈曲運動時

下肢-骨盤（5）側方から-整形外科学的姿勢検査

下肢-骨盤（5a）視診

観察の位置 側方から。

観察のポイント 患者は目をつぶり、その場で3～4回足踏みをする。続いて、目を閉じたまま、首を前後にゆっくりと2～3回動かし、自然な位置で止める。以下の項目をチェックする（写真3-19、図3-35）。

1.水平線と垂直線を使っての理想的なアライメントからの姿勢の変位

2.矢状面での膝の角度（大腿骨と脛骨の角度）。

3A.矢状面での膝蓋骨の位置。

3B.膝を30～45度屈曲させた時の矢状面での膝蓋骨の位置。

4.足部背面（足の甲）の形状。

5.つま先の形状。

評価 1.　垂直線が、①外果のやや前方、②膝のやや前方、③大転子を通過するのが理想的なアライメント。機能的病変による姿勢の変位は、P.122を参照する。

2.　立位をとった場合、膝関節は伸展位にあるのが正常。過伸展した状態を反張膝(Genu recurvatum）と呼ぶ。軽度の反張膝は、若年成人女性では正常と考えられる。

3A.　膝蓋骨が大腿骨顆間の滑車溝の位置にあれば正常（P.121　図3-38上）。

3B.　膝蓋骨が大腿骨顆間の滑車溝の位置にあれば正常。上方に変位していれば膝蓋骨高位（Patella alta P.121 図3-38左下）、下方に変位していれば膝蓋骨下位（Patella baja）と呼ぶ（P.121 図3-38右下）。正確な診断には、この位置で膝関節を軽度（約30度）屈曲させてのX線診断が必要。

4.　中足部から中足骨にかけて盛り上がったように見える場合は、凹足を疑う。前足部外反を伴うことが多い。

5.　指節間関節が持ち上がって見える場合には、「かぎ爪指」または「槌指」が考えられる。かぎ爪指は中足指節関節の過伸展と近位・遠位指節間関節の屈曲が組み合わさったもので、フック／かぎのように見える。槌指は中足指節関節と遠位指節間関節の過伸展と近位指節間関節の屈曲が組み合わさったものである。どちらも、前足部の内反あるいは外反(凹足）を持つ足でよく観察される。前足部内反では、後足部と中足部が過剰に回内することで、関節運動軸と筋の位置関係に狂いが生じ、本来は近位指節骨の屈筋である骨間筋が伸展／背屈として、近位指節関節の伸筋である虫様筋が屈筋として働くようになる。前足部外反（＝甲高）では、中足骨の傾斜角の増大（＝中足指節関節の伸展）によって、同様のバイオメカニクスの狂いが生じる。

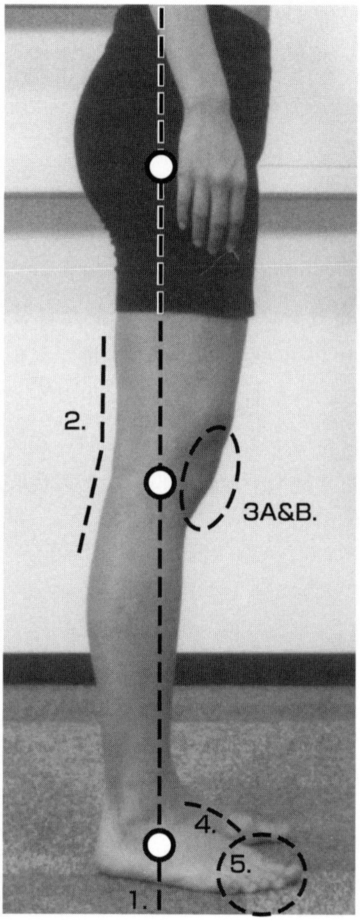

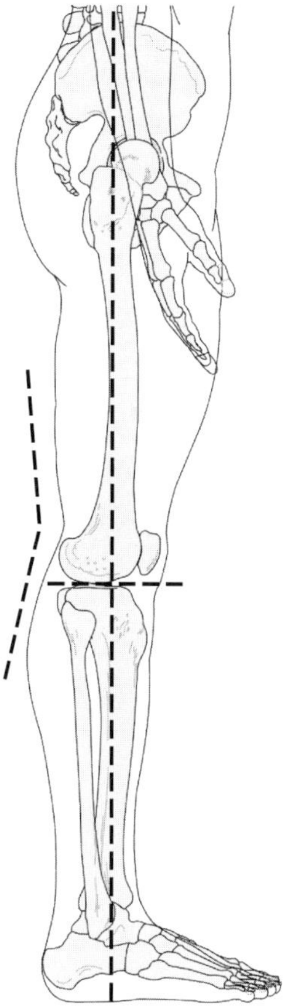

LiteArt:SuperAnatomy1

写真3-19（左）、図3-35：下肢のアライメント-側方から

下肢-骨盤（5b）矢状面での膝関節の位置

臨床メモ 立位をとった場合、膝関節は伸展位にある。過伸展した状態を反張膝（Genu recurvatum）と呼ぶ（図3-37左）。膝蓋骨高位（P.121　図3-38左下）を伴うことも少なくない。足関節の底屈亢進や骨盤の前屈亢進、腰椎前弯亢進などの姿勢変位を伴うことが多い。代償運動として体幹の屈曲亢進／胸椎の後弯亢進や、骨盤の後屈変位も観察されることがある。軽度の反張膝は、若年成人女性では正常と考えられている。反張膝の器質構造的な原因としては、先天性では胎児時の姿勢、過剰な脛骨プラトーの後方角度などが、後天性では後十字靱帯や後外関節包の損傷や前十字靱帯のゆるみ、脛骨近位の骨端形成異常などがあげられる。脛骨粗面の損傷、脛骨近位の骨折、手術後の医原性の理由も考えられる。機能的な反張膝は、脳卒中や脳傷害の患者に多く見られる。神経的障害による大腿四頭筋の弱化、足関節の痙直などが原因である。前述の通り、骨盤の前屈亢進・腰椎前弯亢進などの姿勢変位の代償変位として起こることもあるので、膝関節だけに目を奪われないよう注意したい。

膝関節が屈曲している場合もある（図3-37右）。病歴によって神経的障害をスクリーニングする。機能的病変として、両側ならハムストリングスの短縮、一側だけであれば骨盤～下肢の筋の緊張短縮、骨盤・股関節・足部の関節の変位を疑う。関節半月板損傷によっても膝関節は最大伸展できなくなるため、患側の膝が曲がる。ハムストリングの緊張・短縮や、その他の理由で膝関節が最大伸展できなくなると、立位や歩行時に足関節の背屈を大きくすることで補完する。結果としてアキレス腱炎や足底筋膜炎などの症候が現れる。

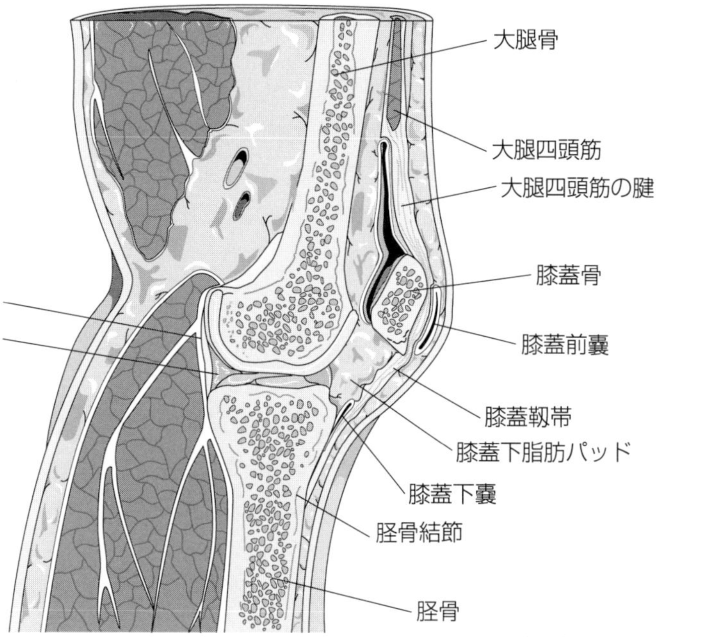

図3-36：膝関節の解剖

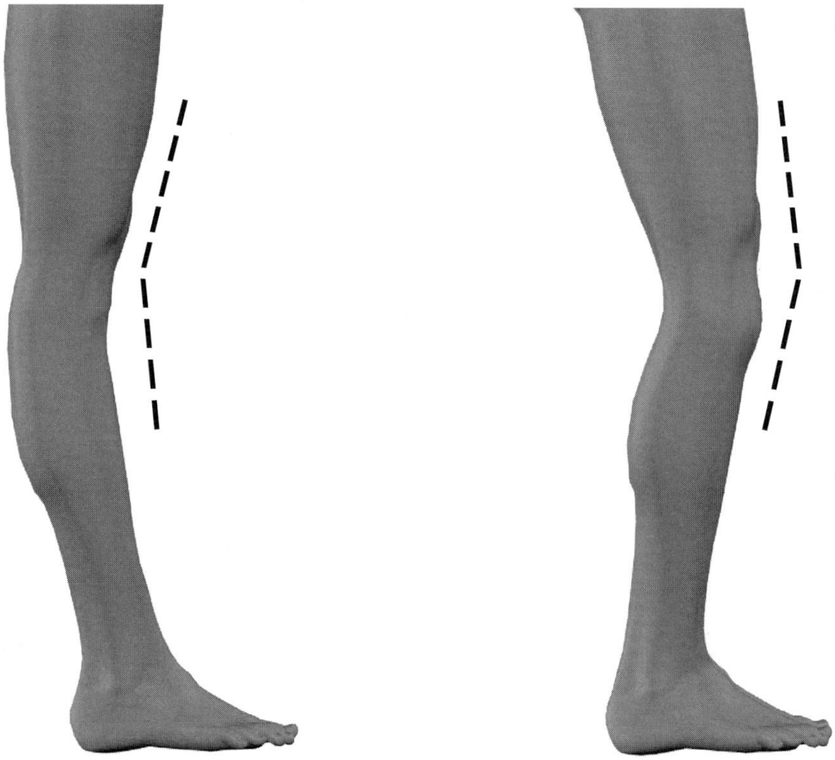

図3-37：（左）反張膝、（右）屈曲した膝関節

下肢-骨盤（5c）矢状面での膝蓋骨の位置

臨床メモ 膝伸展位では、膝蓋骨は大腿骨顆間の滑車溝の位置にある（図3-38上）。この時、膝蓋骨の上下の長さと、膝蓋骨下縁から脛骨粗面までの距離が、ほぼ同じとなる。膝関節の屈曲に伴い、膝蓋骨は大腿骨下方へと滑る。軽度屈曲位で、膝蓋骨が上方に変位していれば膝蓋骨高位（Patella Alta）（図3-38左下）、下方に変位していれば膝蓋骨下位（Patella baja）（図3-38右下）と呼ぶ。

膝蓋骨高位では、膝蓋骨が単に上方に変位しているだけでなく、表面が上を向く。座位では、カエルの目のように飛び出して見える。上方への変位が大きいと、膝蓋骨の下にある膝蓋骨下脂肪パッド（図3-36）が前方に飛び出して見えるようになる。膝蓋骨と脂肪パッドがラクダのコブのように見えることから、ラクダ兆候（Camel sign）と呼ばれる。大腿骨滑車溝は近位にいくにしたがって浅くなる。このため、大腿膝蓋関節が不安定となり、膝蓋骨が脱臼しやすくなる。膝蓋骨高位は、一般的に先天性であるが、思春期の急激な骨の成長に、膝蓋脛骨靭帯が伸長されても起こる。

膝蓋骨下位は、膝蓋脛骨靭帯が短く、大腿骨滑車溝に押し付けられる力が大きくなる。膝蓋大腿骨関節の機能が低下し、痛みが出る。けがや膝蓋脛骨靭帯の手術が主な原因である。

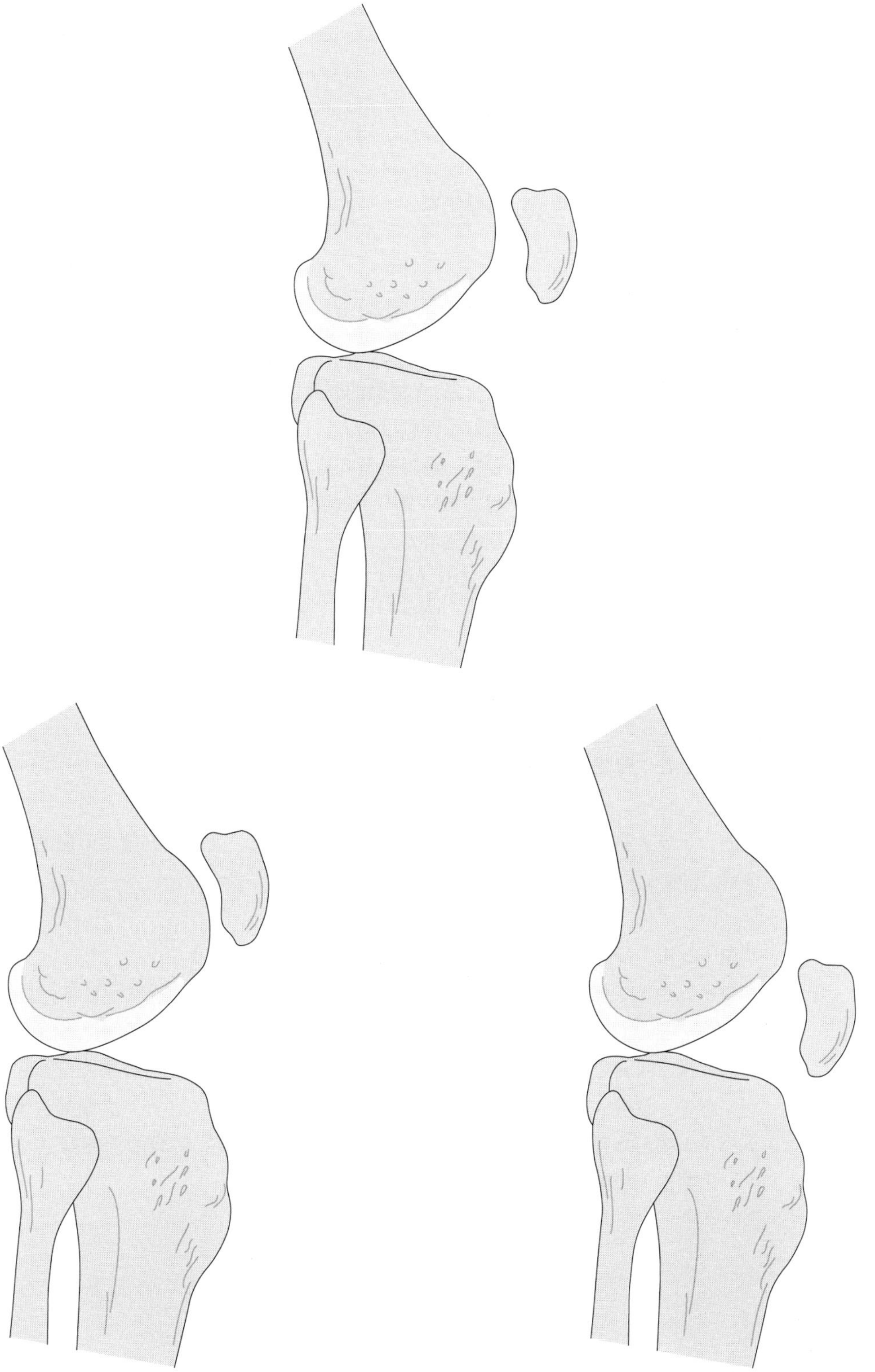

LiteArt:SuperAnatomy1

図3-38：矢状面での膝蓋骨の位置
（上）正常、（左下）膝蓋骨高位、（右下）膝蓋骨下位

下肢-骨盤（6）側方から-機能的姿勢検査

下肢-骨盤（6a）視診

観察の位置 側方から

観察のポイント 下肢～骨盤の位置を観察、記録する。

評価 臨床上、重要と思われる機能的な変位のパターンを紹介する（図3-39）。

パターンI：骨盤前方移動（＋Z）＋骨盤前屈変位（＋φX）

プライムライン検査では、大転子が軽度前方に移動しているのが観察される。腰椎は前弯亢進を起こし、代償運動として、胸椎後弯亢進が起こる。椎骨の分節的変位は、腰椎で伸展変位、胸椎で屈曲変位が起こる。背中が大きく反り、腹部が弛んだように前方に出っ張って見える。上部／下部交差症候群がこれと一致する（P.179、P.216）。機能的病変として、胸椎・腰椎関節の可動性減小（＝リストリクション）、腰仙関節後屈リストリクション、仙腸関節リストリクション、腰椎起立筋・腰筋・大腿直筋の短縮、腹直筋の機能低下などが考えられる。

膝関節が過伸展した反張膝が見られることもある。

パターンII：骨盤後方移動（－Z）＋骨盤前屈変位（＋φX）

プライムライン検査では、大転子が後方に移動しているのが観察される。足部底屈筋（腓腹筋、ヒラメ筋）の短縮時に起こりやすい姿勢の変化。通常、胸部での屈曲代償運動（＋φX）を伴う。

パターンIII：骨盤前方移動（＋Z）＋骨盤後屈変位（＋φX）

プライムライン検査では、大転子が前方に移動しているのが観察される。骨盤前方移動（＋Z）の程度によって、胸椎の代償変位の大きさが異なる。重度の骨盤前方移動では、胸郭は後方回旋を起こす。軽度の骨盤前方移動では、胸郭は上方移動変位を起こす。腰部が平らで、腰椎は真っすぐに見える。一般に、前者はスウェイバック姿勢、後者はフラットバック姿勢と呼ばれる。骨盤前方移動の理由の１つとして股関節伸筋（ハムストリング）の緊張・短縮が考えられる。

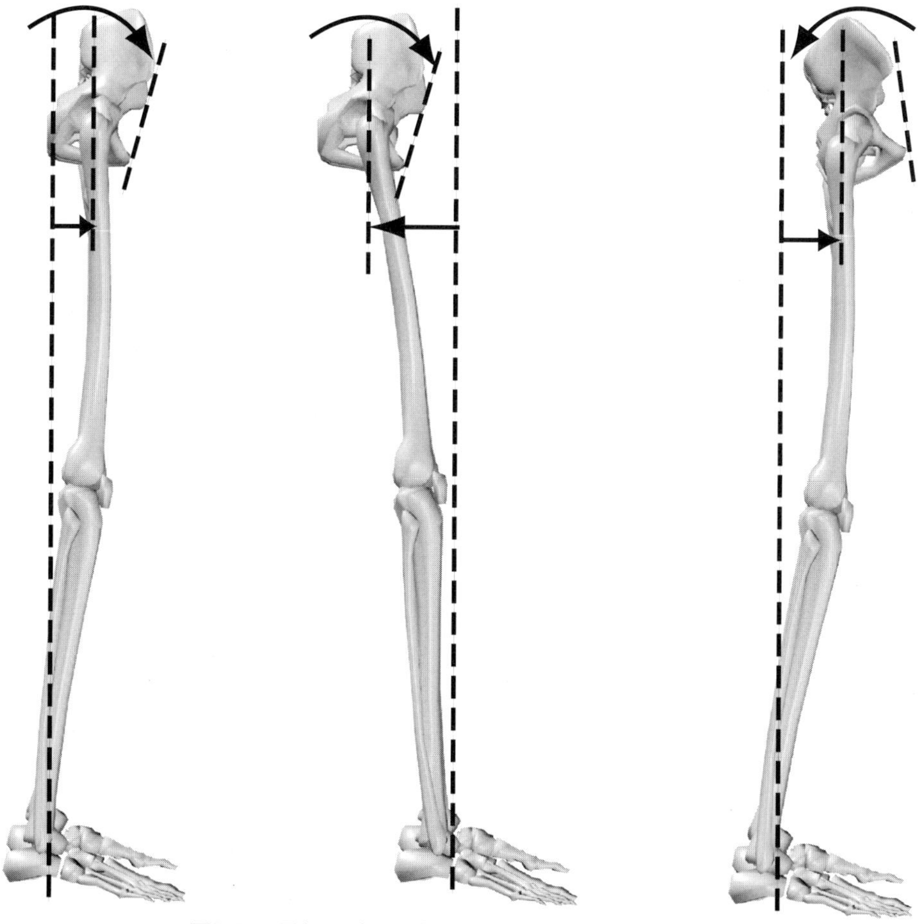

図3-39：骨盤の重要な変位のパターン-側方から
（左）パターンⅠ：骨盤前方移動（＋Z）＋骨盤前屈変位（＋φX）、（中）パターンⅡ：骨盤後方移動（－Z）＋骨盤前屈変位（＋φX）、（右）パターンⅢ：骨盤前方移動（＋Z）＋骨盤後屈変位（＋φX）

下肢–骨盤（6b）大腿筋膜張筋・腸脛靱帯

観察の位置 側方から。

観察のポイント 大腿外側の筋の様子を観察する（写真3-20）。

評価 大腿に沿って上下に溝が走ったように見える場合には、大腿筋膜張筋・腸脛靱帯の緊張・短縮を疑う。

臨床メモ 大腿筋膜張筋は、腸骨稜・上前腸骨棘・大腿筋膜から腸脛靱帯にかけて走る（図3-40）。主な機能は、股関節の外転・屈曲・内旋である。腸脛靱帯を介して膝関節屈筋・伸筋の働きもする。

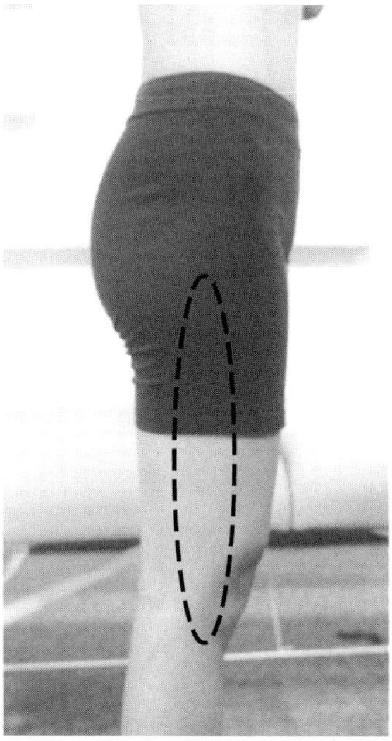

写真3-20：大腿外側の観察

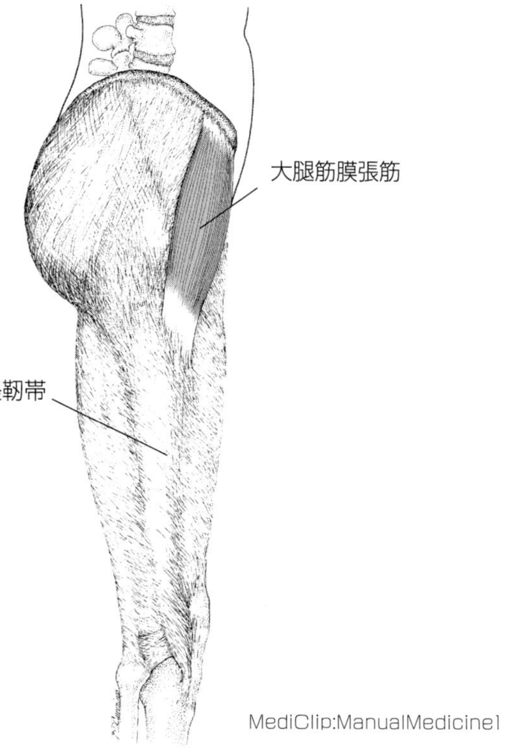

図3-40：大腿筋膜張筋と腸脛靱帯

下肢-骨盤（6c）下肢・骨盤の機能的病変-大腿筋膜張筋の過緊張・短縮

臨床メモ 大腿筋膜張筋の緊張・短縮は、図3-41上のような姿勢の変化をもたらす。骨盤は前方回旋（前屈、＋ϕX）し、緊張・短縮側に傾く（－ϕZ）。同側の膝は屈曲、内旋位に変位する。同側の足部は回内を起こす。大腿筋膜張筋が機能亢進した状態で、股関節屈曲の自動運動を行うと、膝関節が伸び切らず、下肢は内旋位＋軽度外転位となる（図3-41下）。変形トーマス・ポジションでも、スクリーニングが行える（P.130〜133）。

大腿筋膜張筋は小殿筋、梨状筋とともに、股関節外転協力筋として中殿筋（股関節外転主働筋）の働きを助ける。主働筋の中殿筋は相動筋で機能低下を起こしやすいため、外転運動や骨盤の位置を正しく保つ働きが損なわれるケースが少なくない。中殿筋は、片足で立ったときに骨盤を垂直方向に引き下げる（大腿骨上で骨盤を保持する）働きを行う。中殿筋の機能は、側臥位での筋力テストの他、トレンデレンバーグ・テストで確かめることができる（P.77 写真 3-8、詳しくは→『図解　整形外科学検査法』〔医道の日本社刊〕P.48〜49）。

中殿筋がわずかに弱化すると、立位において、骨盤はわずかに弱化した側に垂直変位(-X）と側屈（＋ϕZ）を起こす。このため罹患側が見かけ上（機能的）の短下肢となる。この状態での歩行は、患側下肢の立脚期において、患側に体幹を側屈させる代償運動を行って、重力ラインを患側（立脚側）に傾ける。これを代償性トレンデレンバーグ歩行と呼ぶ。重度の弱化や麻痺の患者では、代償運動が行えず、体幹は患側（立脚側）から遠ざかるように傾いたままとなる。これを非代償性トレンデレンバーグ歩行と呼ぶ。

中殿筋の機能が低下し、十分な股関節外転が行えなくなると、大腿筋膜張筋が外転運動を補助するとともに、腰方形筋が骨盤を引き上げることで見かけ上の股関節外転を行う。肩甲上腕関節の外転ROMが制限されると、肩甲骨の外転ROMを増やすことで、見かけ上の肩関節ROMを少しでも正常値近くに保つのと同様である。大腿筋膜張筋と腰方形筋の機能亢進は、患者を検査側を上にして側臥位に置き、大腿筋膜張筋、中殿筋、腰方形筋に指でコンタクトしたうえで、患者に下肢を持ち上げるよう（外転）指示する。正常なファイアリングシークエンス（筋の活動の順番、P.112欄外参照）は、大腿筋膜張筋→中殿筋→腰方形筋である。中殿筋が弱化した状態では、下肢は持ち上がらず、腰方形筋が骨盤を頭側に向けて挙上するのが観察できる。梨状筋はP.115を、腰方形筋はP.155を参照する。

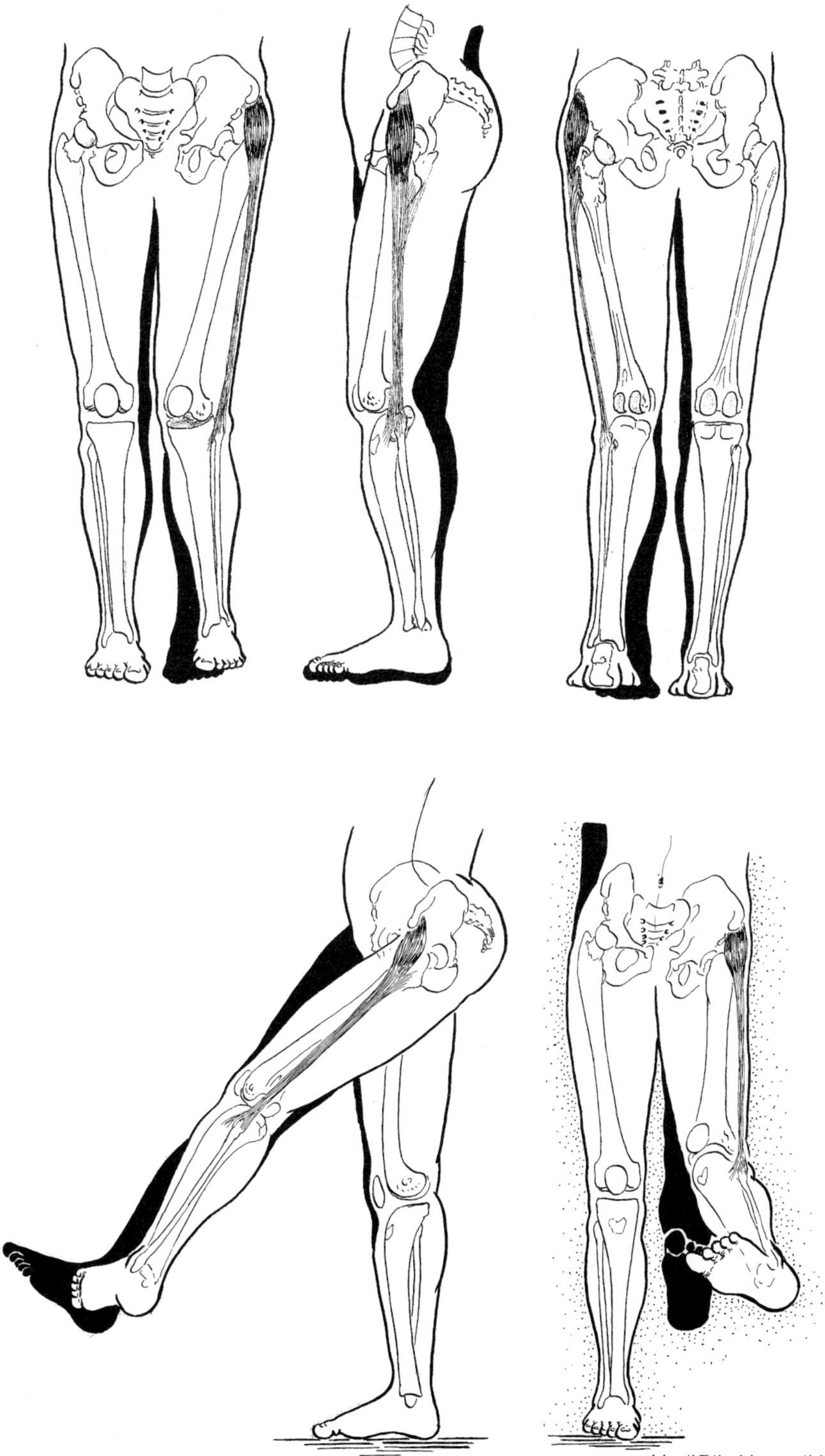

図3-41：（上）大腿筋膜張筋過緊張・短縮による姿勢の変化、（下）股関節屈曲の変化

下肢–骨盤（6d）オバーテスト

目的 大腿筋膜張筋の短縮をスクリーニングする。

患者のポジション 側臥位。検査側の下肢を上側におく。

方法 術者は一側の手で骨盤を上後方から支え、他側の手で検査側の膝を摑む。患者に下肢の力を抜くように指示する。股関節を中間位に、膝関節を伸展位に保ったまま、下肢をゆっくりと内転させる（写真3-21）。

評価 検査側の下肢が検査台に着くのが正常。内転ができない、膝関節が屈曲するなどの兆候が見られたら検査は陽性で、大腿筋膜張筋の短縮を疑う。

臨床メモ 大腿筋膜張筋～腸脛靱帯の緊張・短縮は、ノブル・コンプレッションテストによっても検査できる（→『図解　整形外科学検査法』〔医道の日本社刊〕P.78～79）。

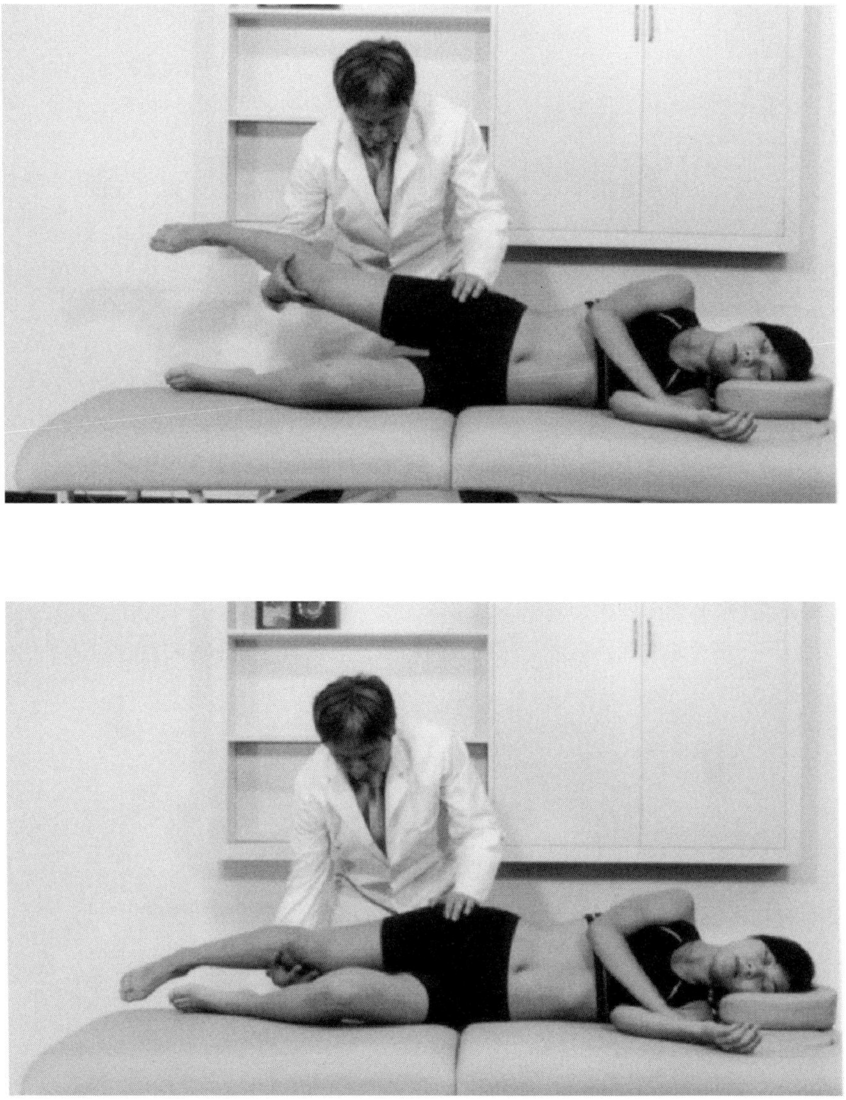

写真3-21：オバーテスト

下肢–骨盤（6e）変形トーマス・ポジションによる股関節の筋の検査

患者のポジション
患者の尾骨が検査台の終端につくように座らせる（写真3-22上）。術者は、患者を抱えるようにして後転させる。患者は、両側の手で非検査側の膝を抱える。患者はその姿勢のまま後転し、背中全体を検査台につける。必要であれば、枕を患者の頭部におき、患者をリラックスさせる。術者は非検査側に立ち、わき腹で患者の非検査側の足部を頭方に押して固定する（写真3-22下）。こうして骨盤を後屈位、腰椎を中間位に置き、腰部へのストレスを軽減させる。

観察のポイント
1.　膝と大腿の位置を観察する（股関節が屈曲／伸展／外転／内転／外旋／内旋しているかを観察する）。
2.　下腿の位置を観察する（膝関節の屈曲／伸展の角度を観察する）。

評価
1.　正常であれば、大腿は検査台と水平あるいは軽度伸展し、外転／内転・外旋／内旋の中間位にある。
2.　正常であれば、下腿は約90度屈曲位にある。
詳しい評価法は、臨床メモ［2］を参照する。

臨床メモ[1]
本来、トーマス・ポジションは、股関節屈曲拘縮をスクリーニングするための検査法である。患者を検査台で背臥位にして、非検査側の膝を胸に近づけ、検査側の膝の屈曲があるかどうかを観察する。これを、股関節の屈筋、外転筋・内転筋の長さスクリーンとして使えるようにしたものが、変形トーマス・ポジションである。このポジションでは、腰筋、大腿四頭筋、股関節外転筋、股関節内転筋、梨状筋、縫工筋の長さのスクリーニングが行える。

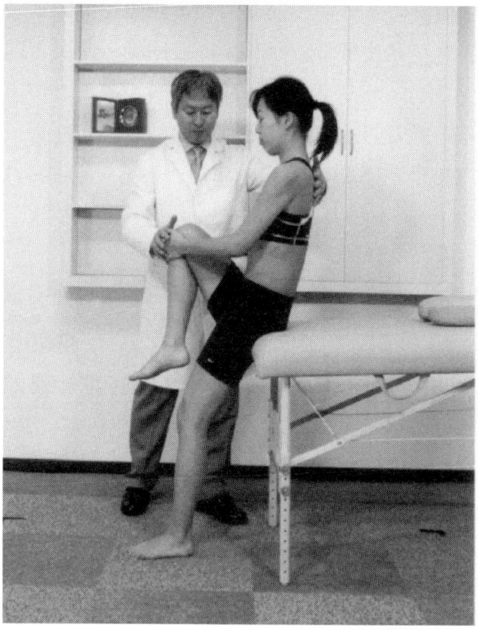

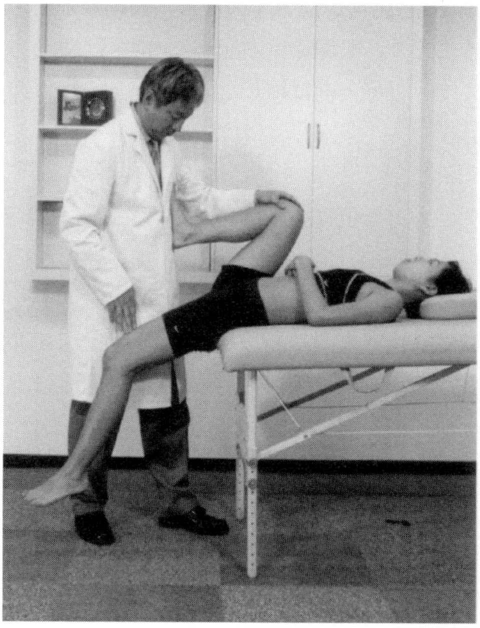

写真3-22：変形トーマス・ポジションの術者と患者の位置
（上）スタートの姿勢、（下）変形トーマス・ポジションの基本的なポジション

臨床メモ[2] 腰筋：大腿が水平より上（股関節屈曲位）にあれば、腰筋が緊張・短縮を起こしている(図3-42左上)。腰筋が正常な長さであれば、大腿は検査台と水平あるいは軽度伸展する。検査側の膝を摑み大腿を下方に押した際に、10〜15度の伸展が無理なくできれば正常である。腰筋はL1-L5の横突起と椎体から始まり、大腿骨小転子に付着する。この筋が過緊張・短縮すると、患側の上体が屈曲ならびに側屈変位を起こす。下位腰椎は回旋方向のストレスを受け、痛みが発生する。触診すると回旋・伸展方向へのセグメンタル（分節的）な関節可動性減少（リストリクション）が見つかることが多い。両側の腰筋が短縮した場合、腰部の起立筋が過緊張していれば腰椎の前弯が亢進し、起立筋が弱ければ腰椎は後弯に固定される。内臓反射、特に腎臓の病理があると腰筋の短縮として現れることがある[Lewis 1985]。

大腿直筋：下腿の屈曲が90度以下の場合には、大腿直筋の過緊張・短縮を疑う（図3-42右上)。正常であれば、下腿は約90度屈曲位にある。下腿遠位部を摑み、膝関節屈曲方向に押した際に、約135度の屈曲が無理なくできれば正常と考える。大腿直筋は長骨下前腸骨棘（AIIS）と股関節臼から始まり、大腿前面を走って、膝蓋骨に付着する。一般に、外側広筋、中間広筋、長内側広筋、斜内側広筋とをグループ化して、大腿四頭筋と呼ばれている。四頭筋と呼ばれながら、実は五頭から成る。このうち、大腿直筋だけが二関節筋で、股関節屈曲と膝関節伸展の機能を持つ。大腿神経（L2-4）の神経支配を受ける。

股関節内転筋：大腿が内転位にあれば、股関節内転筋（主に短筋）が緊張・短縮を起こしている（図3-42左下)。正常な長さであれば、大腿は外転・内転の中間位にある。患側の膝を伸展位におくことで、股関節長内転筋（内側ハムストリング）の検査としても応用できる。膝をつかんで、外転方向に押した際に、無理なく45度以上の外転ができれば正常と考える。

大腿筋膜張筋：大腿が外転位にあれば、大腿筋膜張筋／腸脛靱帯が緊張・短縮を疑う（図3-42右下)。股関節の外転、屈曲、内旋、膝関節の伸展が観察された場合は、大腿筋膜張筋の緊張・短縮はほぼ確定的である。正常な長さであれば、大腿は外転・内転の中間位にある。膝をつかんで、内転方向に押した際に、無理なく45度以上の内転ができれば正常。緊張・短縮が存在する場合は、膝は骨盤に対して内転せず、無理に内転方向に力を加えると腰椎・腰仙関節が側屈を起こす。

股関節の外転、屈曲、外旋と膝関節の屈曲が観察された場合は、縫工筋が過緊張・短縮していると考えられる。

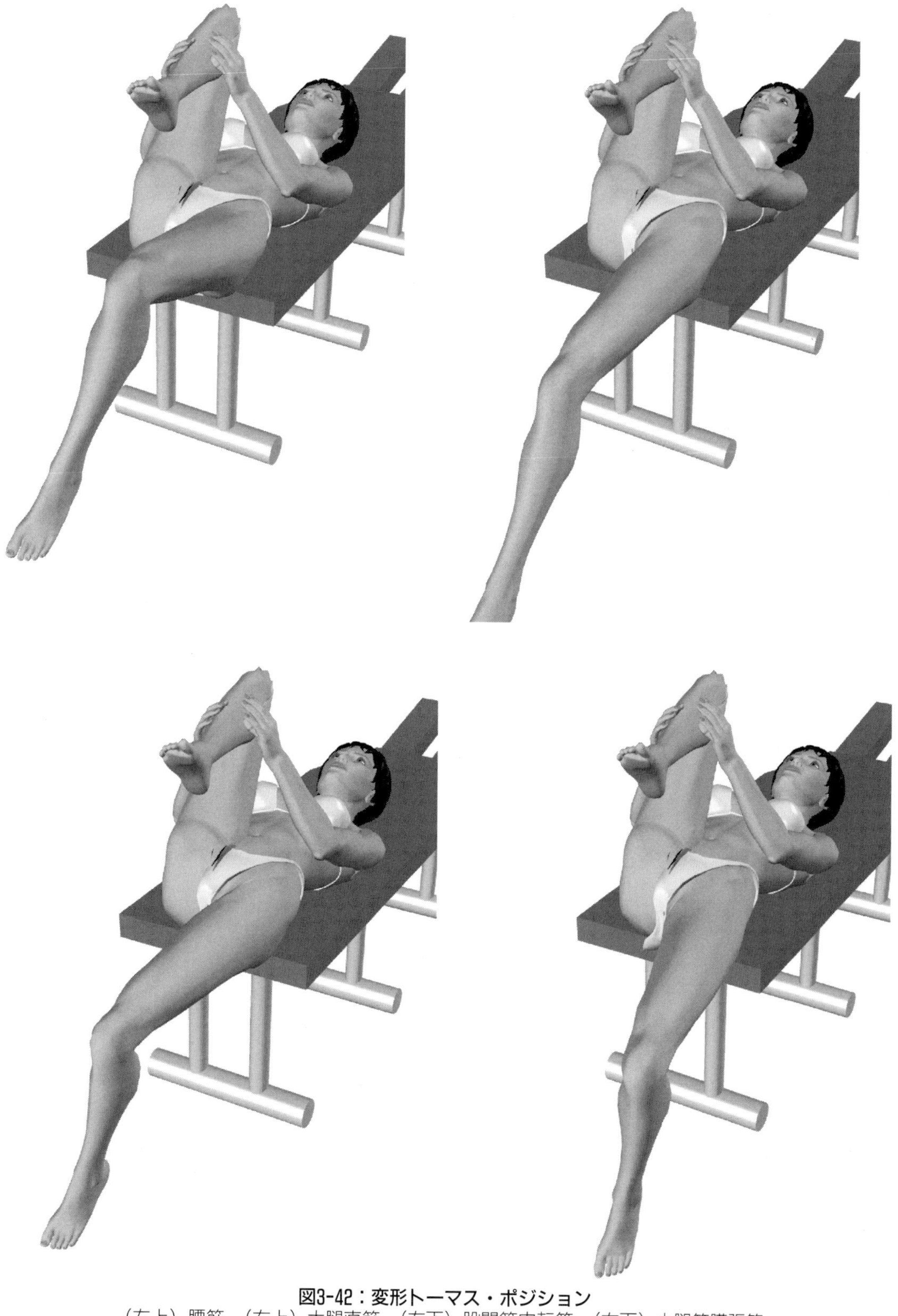

図3-42：変形トーマス・ポジション
（左上）腰筋、（右上）大腿直筋、（左下）股関節内転筋、（右下）大腿筋膜張筋

4.マイクロ（部位別）2：骨盤-胸部の検査

項目	ページ
骨盤-胸部（1）後方から-整形外科学的姿勢検査	136
骨盤-胸部（2）後方から-機能的姿勢検査	146
骨盤-胸部（3）前方から-整形外科学的姿勢検査	156
骨盤-胸部（4）前方から-機能的姿勢検査	164
骨盤-胸部（5）側方から-整形外科学的姿勢検査	168
骨盤-胸部（6）側方から-機能的姿勢検査	176

骨盤-胸部（1）後方から-整形外科学的姿勢検査

骨盤-胸部（1a）視診

観察のポイント

（写真4-1）
1. 脊柱（腰椎-胸椎）が直線がどうかを観察する。
2. 肩／肩鎖関節の左右の高さと形状を比較する。
3. 胸郭、特に左右の肋骨の形状を比較する。
4. 左右の肩甲骨の位置と大きさを比較する。
5. 第12肋骨下縁の左右の高さを比較する。

評価

1. 正常であれば、脊柱は弯曲がなくまっすぐに上方へと伸びている（図4-1）。脊柱にカーブが認められる場合には、側弯症と判断する（P.138）。肩鎖関節／鎖骨遠位部が挙上しているように見えれば、肩鎖関節の捻挫／挫傷／脱臼を疑う（P.160）。
2. 両肩を結んだ線が床と水平となるのが理想的だが、通常、利き手側の肩がわずかに下がり、僧帽筋の角度がなだらかに見える（P.191　図5-6）。
3. 脊柱のカーブに伴い、肋骨の形状が左右で異なる場合には、側弯症と判断する。患者を前方、側方からも観察する。
4. 一側の肩甲骨が小さく隆起している場合には、シュプレンゲル奇形と呼ばれる先天性の器質構造的な病変を疑う。
5. 左右の第12肋骨下縁を結んだ線が水平となるのが正常。胸部の変位や側弯症では、左右の高さに違いがでる。

臨床メモ

骨盤から頭部にかけて前方、後方から観察すると、理想的なアライメントは、骨盤は左右の高さが同じで、脊柱はまっすぐに上方に伸び、肋骨は左右が対称である（図4-1）。利き手側の肩が高い場合は、明らかに何らかの病変があることを示している。肩鎖関節の段階変形（Step deformity）は肩鎖関節の脱臼による変位を意味する。肩鎖靱帯の不完全断裂といった軽度のものから、三角筋と僧帽筋の損傷を含む重度のものまでが含まれる（P.160「骨盤-胸部（3c）肩鎖関節」）。

脊柱が弯曲し胸郭が非対称であれば、側弯症と判断できる。側弯症が代償性か、それとも非代償性かを判断する。続いて、側弯が機能的か器質構造的な原因で起こるかを鑑別する（P.138～「骨盤-胸部（1b）側弯症-概要」、「骨盤-胸部（1c）側弯症-前屈テスト（アダムポジション）」）。診断の一環として、側弯の進行度、タイプを計測する。正確な診断には、画像検査が欠かせない。

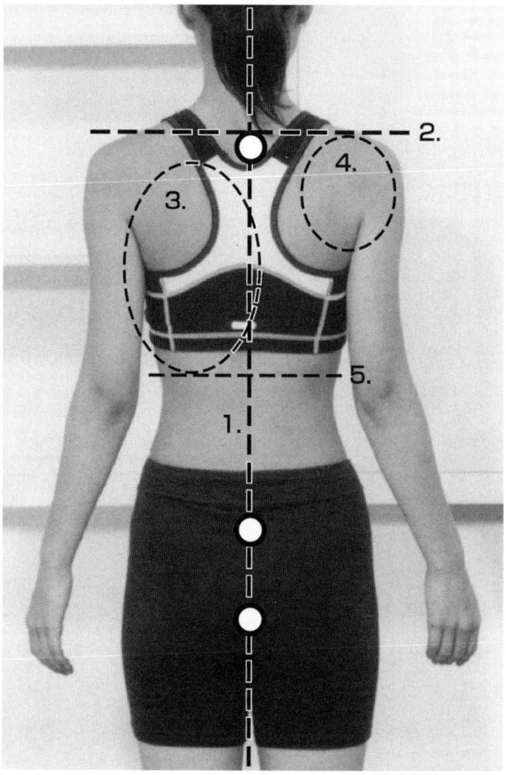

写真4-1：骨盤-胸部のアライメント-後方から

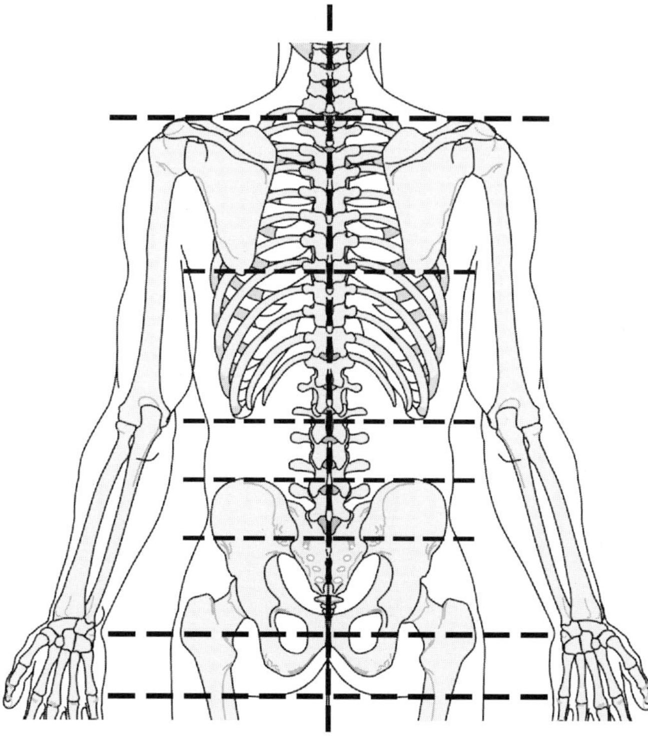

図4-1：骨盤-胸郭のアライメント

骨盤-胸部（1b）側弯症-概要

臨床メモ[1] 前額面での脊柱の変位／変形を一般に側弯症と呼ぶ（図4-2）。脊柱は、骨、靭帯、筋などの物理的な支持組織と神経系の微妙なメカニズムの調和のもとに機能している。メカニズムが崩れると、脊柱は前額面で見て直線、矢状面で見て前後弯からの変位が起こる。側弯症には数多くの分類法が存在するが、本書では、器質構造的なものと、機能的な原因のタイプに分ける。臨床には、この分類法がもっとも適していると考えられるからである。器質構造的なタイプは、先天性、突発性を含めて、脊柱に明らかに何らかの器質構造的な病変が見られる。先天性では、半椎症、二分脊椎、塊状椎、椎体・肋骨の融合などが考えられる。通常は「C」を描くカーブが形成される。成長期では進行が速い。突発性は全側弯症の80～85％を占める。突発性側弯症は、小児性（0～3歳）、若年性（3～10歳）、青年期性（10歳以上）に分けられる。特に顕著なのが、青年期性のタイプで、7対1から9対1の割合で女子に多く発症する。脊椎、棘突起、横突起、椎間板、靭帯、筋等で、器質構造的な病変が起こる（図4-3）。

器質構造的なタイプの他の原因として、神経筋システムの障害が考えられる。これらは、上位・下位運動ニューロンの病変やジストロフィー等、筋原性の原因を含む。この他にも、神経線維腫症、リウマチ様疾患、骨軟骨異形成症、骨への感染、腫瘍、代謝性疾患等が考えられる。

機能的な原因としては、短下肢に代表される下肢～骨盤や頭部の機能的変位などはもちろん、ヒステリー性、神経根性、炎症性等が考えられる。下肢～骨盤の機能的変位には、腹筋の弛緩、広背筋、腰方形筋、大殿筋、梨状筋、大腿二頭筋等の筋の緊張・短縮、それに伴う骨格の機能的変位が原因と考えられる。骨盤～胸郭では、広背筋の短縮も、胸椎部側弯カーブの原因となると考えられている。姿勢検査ステップ2や、前屈・側屈テスト（P.142～）で側弯が消失すれば、明らかに機能的なものと判断できる。

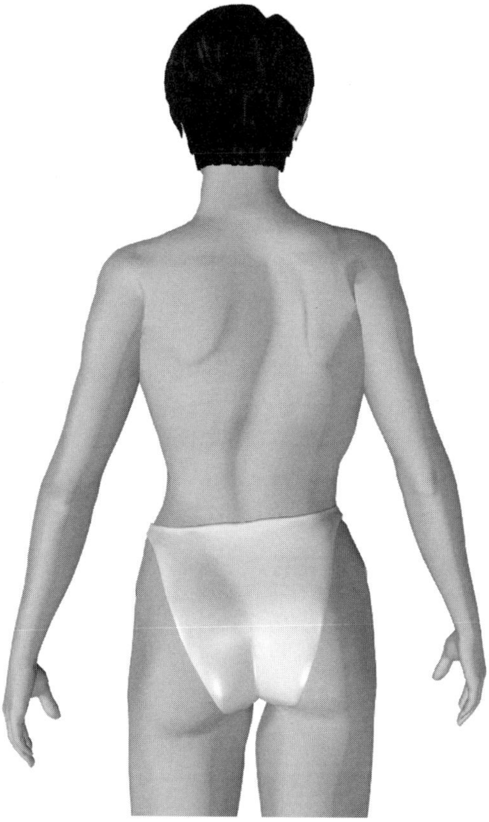

図4-2：側弯症

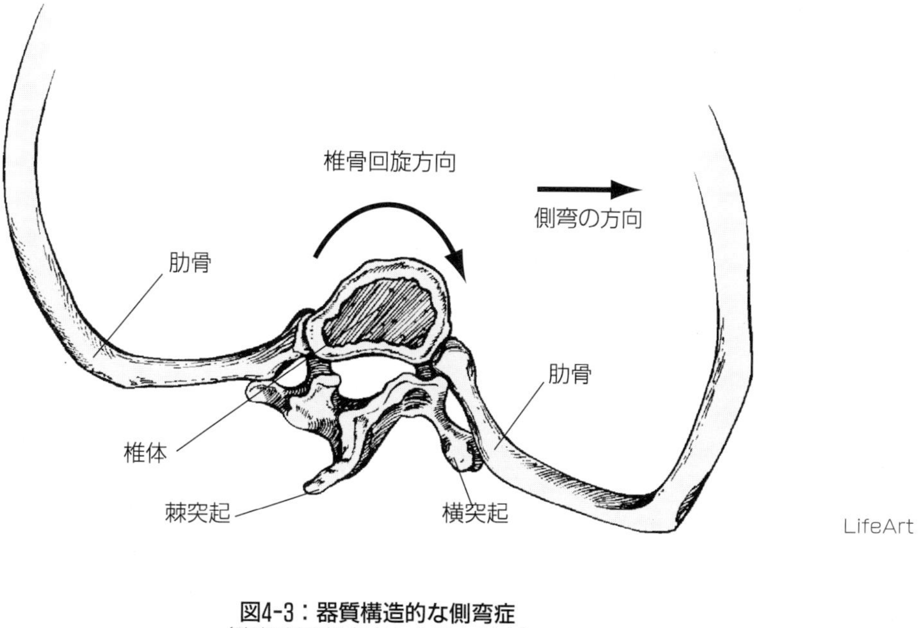

図4-3：器質構造的な側弯症
（胸郭を頭部方向から見た場合）

臨床メモ[2] 側弯症で最も多いのは、胸椎に１つ、腰椎に１つ、側弯カーブが見られるダブルメジャー（Double major）で、突発性側弯症の90%近くがこのタイプである（図4-4）。胸椎のカーブはT7を頂点とし、右側にカーブするのが特徴である。腰椎はL2を頂点とし、反対に左カーブを形成する（図4-4左）。両カーブは器質構造的な原因で起こり、アダムポジション（P.143　写真4-3）や左右側屈検査（P.144）でも、変位の消失は見られない。2番目に多く観察されるのが、胸椎の右カーブの変位である（図4-4中）。腰椎に側弯が観察されることが多いが、左右側屈検査で消失することで、機能的な代償変位であることがわかる。この点で前述のダブルメジャーと区別できる。腰椎の左カーブも頻繁に観察される変位である（図4-4右）。L1～2を頂点とし、胸椎に機能的な代償変位が観察されることがある。
臨床では、予後、つまりカーブが進行中かどうかが一番問題となる。年齢、すなわち脊椎の成熟度と関係がある。成長過程の脊椎では進行する可能性が高く、成熟した脊椎では進行は遅いと考えられている。脊椎の成熟度は、骨盤のX線画像によって測定できる（Liserサイン）。
正確な診断にはX線検査が必要不可欠である（写真4-2）。亢重力位でのフルスパイン・ビュー、より正確な診断には腹臥位での左右側屈ストレス・ビューを撮影する。左右側屈ストレス・ビューでは、側弯が器質的か非器質的かの判断を正確に行うことができる。

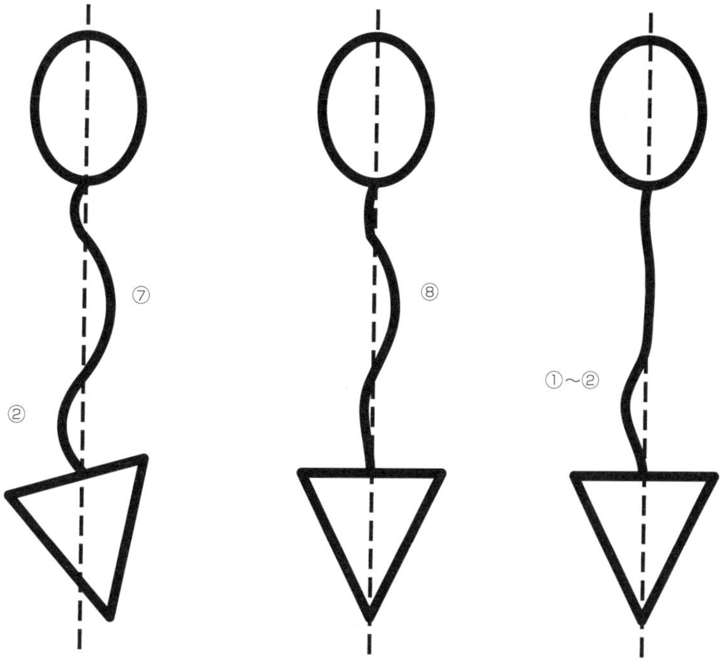

図4-4：側弯症の主な種類
（左）ダブルメジャー、（中）胸椎の右カーブ、（右）腰椎の左カーブ

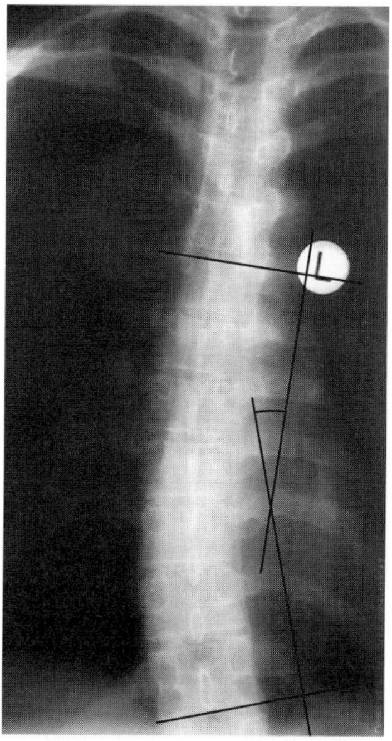

写真4-2：側弯症の計測-Cobb法
この例では約18度、最も軽度な1度に分類される

骨盤-胸部（1c）側弯症-前屈テスト（アダムポジション）

目的 機能的側弯症と器質構造的側弯症とをスクリーニングする。

患者のポジション 立位。

方法 患者に腰から前屈するよう指示をする。両手は体の前に自然にたらす。術者はまず後方から腰部と胸部、胸郭を観察し（写真4-3左）、次に前に回って患者の胸部と頚部を観察する（写真4-3右）。立位で見られた側弯や肋骨の非対称性が減少／消失したかどうかを、視診と触診で確かめる。

評価 この姿勢で、側弯が消失すれば機能的側弯症（図4-5左）、そのまま残れば器質構造的側弯症（図4-5右）と判断する。

臨床メモ 前屈テストは一般にアダムポジション（Adam's position）と呼ばれ、整形外科学検査法に分類される。側弯症のスクリーニングの他、仙腸関節と腰椎の異常を鑑別するための方法として、サポーテッド・アダムポジション（Supported adam's position）と組み合わせて使用されることが多い（『図解　整形外科学検査法』〔医道の日本社刊〕P.114～117）。

スクリーニングとしては便利な検査法であるが、視診・触診の精度には限度がある。側弯症の正確な診断には、画像検査が欠かせない。

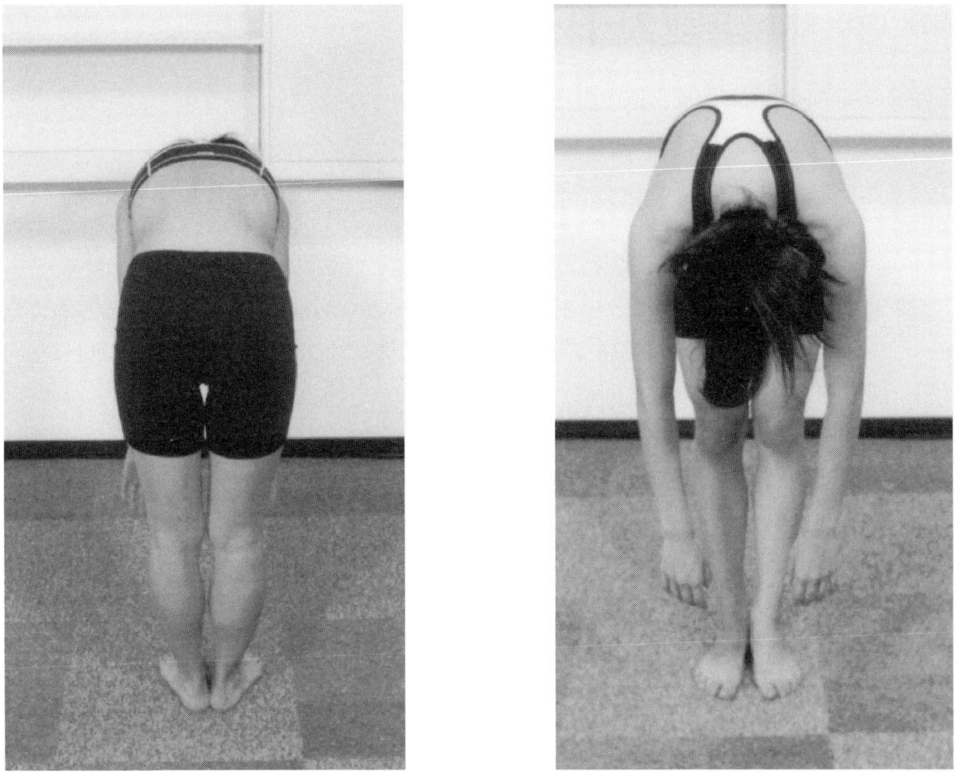

写真4-3：前屈テスト

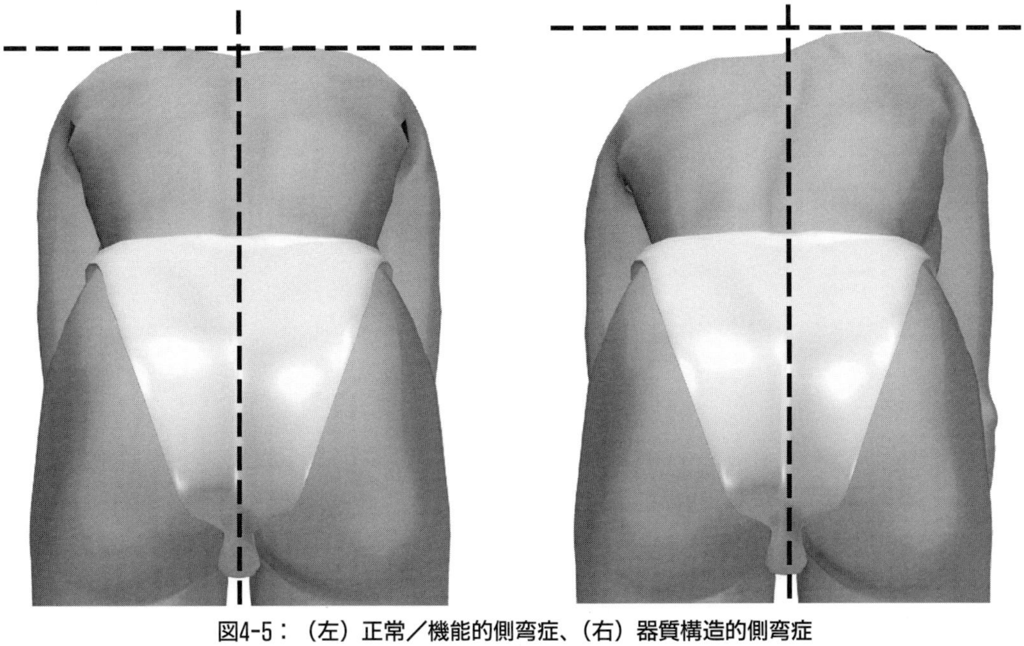

図4-5：（左）正常／機能的側弯症、（右）器質構造的側弯症

骨盤-胸部（1d）側弯症-側屈テスト

目的 機能的側弯症と器質構造的側弯症とをスクリーニングする。

患者のポジション 立位。

方法 患者に左右の側屈をするよう指示をする。後方から胸椎と肋骨を観察する。右カーブ（右への変位）の場合は右側屈（写真4-4右）、左カーブの場合は左側屈（写真4-4左）させて変化を観察する。

評価 側弯が消失すれば非器質構造的、残れば器質構造的側弯症であると判断する（図4-6）。

臨床メモ アダムポジション（Adam's position）同様、スクリーニングとしては便利な検査法であるが、視診・触診の精度には限度がある。側弯症の正確な診断には、画像検査が欠かせない。側屈テストは、側弯症だけでなく、脊柱筋の緊張度／椎間関節の分節レベルの可動性を調べるのにも使用できる。

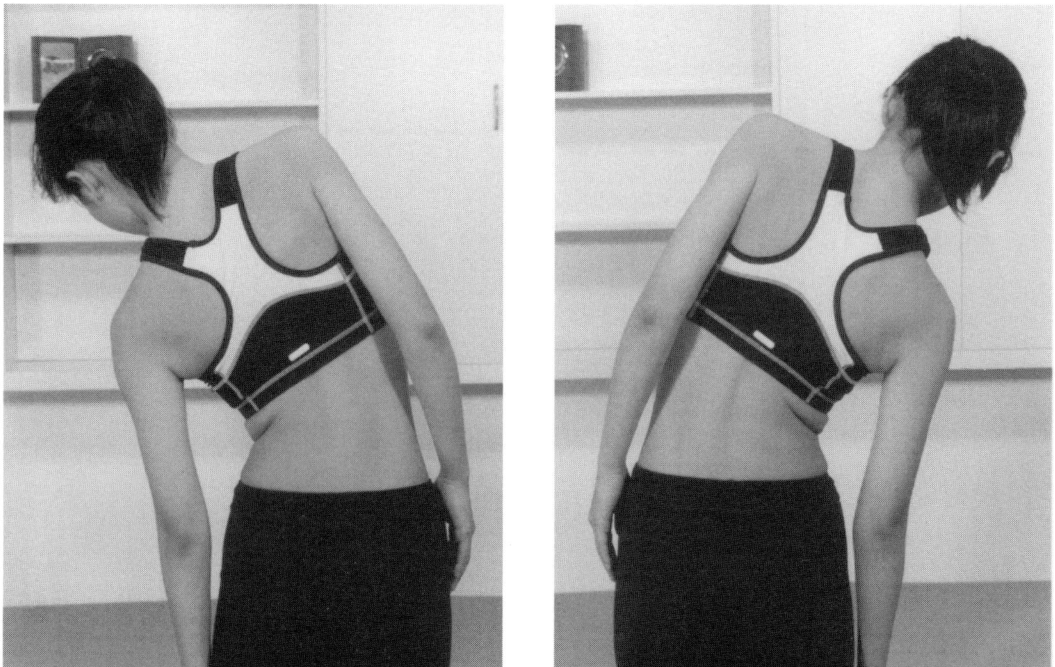

写真4-4：側屈テスト
実際には、ガウン等、背中の開いた服装が必要

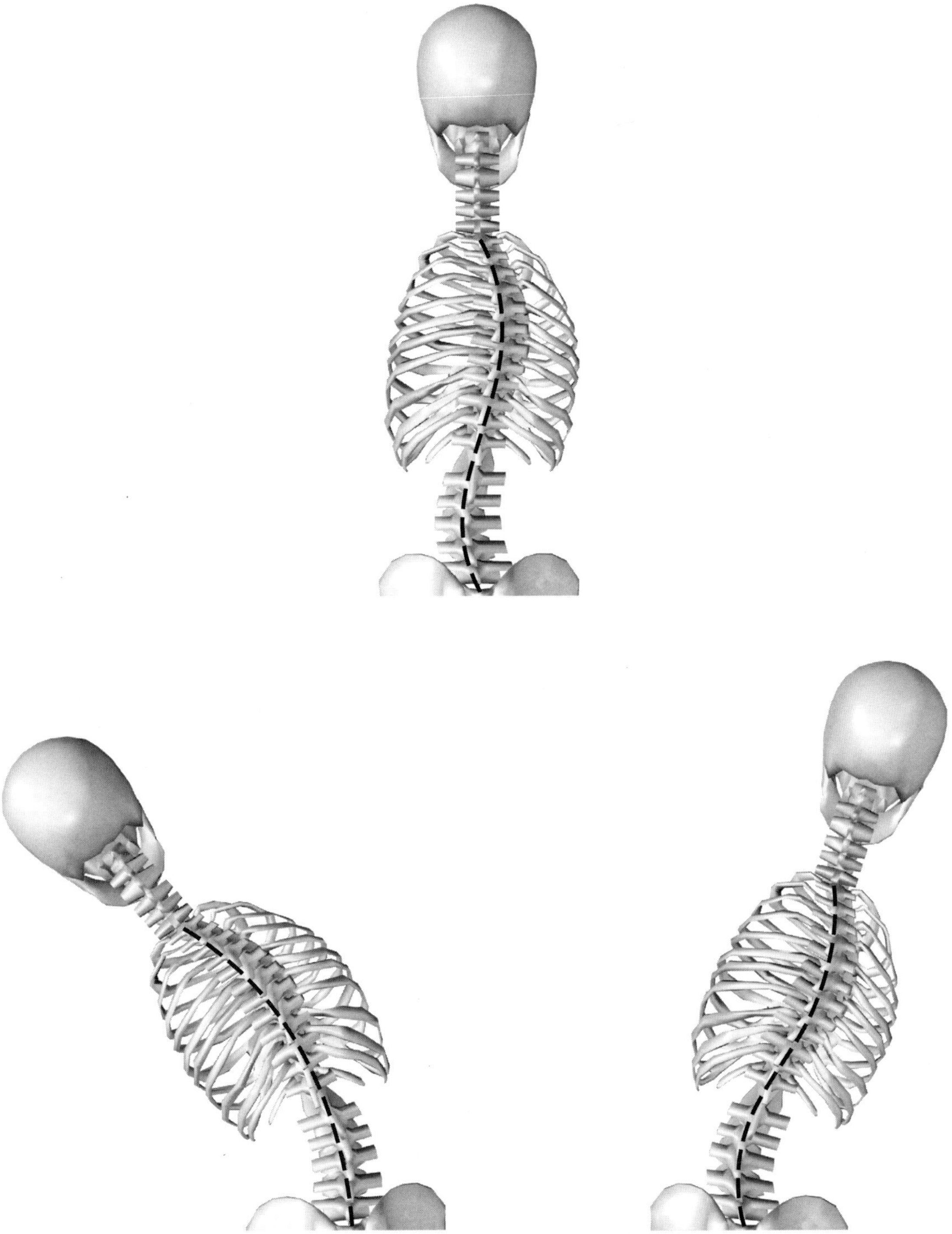

図4-6：機能検査法-側屈
（上）中間位では胸椎に右カーブ、腰椎に左カーブが観察される
（左下）左側屈では腰椎のカーブがほぼ消失
（右下）右側屈では胸椎のカーブはそのまま。この図では、骨盤、頚椎の連動は省略

骨盤-胸部（2）後方から-機能的姿勢検査

骨盤-胸部（2a）視診

観察の位置 後方から。

観察のポイント 骨盤と胸郭の、絶対的な位置と相対的な位置を観察、記録する。

評価 臨床上、重要と思われる機能的な変位のパターンを紹介する。

パターンI：回旋変位＋側屈変位（＋Y/－Y、＋φZ/－φZ）（図4-7左）

骨盤に対し胸郭全体が回旋を起こしているタイプ。回旋方向と反対に軽度側屈している例が多い。このため、回旋側の肩が他方より高くなる。腹筋群、脊柱起立筋群、広背筋の過緊張・短縮や弛緩が原因となる。セグメンタル（分節的）な変位では、特に中部胸椎の関節リストリクションを疑う。

パターンII：側屈移動変位（＋X/－X）（図4-7右）

骨盤に対し胸郭全体が、側方に移動しているタイプ。胸郭から上だけが、あたかも水平移動したかのように見える。腰椎の側屈が原因であることが多い。胸椎（胸郭ではない）で反対方向への代償変位が起こるため、両肩を結んだ線は床と水平に近くなる。原因として腰方形筋や大腰筋等の過緊張・短縮が加わる。

臨床メモ 機能的な病変では、主に胸郭の回旋筋や側屈筋の緊張・短縮による場合と、主に骨盤の回旋変位や側屈変位による場合とが考えられる。マクロ姿勢検査のステップ2に従って、原因を特定することが大切である（P.56）。座位での検査も有効的だ。立位での違いが座位で消失すれば、骨盤・下肢の機能異常を疑うことができる。座位でも違いが見られれば、骨盤から近位の機能異常であると推定できる。頚部の筋の緊張・短縮によっても、胸郭の変位が起こる。実際には複数の要素が同時に起こっていることが多い。

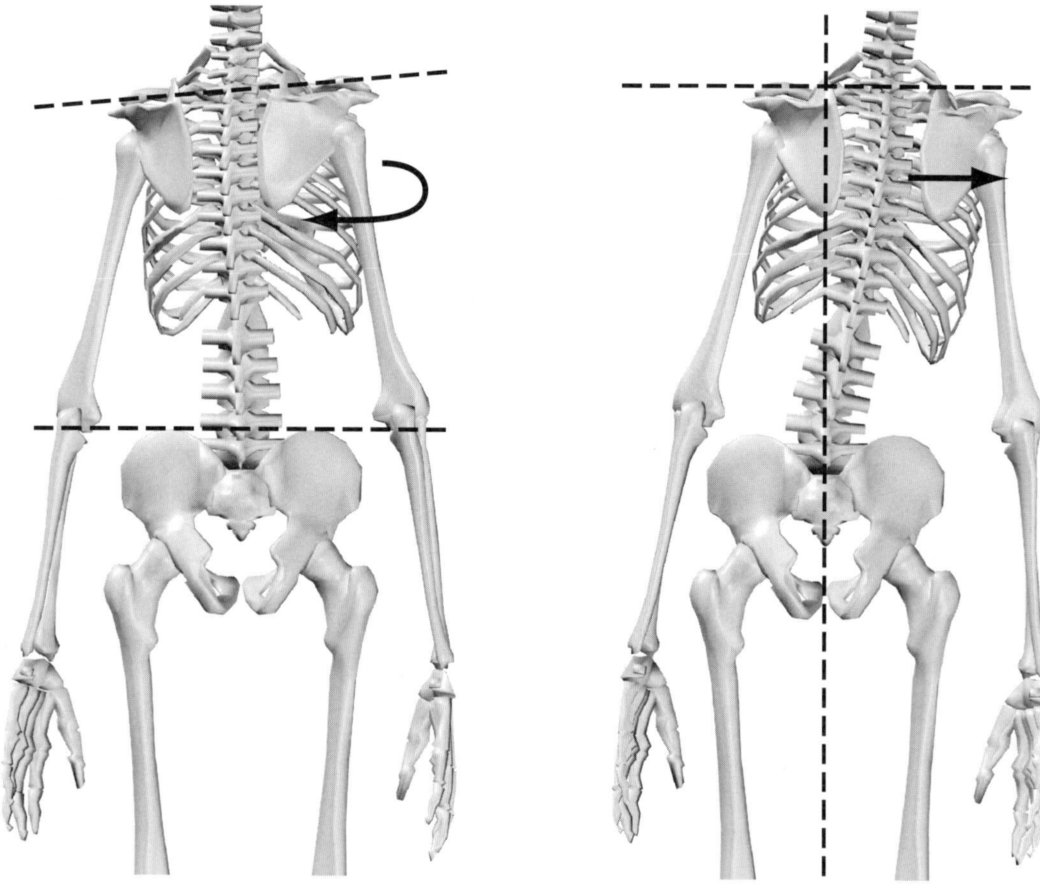

図4-7：胸部の重要な変位のパターン-後方から
（左）回旋変位＋側屈変位（図では−ϕYと−ϕZ）、（右）側屈移動変位（図では−X）

骨盤-胸部（2b）脊柱起立筋と多裂筋の観察

患者のポジション　後方から。

観察のポイント　背部の筋を観察する。

1.　脊柱起立筋を観察する。
2.　腰椎棘突起のすぐ横（多裂筋）を観察する。

評価

1.　腰椎起立筋に明らかな緊張・肥大が見られれば、腰部脊柱起立筋の緊張・短縮、機能亢進を疑う。
2.　正常であれば、棘突起のすぐ横の筋はスムースで、デコボコや弛みがなく、左右が対称的に盛り上がっている。

臨床メモ　骨盤と胸郭を接続する脊柱起立筋の状態を丁寧に観察する。一般に「背筋」と呼ばれる背中の筋は、解剖学的には表層の筋と中間層の筋、深層の筋とに分類される。表層には広背筋、胸腰筋膜、中間層には胸最長筋-胸部線維（起始が胸部の線維）と腰腸肋筋-胸部線維（起始が胸部の線維）、深部には多裂筋、胸最長筋-腰部線維、腰腸肋筋-腰部線維が腰部後面を覆っている（図4-8、図4-9）。中間層の筋２つをまとめて、脊柱起立筋と呼ぶ。この項では、中間層の筋、深層の筋を紹介する。どちらも、腰部の機能にかかせない筋である。
脊柱起立筋は、胸腰部伸展の主働筋、すなわちグローバル／プライマリー筋と考えられ、胸腰部伸展の主働筋として働く。脊柱起立筋の両側の緊張・短縮は、胸郭の後方移動変位あるいは後方回旋（後屈）変位を起こす。腰椎を押しつぶすように働くため、腰椎前弯亢進の原因ともなる。一側で緊張・短縮が起こると、わずかではあるが、胸郭の側屈変位にも貢献すると考えられる。一方、深層の筋、特に多裂筋は分節筋（セグメンタル筋／ローカル筋）として、腰椎間の分節的支持・制御を一番の働きとする。多裂筋の機能低下は、腰椎の分節的安定性を減少させる。
以上の筋に加えて、さらに２つの筋が機能的に重要な働きをする。１つは、深層の背筋のさらに内部に位置する腰方形筋で、腸骨陵と内唇、腸腰靱帯から始まりL1-4横突起の遠位端、第12肋骨に付着する。主な機能は、呼吸時の肋骨12番の固定と、わずかな側屈と考えられている（P.154）。もう１つは腰椎前外部に位置する腰筋である。腰筋はL1～L5の横突起と椎体から始まり、大腿骨小転子に付着する。一側が緊張・短縮すると、患側の上体が屈曲ならびに側屈変位を起こす。機能的側弯症の原因の１つとなる。両側に緊張・短縮が起こった場合、脊柱起立筋が過緊張していれば腰椎の前弯が亢進し、脊柱起立筋が弱ければ腰椎は後弯に固定される姿勢となる（P.132～133）。

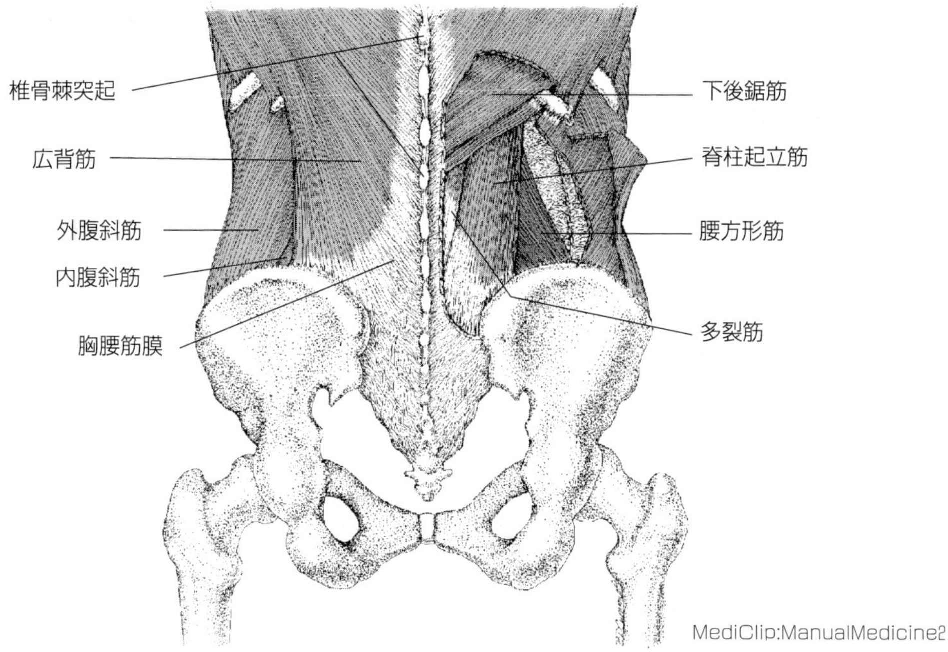

図4-8：腰部の筋

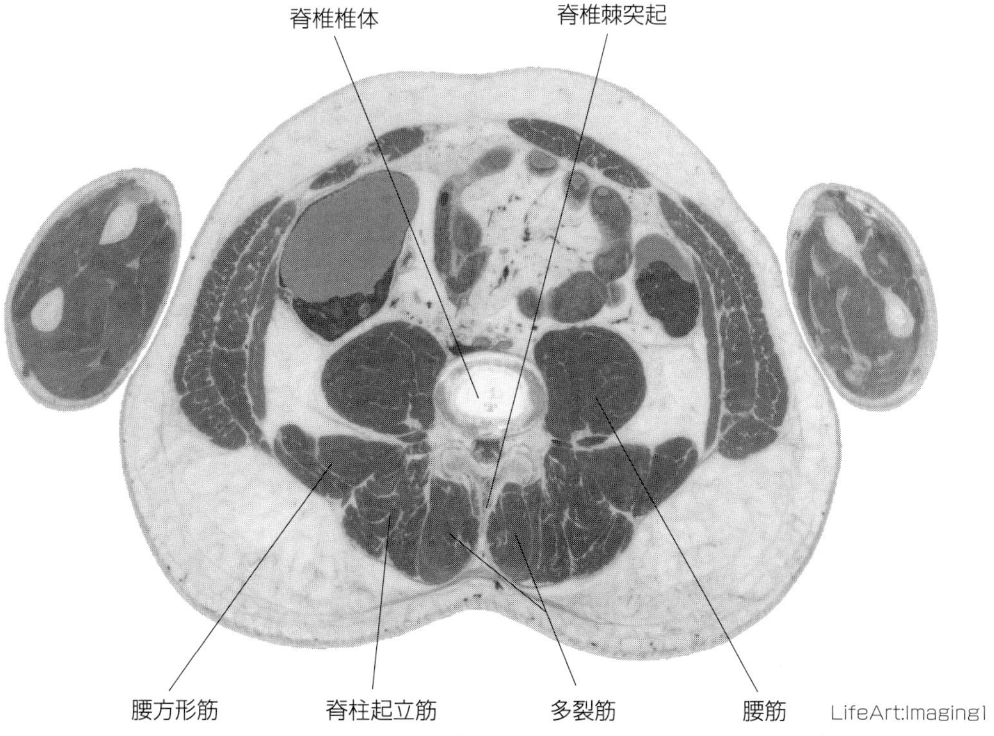

図4-9：腰部の水平断面図

骨盤-胸部（2c）脊柱起立筋群

臨床メモ 脊柱起立筋群の胸最長筋-胸部線維（起始が胸部の線維）と腰腸肋筋-胸部線維（起始が胸部の線維）は、それぞれ胸椎横突起、助骨から始まり、共通の脊柱起立筋腱膜に付着する(図4-10)。胸最長筋-胸部線維の一部はL3〜L5へも付着する。こうしたオリエンテーションから、脊柱起立筋群は胸腰部伸展の主働筋、すなわちグローバル／プライマリー筋と考えられている。事実、この筋の活動は、胸腰部伸展の50%を担う。

脊柱起立筋群は緊張性の姿勢筋に分類される。この筋群が機能亢進を起こすと腰椎の前弯が大きくなり、脊椎後部関節（関節面）や椎間板への荷重が増大する。結果として、後部関節症候群や、椎間板の変形／ヘルニアの原因となる（P.176　骨盤-胸部（6）側方から-機能的姿勢検査）。

図4-11に体幹後面全体の脊柱起立筋を紹介する。

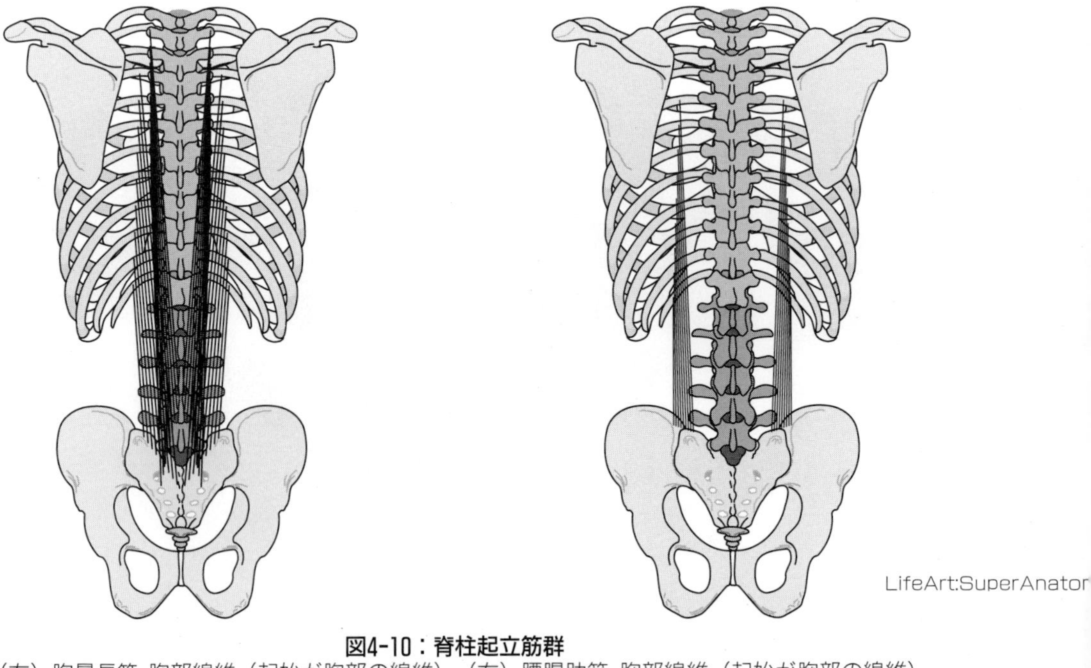

図4-10：脊柱起立筋群
（左）胸最長筋-胸部線維（起始が胸部の線維）、（右）腰腸肋筋-胸部線維（起始が胸部の線維）

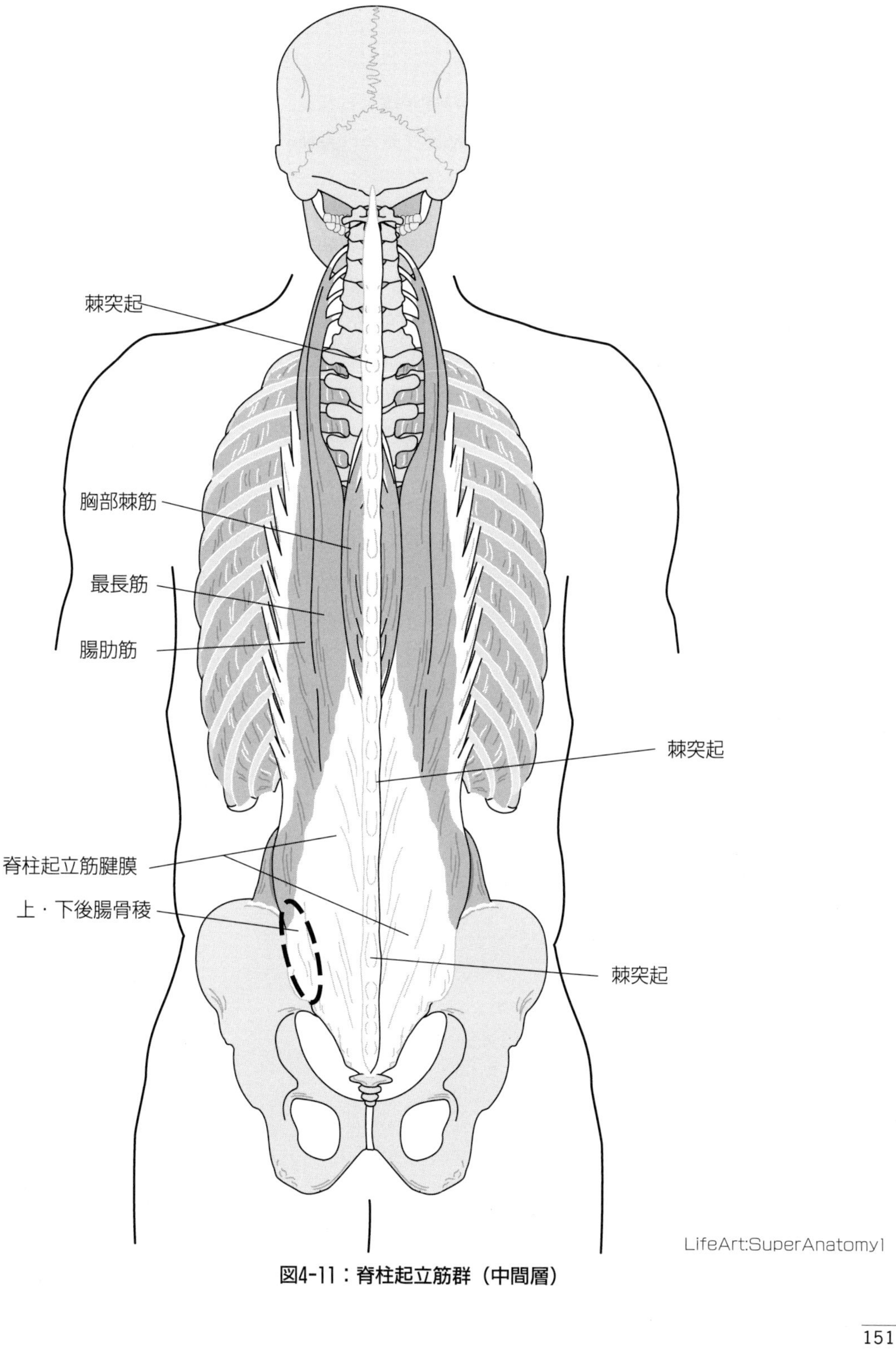

図4-11：脊柱起立筋群（中間層）

骨盤-胸部（2d）多裂筋の触診

患者のポジション 後方から。

観察のポイント 腰椎棘突起のすぐ外側（多裂筋）を触診する（写真4-5）。

評価 多裂筋が健康であれば、触診で弾力性が感じられる。多裂筋が萎縮すると、盛り上がりがなくなり、へこんだようになる。触診すると弾力性が消失しているのが感じられる。

臨床メモ 多裂筋は棘突起のすぐ両脇に位置する筋で、腰部の筋の中では最も内側の筋である（P.149　図4-8、図4-9）。腰椎多裂筋は椎弓板から始まる椎弓板線維と、棘突起遠位端から始まる棘突起線維に分類される。L1に起始する椎弓板線維は、椎骨を１つ飛び越してL3に付着する（図4-12）。L2-L4以降も同様である。L5は仙骨に付着する。L1に起始する棘突起線維は椎骨をL4とL5の椎骨乳様突起、仙骨、上後腸骨稜に付着する。L2以降もこの法則に従う。腰椎から仙骨にかけては脊柱起立筋群（最長筋や腸肋筋）の大きさは徐々に減少し、かわりに腰椎多裂筋の筋腹のサイズが増大する。腰仙移行部においては、多裂筋が最大の筋となる。多裂筋はその走行から腰椎伸展筋ではあるものの、腰椎伸展運動に20%しか貢献していない。分節の安定を最大の目的とする分節筋と考える説が有力である。ことに腰仙移行部では、多裂筋こそが分節的支持・制御に最も貢献していると考えられる。最近、脊柱分節安定性（セグメンタル・スタビリティ）の重要性が注目されるようになってきた。腹部では腹横筋が、腰部では主に多裂筋が、分節筋（セグメンタル筋／ローカル筋）として分節安定性に重大な働きをすると考えられている。腰痛患者では、一般的に多裂筋と腹横筋の機能低下が見られるため、同筋の機能障害は下位腰椎から腰仙関節にかけての腰痛の原因となりえると考えられるようになった。腰痛の直後から多裂筋への神経的抑制が起こることはよく知られている。この筋の機能低下は、脊柱分節安定性を低下させるため、後部関節や椎間板の障害が起こりやすくなる。治療には機能回復を目的とする早期リハビリテーションが不可欠である。

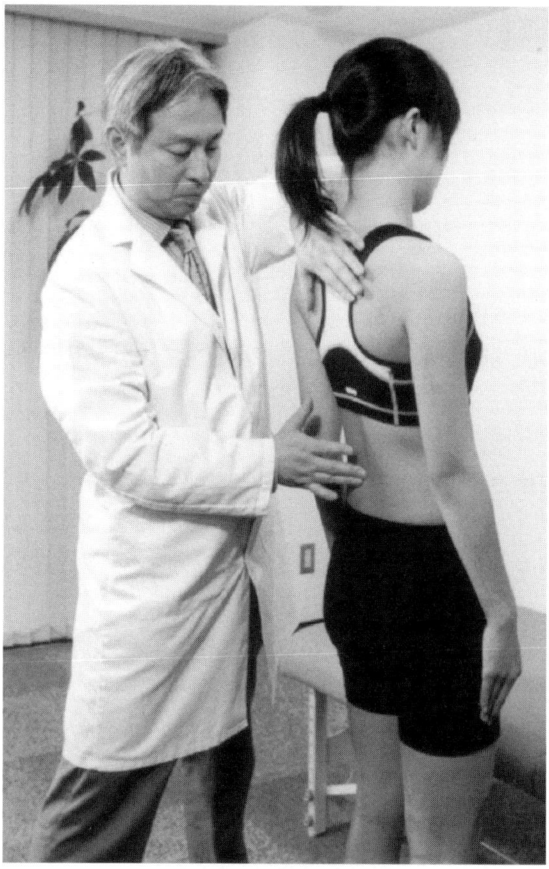

写真4-5：多裂筋の触診
腰椎をわずかに伸展させると、触診しやすい

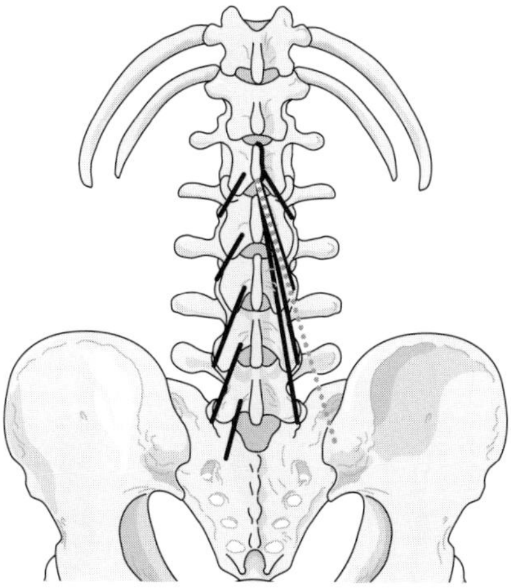

LifeArt:SuperAnatomy1

図4-12：多裂筋の起始と停止（付着）
（左側）椎弓板からの線維、（右側）L1の棘突起からの線維。グレーの点線は棘突起から上後腸骨稜への線維。実際には、L2-L5棘突起からの遠位への線維が同時に走行し、多裂筋の層を形成する

骨盤-胸部（2e）腰方形筋

目的 腰方形筋の緊張・短縮をスクリーニングする。

患者のポジション
1. 立位。
2. 検査側を上にした側臥位。

方法
1. 前屈するよう指示をする。
2. 検査側の股関節を外転させるよう指示をする。外転に伴う腰方形筋の活動を触診する。

評価
1. 正常であれば、前屈に伴って腰椎が弧を描くように動く。腰方形筋の緊張・短縮が起こると、前屈は主に股関節で行われ、腰部は平らのままである（図4-13）。
2. 正常な長さとトーンであれば、股関節25度外転までは腰方形筋は大きく働かない。骨盤がすぐに持ち上がってしまう場合は、同筋の過緊張・短縮を疑う。

臨床メモ 腰方形筋は、起立筋群より深層に位置する筋で（P.149 図4-9）、腸骨陵と内唇、腸腰靭帯から始まり、L1～4横突起、第12肋骨に付着する。主な機能は、両側の収縮による腰椎伸展、一側の収縮による伸展と側屈である。T12～L3の脊髄神経前枝の神経支配を受ける。この筋は緊張性の姿勢筋に分類されている。この筋が緊張・短縮を起こすと、姿勢に大きな変化が見られる（図4-14上、下）。腰方形筋の緊張・短縮は、股関節外転のファイアリングシークエンスに大きな影響を与える（P.112 欄外、P.126 臨床メモ）

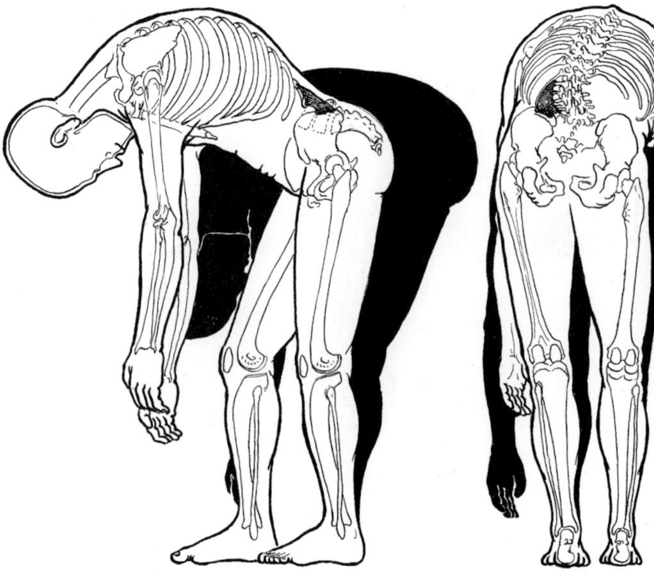

図4-13：上位を前屈させたときの変位

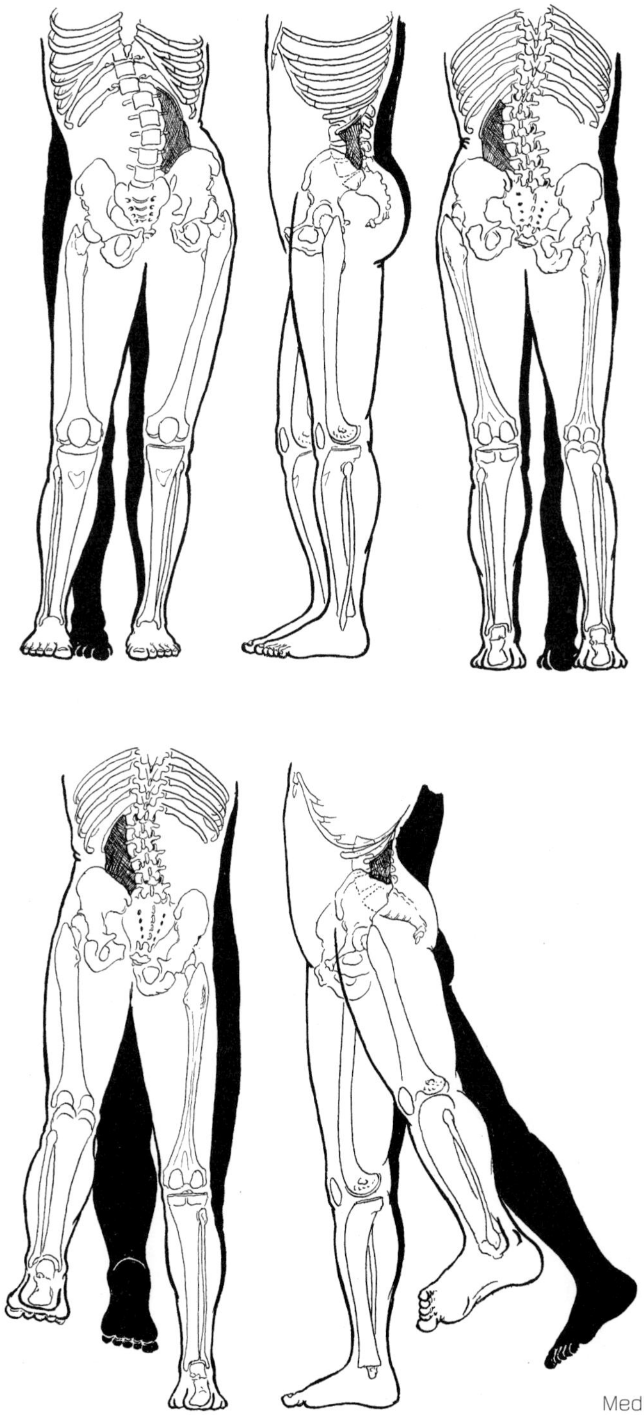

図4-14：腰方形筋
（上）緊張・短縮大腿筋による姿勢の変化、（下）股関節伸展に伴う変位

骨盤-胸部（3）前方から-整形外科学的姿勢検査

骨盤-胸部（3a）視診

観察の位置 前方から。

観察のポイント （写真4-6）

1. 肋骨と胸骨の形状を観察する。
2. 胸鎖関節の形状を観察する。
3. 肩鎖関節の形状を観察する。
4. 腹部の形状を観察する。

評価

1. 左右が明らかに非対称であれば、側弯症を疑う。左右は対称だが、明らかな変形が見られる場合には、先天性漏斗胸、先天性鳩胸、樽状胸郭等の器質構造的病変を疑う（P. 158）。
2. 肩鎖関節／鎖骨遠位部が挙上しているように見えれば、肩鎖関節の捻挫／挫傷／脱臼を疑う（P.160）。
3. 胸鎖関節の左右の高さが違う場合には、同関節の脱臼、変位／リストリクションを疑う（P.162）。
4. 腹部が大きく膨らんでいる場合は、脂肪蓄積、腸内のガスの発生、腹水症を疑う。白線上、胸骨剣状突起と臍の中間位に隆起が見られれば上腹壁ヘルニアを、手術の痕に隆起が見られれば切開創ヘルニアが考えられる。背臥位で上体を持ち上げた際に、腹部中央が隆起するのが観察されれば、腹直筋分離を疑う。腹筋群の機能低下は、偽ヘルニアを起こす（P.164）。

臨床メモ ダブルメジャー・タイプの側弯症では、患者を前方から観察すると、向かって右（患者の左）胸郭が隆起しているのが観察できる。一方、先天性漏斗胸、先天性鳩胸、樽状胸郭等の器質構造的病変では、ほぼ対称の陥没や隆起が観察される。

肩鎖関節の障害は外傷性であり、肩鎖靱帯の不完全断裂といった軽度のものから、三角筋と僧帽筋の損傷を含む重度のものまでが含まれる。診断には、X線検査、それも、上肢に下方のストレスをかけた状態での撮影が必要である。胸鎖関節は肩甲骨や肩の位置／運動と連鎖するため、機能的な病変や変位を起こしていることが少なくない。特に、背中の丸まった猫背型のタイプは、周囲の筋の緊張・短縮を伴うため、関節と筋への同時治療が欠かせない。

姿勢検査とは直接関係がないが、腹部の手術の痕にも注意したい。臨床解剖学上、腹部は臍を中心として、4つのエリア、または9つのエリアに分けられる。4つに分けるタイプが一般的で、右上からRUQ（右上4分の1区）、LUQ（左上4分の1区）、LLQ（左下4分の1区）、RLQ（右下4分の1区）と呼ばれる。

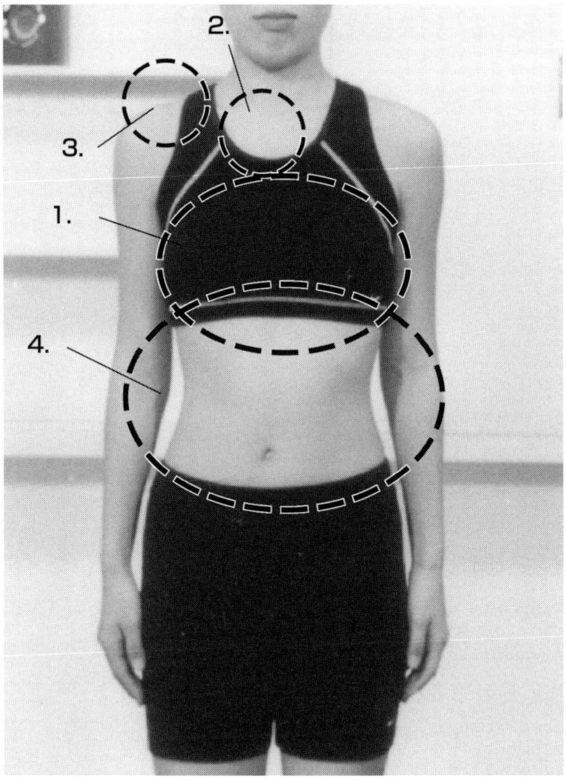

写真4-6：胸部-腹部の観察

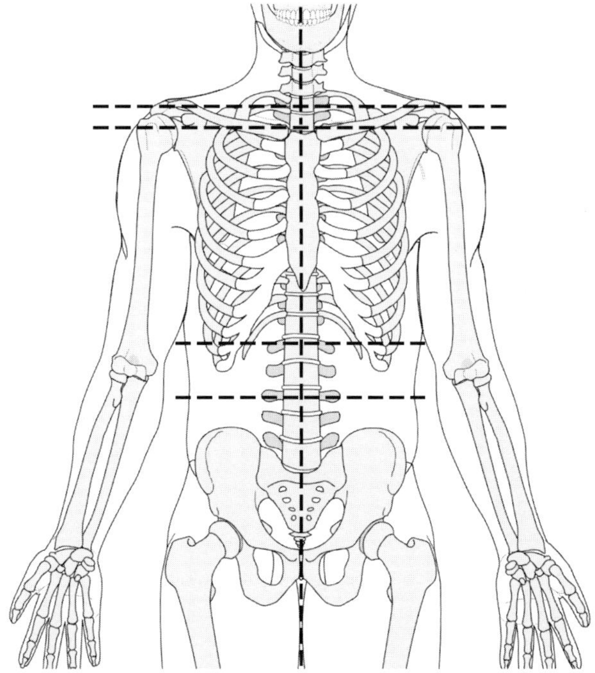

図4-15：胸郭、肋骨、胸骨、胸鎖関節、肩鎖関節の理想的なアライメント

骨盤-胸部（3b）先天性漏斗胸、先天性鳩胸、樽状胸郭

臨床メモ 胸郭前部の視診（P.157　写真4-6）で、胸部の左右は対称だが、明らかな変形が見られる場合には、以下の器質構造的病変が疑える。

1. 両側の肋骨が盛り上がっている、胸骨が後方に沈んでいる：先天性漏斗胸（P.159　図4-16左）。
2. 胸骨が前方に突き出ている：先天性鳩胸（P.159　図4-16中）。
3. 胸が樽のように膨らんでいる、胸骨が前上方に変位している：樽状胸郭（P.159　図4-16右）。

先天性漏斗胸は、肋骨の過成長により、胸骨が後方に変位している状態を指す。後方変位した胸骨によって、心臓が後下方に押される。高度のものでは、心臓や肺に異常や障害をきたす。先天性鳩胸は胸骨が反対に前下方に突出し、胸郭の前後径が増加する。胸骨左右に縦後を生じる（図4-16中、胸郭前方左右からの矢印）、などが観察できる。モルキオ症候群／病（Morquio syndrome/disease）の患者に多く見られるとされる。樽状胸郭は、胸骨が前上方に突出して見えるタイプで、胸部が過膨張し、胸郭が呼気の位置に留まっている。慢性肺気腫の患者に見られる。直立不動のミリタリー型（軍隊）姿勢でも、胸を大きく張るために、胸骨が前上方に突出して見える。

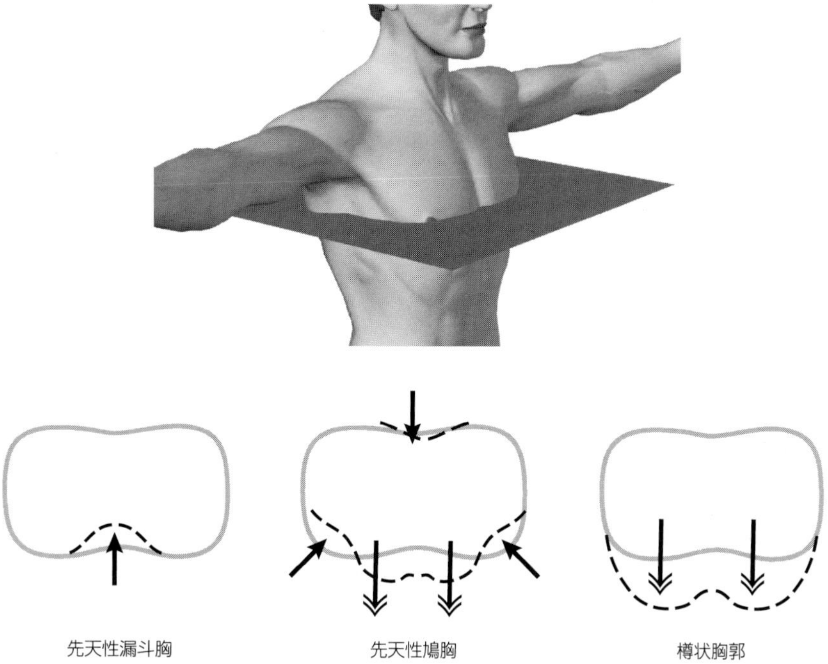

図4-16：病理による変形の例
胸郭の断面図。（左）先天性漏斗胸、（中）先天性鳩胸、（右）樽状胸郭

骨盤-胸部（3c）肩鎖関節

臨床メモ 視診（P.157　写真4-6）で、肩鎖関節／鎖骨遠位部が挙上しているように見えれば、肩鎖関節の捻挫／挫傷／脱臼を疑う（図4-17）。これを肩鎖関節の段階変形（Step deformity）と呼ぶ。肩鎖関節は平面関節であり、関節靱帯も強固ではないため、脱臼が起こりやすい。

段階変形は、鎖骨遠位が挙上しているがごとく見えるが、実際には肩甲骨（つまりは肩峰）が下方に変位していると考えられる。肩からや、上肢を伸ばした状態で手から床や地面に落ちたりした場合に最も起こりやすい。その程度は、肩鎖靱帯（図4-18）の不完全断裂といった軽度のものから、三角筋と僧帽筋の損傷を含む重度のものまでが含まれる。診断には、画像検査が必要である。同関節の捻挫／脱臼の分類は、主に２つのシステムが使用されている。表4-1に、２つのシステムを統合して、紹介する。この中のタイプ１～３までが、非観血的治療の対象となる。

上腕の外転運動時には、90度以上の外転で鎖骨関節面が肩峰関節面に対して、後方に軸回旋（-theta X）する。120～180度の外転で肩鎖関節に痛みがでる場合には、同関節の機能異常／リストリクション、リウマチ性関節炎等を疑うことができる。

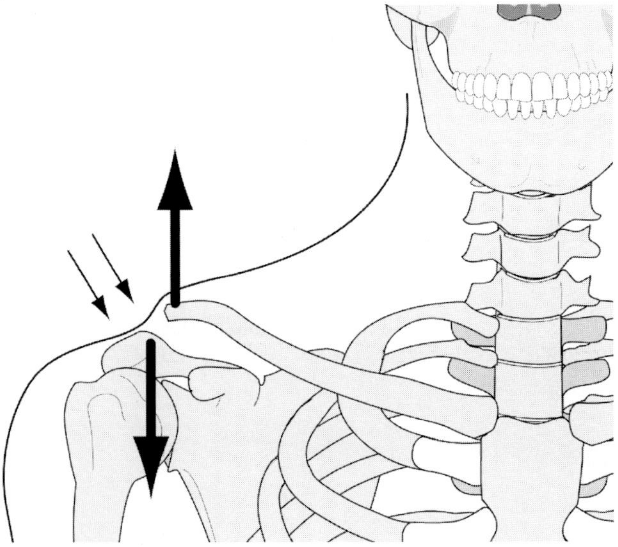

図4-17：肩鎖関節の段階変形（Step deformity）

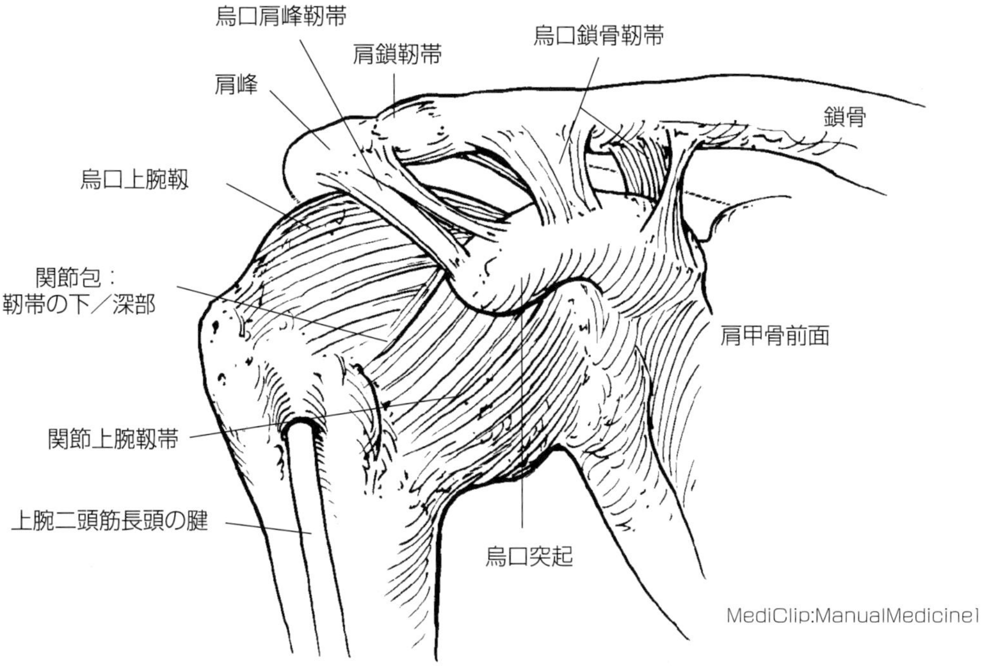

図4-18：肩鎖関節と靭帯

分類1・	分類2・・	特徴・・・	非観血的治療の適応
タイプ1	タイプⅠ	関節の捻挫・挫傷。肩鎖関節靭帯の不完全断裂が見られる。腫れ上がりや痛みは少ない。関節可動性は正常に近い	適応
タイプ2	タイプⅡ	肩鎖靭帯の断裂に加えて、烏口鎖骨靭帯にも損傷あるいは伸長が見られる（不完全断裂）。腫れ上がりや痛みはタイプ1よりも多い。関節可動域の減少と、鎖骨遠位のわずかな分離が観察される。亜脱臼とも称される	適応
タイプ3	タイプⅢ	肩鎖靭帯と烏口鎖骨靭帯の完全断裂、場合によっては三角筋と僧帽筋の断裂も観察される。激しい腫れ上がりや痛みが見られる。鎖骨遠位の分離が観察される。完全脱臼とも称される	適応／観血的治療の必要性を考慮
タイプ4	---	肩鎖関節靭帯の完全な破裂と、鎖骨遠位の後方への脱臼が観察される。ただし、烏口鎖骨靭帯は無傷の場合もある	不適応
タイプ5	---	肩鎖関節靭帯や、烏口鎖骨靭帯の完全な損傷が見られる。三角筋と僧帽筋の鎖骨付着部も完全に損傷している	不適応
タイプ6	---	激しい外傷によって鎖骨遠位が肩峰の下方に変位するまれなタイプ	不適応

表4-1：肩鎖関節の捻挫・脱臼の分類・

[Rockwood 1984]・・[Rockwood 1975]・・・2つの分類法には多少の違いがあるが、本書ではわかりやすく表現するために2つを統合した

骨盤-胸部（3d）胸鎖関節

目的 胸鎖関節の可動性を検査する。

方法 一側の手（コンタクトハンド）を鎖骨胸骨端に置き、外方、後方／背方、やや上方に押して、関節面の可動性を検査する（写真4-7）。

評価 正常であれば、外方、後方／背方への僅かな関節の遊びが触知できる。強く抵抗を感じる場合には、関節面が滑っておらず、関節のリストリクション（関節／関節面可動性減少）があると判断する。

臨床メモ 胸鎖関節は、鎖骨の胸骨関節面と胸骨の鎖骨切痕から成る関節である（図4-19）。体幹と上肢帯を連結する唯一の関節でもある。前額面では鎖骨側の関節面が凸面で、胸骨側が凹面、矢状面では反対に鎖骨側の関節面が凹面で、胸骨側が凸面である。このため、鎖骨の挙上時（上腕骨の挙上と連動）には、鎖骨関節面は下方に滑り、下制時には上方に滑る。鎖骨の前方牽引時（上腕骨の水平内転と連動）には、鎖骨関節面は前方に滑り、後方牽引時には後方に滑る。関節面の凸凹は浅く、平面に近い。この形状のため、上腕骨の外転／屈曲に伴う鎖骨の挙上と後方回旋（複合運動）が可能となる。胸椎の後弯が亢進すると左右の肩が前方に変位するため、胸鎖関節では鎖骨が前方牽引した状態となる（図4-20）。これをセグメンタル（分節的）な変位で考えると、前方牽引変位（＋Z）で、後外方へのリストリクションが起こる。
見過ごされがちな関節であるが、胸椎後弯亢進・猫背型の場合は、この関節が大・小胸筋の緊張・短縮によって前方牽引変位（＋Z）＝後外方へのリストリクションを起こしている場合が多い。一側だけの肩の前方移動変位もよく観察される変位である。手の痺れやだるさ、胸部前方の痛みなどを伴うことが多い。大胸筋、小胸筋の長さのスクリーニングも忘れずに行いたい（P.204〜206）。

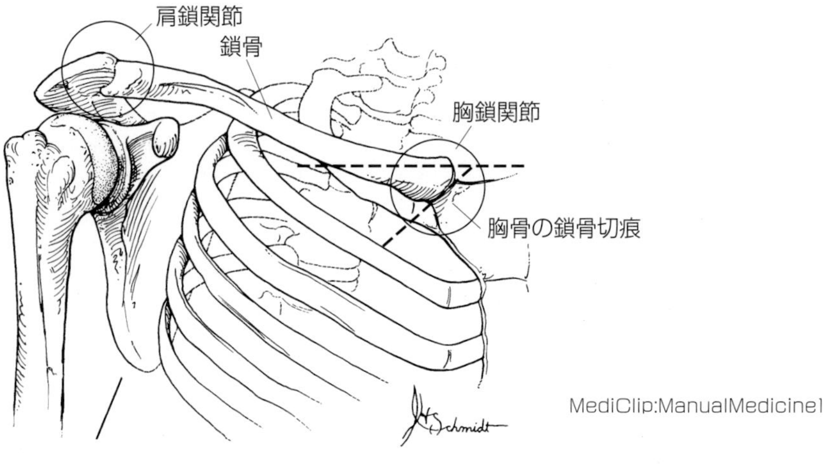

図4-19：胸鎖関節と肩鎖関節
胸骨の鎖骨切痕は、40度傾斜している

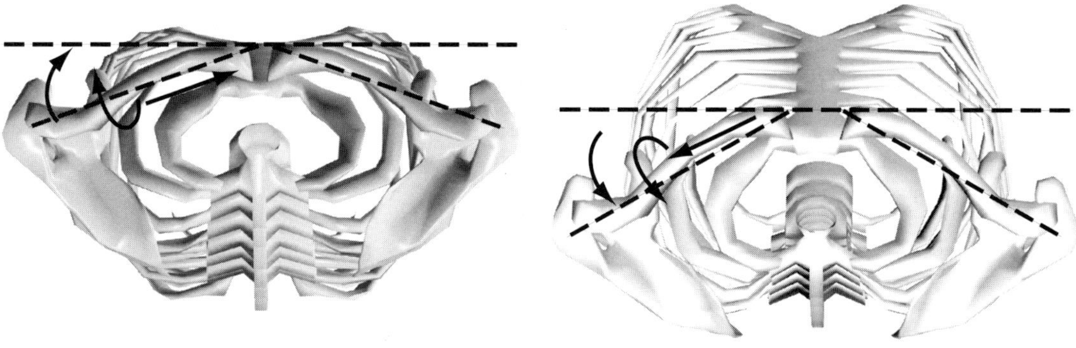

図4-20：胸椎の後弯角度と胸鎖関節の状態（胸郭／胸椎を上方より見る。頭部と頚椎はカット）
（左）後弯亢進、鎖骨が前方に滑り、鎖骨に前方牽引変位（＋Z）＝後外方へのリストリクションが起こる。鎖骨は胸骨に対し前方に滑り、前方へ軸回旋する。（右）正常な胸椎

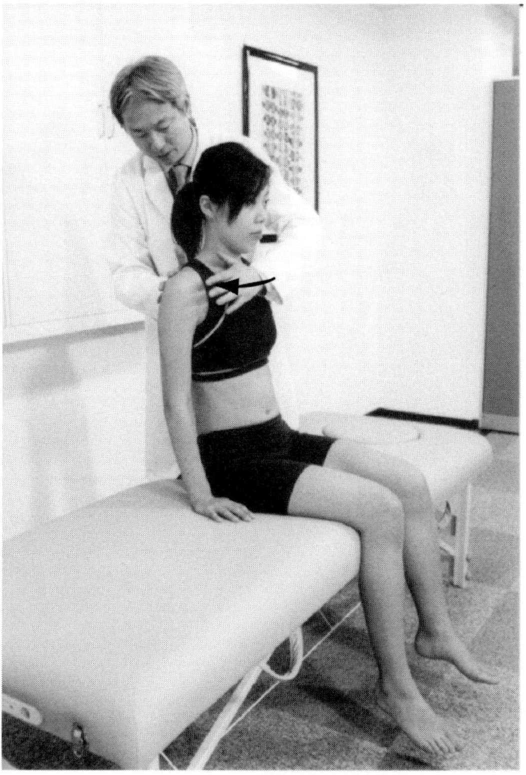

写真4-7：胸鎖関節の触診

骨盤-胸部（4）前方から-機能的姿勢検査

骨盤-胸部（4a）視診

観察のポイント（写真4-8）
1. 腹部外側の形状、たるみを観察する。
2. 臍の位置を観察する。

評価 1. 腹部の筋に適度のトーンがあれば理想的。腹部のたるみが見られれば腹直筋、腹斜筋、腹横筋等の機能低下を疑う（図4-22、図4-23）。
2. 臍が中心に位置するのが理想的だが、左右どちらかにわずかに変位していることが多い（図4-21）。

臨床メモ 腹部のたるみ（重度では偽ヘルニアと呼ぶ）は、明かな腹筋群の機能低下を示す。グローバル筋の腹直筋が弛むと骨盤は前屈を起こす。この変位は下肢全体の内旋を誘発し、膝や足部に障害が起こる。一側の機能低下は骨盤の回旋や、これに伴う機能的側弯症の原因となる。
臍は、半球化（P.24　解説［３］）が起きた脳の反対側へと引っ張られていることが少なくない。これは、半球化した側で筋のトーンが減少し、反対側の筋が相対的に強くなるためである。他の半球からの兆候と合わせて、診断を下したい。臍はL3-L4の高さに位置する。ここは、大動脈が総腸骨動脈２本に枝分かれをする解剖学的に重要な位置でもある。

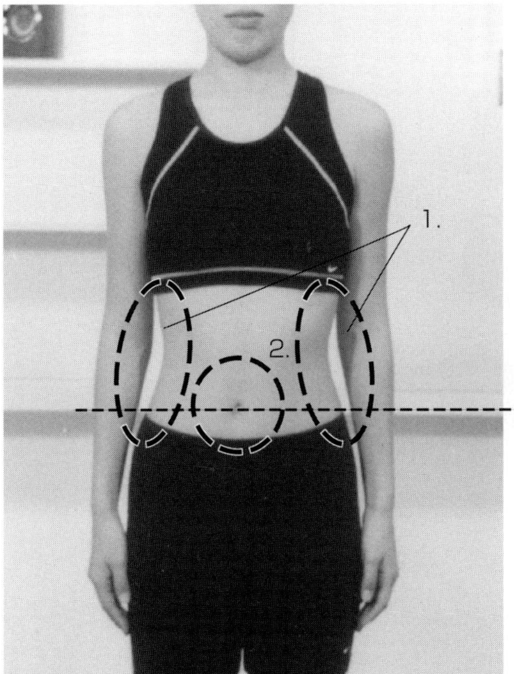

写真4-8：骨盤-胸部の機能的病変-前方から

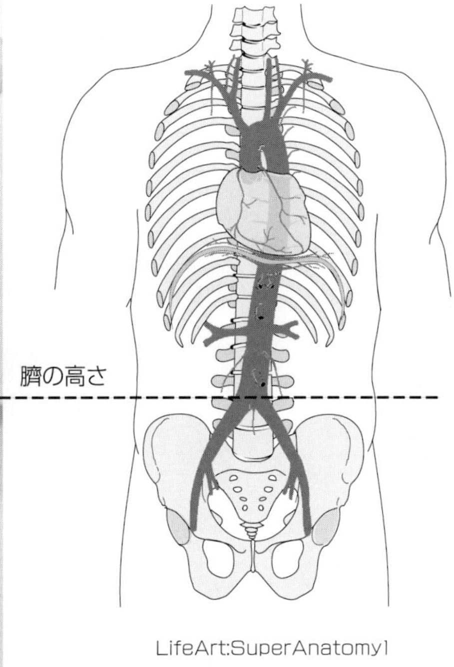

図4-21：大動脈の位置

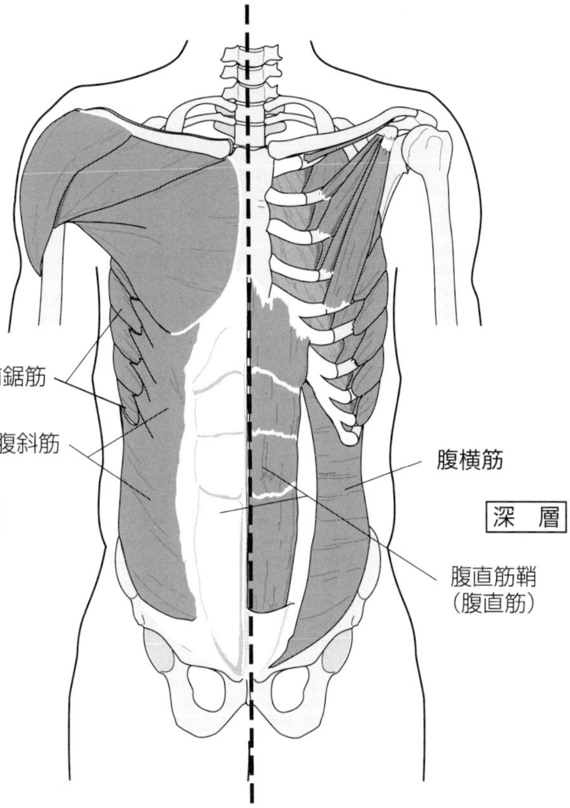

図4-22：腹部の筋
左半分は表在、右半分は中央の腹直筋と、第３層の腹横筋を示す

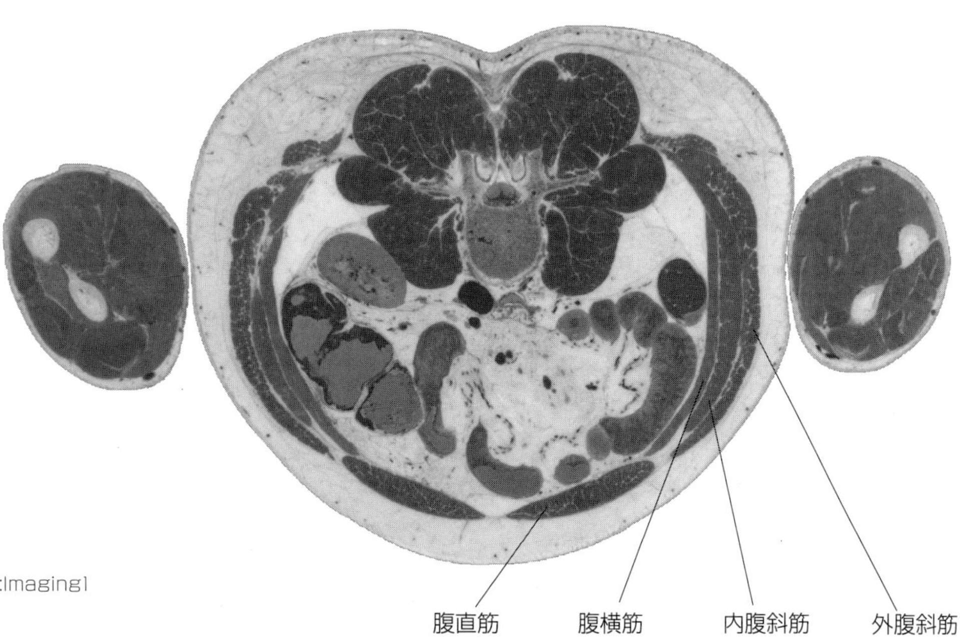

図4-23：腰部の水平断面図

骨盤-胸部（4b）内・外腹斜筋、腹横筋

臨床メモ 腹部は、腹直筋、内・外腹斜筋、腹横筋（表4-2　図4-24）で覆われている。機能的には腹直筋、内・外腹斜筋はグローバル筋、腹横筋はセグメンタル筋に分類される。

外腹斜筋は、第４（または５）-12肋骨から腸骨稜・腱膜となり白線へと走る。内腹斜筋は胸腰筋膜・鼡径靱帯・腸骨稜から始まり、第９～12（10～12）肋骨・腱膜を介して白線・恥骨に付着する。外腹斜筋は脊髄神経前肢（T7-12)、内腹斜筋は脊髄神経（T8-L1）の支配を受ける。この２つの筋は体幹の回旋と側屈の主働筋であり、回旋時には連動する。例えば、右外腹斜筋と左内腹斜筋が同時に収縮すると、上体の左回旋が起こる。また右外腹斜筋外側線維と右内腹斜筋外側線維が同時に収縮すると、上体の右側屈が起こる。外腹斜筋は左右両側の筋が共同して体幹の屈筋となり、内腹斜筋は伸筋となる（表4-2)。外腹斜筋と内腹斜筋の緊張・弛緩も、上体の側屈／回旋など、姿勢の変化に大きく貢献する。骨盤から近位だけに姿勢変位が観察される場合には、腹筋群の緊張・弛緩や、中部胸椎の関節リストリクションを疑うとよい。

腹横筋の働きも腹部の輪郭に大きく貢献している。鼡径靱帯・腸骨陵・腸腰筋膜・第７-12肋骨から始まり、腹部中央の白線や恥骨稜／恥骨櫛に付着する。T7-L1の脊髄神経によって支配される。その位置と走行から、機能的には肋骨の延長とも考えることができる。この筋は腹部のガードルとして機能する。主な機能は、腹壁を引き締め、腹部内臓を圧縮する働きをする。この筋が機能低下すると、背臥位からの屈曲時、腹臥位からの伸展時に、腹側部がたるんで出っ張る。近年、この筋は脊椎を繋ぐ分節筋（セグメンタル筋／ローカル筋）と考えられるようになった。相動筋としてのプロパティも備える。後部の多裂筋と同様である。一方、腹直筋は肋骨・胸骨と恥骨結合を結ぶグローバル筋であり、脊椎分節の安定性ではなく、胸部と骨盤部の屈曲を一番の役目とする。

表4-2：腹部の筋の主な機能

筋	両側の収縮	一側の収縮
腹直筋	体幹の屈曲、骨盤の後方回旋／後屈	
外腹斜筋	体幹の屈曲	体幹の回旋、側屈
内腹斜筋	体幹の伸展	体幹の側屈
腹横筋	腹部を引き締め、平らにする。内臓を圧迫する。グローバル筋としての働きはないと考えられる	

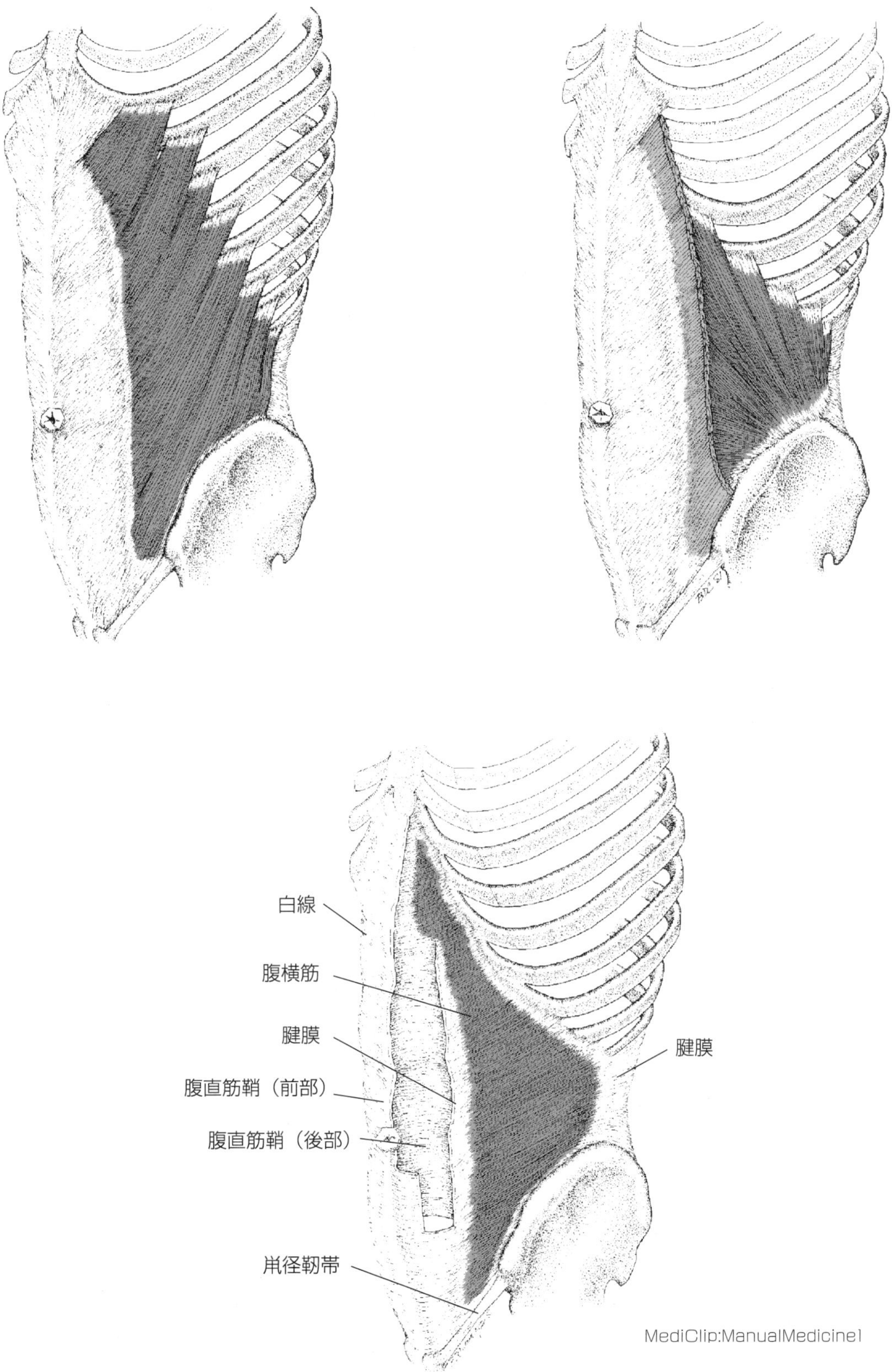

図4-24：腹筋群-内・外腹斜筋、腹横筋
外腹斜筋（左上）、内腹斜筋（右上）、深層の腹横筋（下）

骨盤-胸部（5）側方から-整形外科学的姿勢検査

骨盤-胸部（5a）視診

観察の位置 側方から。

観察のポイント （写真4-9）

1. 骨盤と胸郭の絶対的／相対的なアライメントを観察する。
2. 腰椎の前弯の状態／角度を観察する。
3. 胸椎の後弯の状態／角度を観察する。
4. 胸骨の形状を観察する。

評価

1. 垂直線が大転子と肩の中心を通過するのが正しいアライメント。
2. 正常な腰椎には適度な前弯が見られる（P.170）。
3. 正常な胸椎には適度な後弯が見られる（P.172）。
4. 胸骨に変形が見られる場合には、先天性漏斗胸、先天性鳩胸、樽状胸郭等の器質構造的病変を疑う（P.158）。

臨床メモ 腰椎の理想的な前弯角度は26〜57度である。椎骨や椎間板の変形によって器質的な変位が起こる（P.170）。胸椎の理想的な後弯角度は22〜42度である。病理骨折や圧迫骨折の多く見られる場所である（P.172）。疑わしい場合にはX線検査を行う。

機能的病変によるアライメント異常も、毎日の臨床で頻繁に観察される。胸郭部は足部・骨盤部の変位に対する２次的な代償変位を起こすことが少なくない。腰椎の前弯亢進／減少によって、胸部にグローバルとセグメンタル（分節的）な変位が起こる（詳細はP.176〜177）。

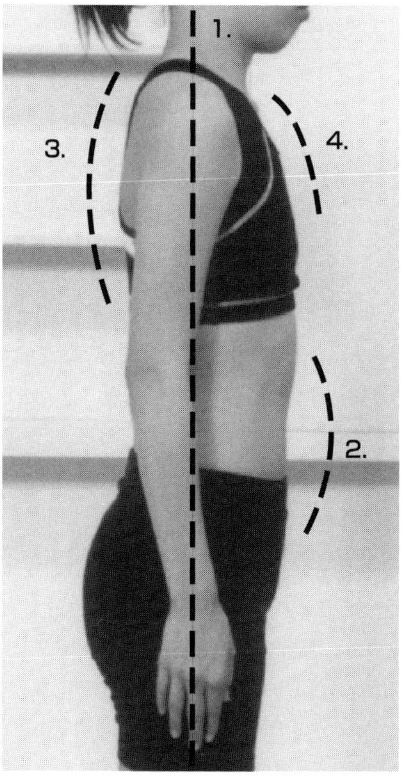

写真4-9：理想的な骨盤～胸椎のアライメント

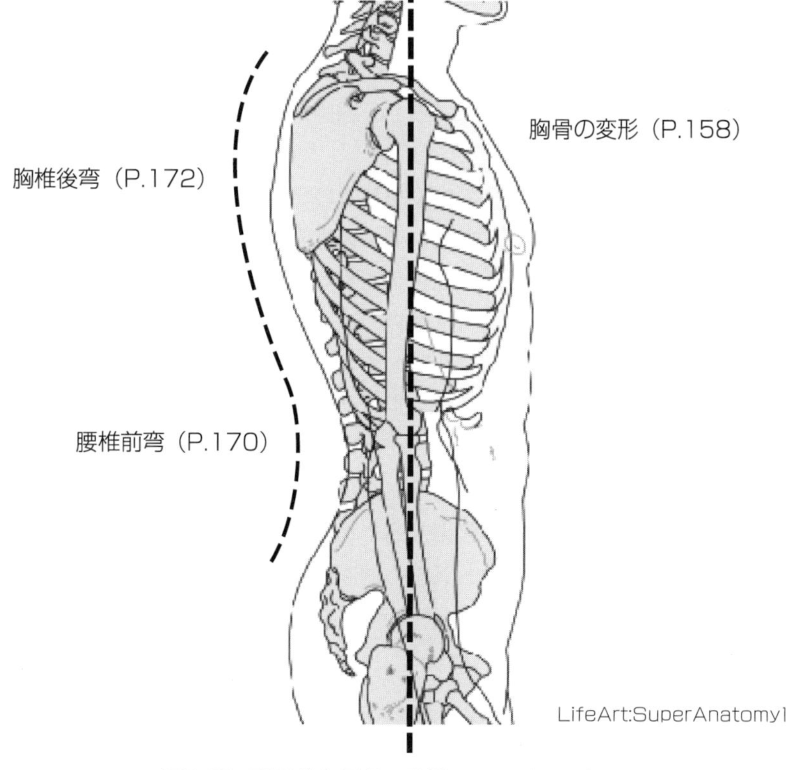

図4-25：理想的な骨盤～胸椎のアライメント

骨盤-胸部（5b）腰椎前弯角度の測定-X線検査

患者のポジション 原則として立位。

方法 腰部の側位像を撮影する（写真4-10）。

1. 腰椎仙椎角（図4-26右）：仙骨基部（仙骨近位関節面）のラインと、水平線とが交わる角度を測定する。

2. 腰椎前弯角（図4-26左）：L1の上終板と平行なラインと、仙骨S1の上終板と平行なラインをひく。2つのラインに対し垂直線を引き、2つの垂直線が交わる角度を測定する。仙骨S1の上終板の代わりに、L5の下終板からのラインを使用する方法も使用されている。

3. 腰椎重心ライン（図4-26中）：L3椎体中心から垂直線を下に向かって引く。この線が仙骨と交わる点を測定する。

評価 1. 26～57度が正常。これ以上であれば骨盤（仙骨）前屈亢進、以下であれば骨盤（仙骨）後屈亢進と判断する。腰仙角は背臥位／腹臥位では、8～12度減少する。

2. 50～60度が正常。これ以上であれば腰椎前弯亢進、以下であれば腰椎後弯亢進と判断する。

3. 垂直線が仙骨基部前方を横切って通過するのが正常とされる。仙骨より前方を通過すれば腰椎の前弯亢進と判断でき、後部椎間関節へのストレス増加など機能的病変が起こる。反対に、垂直線が大きく後方に移動している場合は、腰椎前弯減少と判断する。腰仙関節へのストレスが増大し、椎間板や関節突起間部の障害の原因となる可能性が考えられる。

臨床メモ 骨盤前屈角や腰椎前弯角は、視診だけでは判断しにくい。角度計を使用して計測する方法も試みられているが、現在のところ、X線画像をもとに線引きして角度を計測する方法が最も信頼できる方法である。

側位像は、椎間板や後部関節の状態を見るのに適している。まず上記のようなグローバルなアライメント異常を探す。次に、個々の椎骨の形と色（肥大化、圧縮）を丁寧に観察する。椎骨前面に沿って近位から遠位へ観察し、骨棘の形成や分節の靭帯結合、裂離骨折などを探す。次に椎骨間の高さ（椎間板の高さ）や終板の形状（感染症、ショイエルマン病等の症候）も分節ごとに丁寧に観察する。最後に椎体後部に沿って近位から遠位へ観察し、後部関節の状態（後部関節症候群、退行性関節症）や椎体の前方へのすべり（脊椎分離症、すべり症）の有無を見る。脊椎すべり症（Spondylolisthesis）の約90%はL5で起こる。最も多いのは5タイプのうちのタイプI（虚血性）で、関節突起間部へのストレスによる疲労骨折が主な原因である。腰殿部痛や下肢の放散痛／しびれ、下肢の間欠跛行や明らかな神経症状を伴う。診断には、X線の側面像、斜位像（テリアの首輪部）、屈曲-伸展像、圧縮-牽引像、シンチグラフ、MRIが有用である（『図解　整形外科学検査法』〔医道の日本社刊〕P.38)。

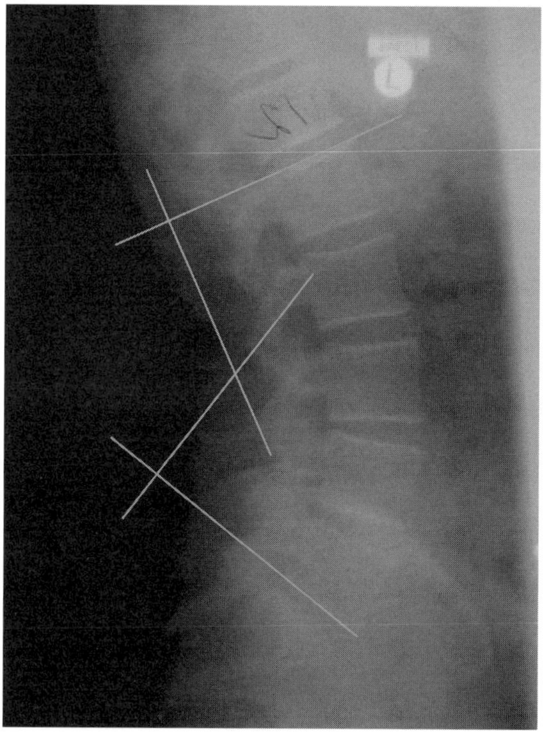

写真4-10：正常な骨盤角度（X線写真）

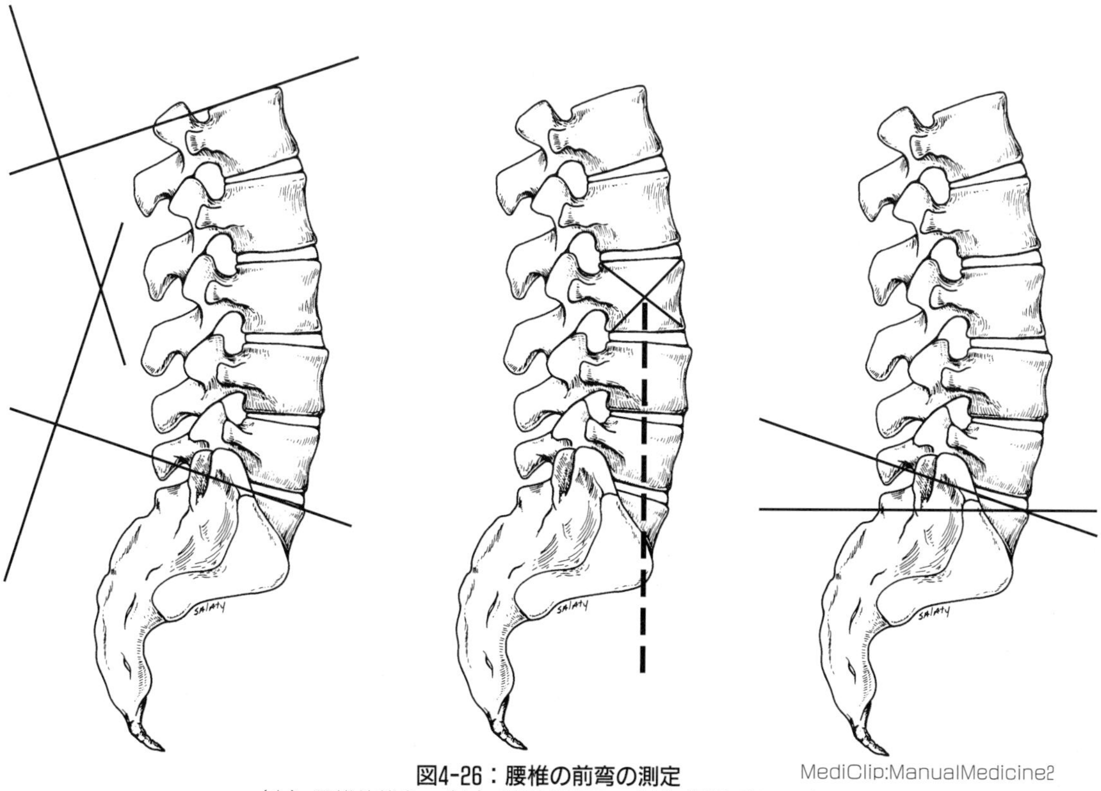

図4-26：腰椎の前弯の測定

（右）腰椎仙椎角、（左）腰椎前弯角、（中）腰椎重心ライン

骨盤-胸部（5c）胸椎後弯角度の測定-X線検査

患者のポジション 立位。

方法 胸部の側位像を撮影する（写真4-11）。
T1の上終板と平行なラインと、T12の下終板と平行なラインの2本をひく。この2つのラインに対し垂直線を引き、2つの垂直線が交わる角度を測定する。

評価 成人で平均22度～42度である。年齢に比例して、胸椎の後弯角度も大きくなる。20～30歳代では平均30度以下であるが、70歳代では40度を越す。
構造的な胸椎後弯亢進の原因としては、ショイエルマン病、骨粗鬆症／圧迫骨折、癌の転移など病理骨折による、椎体の楔状化が考えられる（詳細は次項「骨盤-胸部（5d）構造的病理による姿勢の変化」を参照する）。

機能的な胸椎後弯亢進の原因としては、大・小胸筋の緊張・短縮、中・下僧帽筋の機能低下等による胸椎の屈曲変位、胸鎖関節・肋椎関節の関節可動性減少（上部交差症候群）が考えられる。肩甲骨は外転・外旋変位を起こし、肩甲上腕関節は理想的なアライメントから前方へと変位する（P.177　図4-30右上）。一方、機能的な胸椎後弯減少では、下～中部胸椎の後弯がほとんど見られず、平らに見える。これは、腰椎の前弯減少、つまり平らな腰椎の延長であることが多い。胸椎の伸展変位、肋椎関節のリストリクション、肩甲肋骨関節（非生理学関節）のリストリクション、胸部脊柱起立筋や肩甲骨後引筋の機能亢進、肩甲骨伸出筋や前部肋骨間筋の機能減少が考えられる（P.177　図4-30左下）。

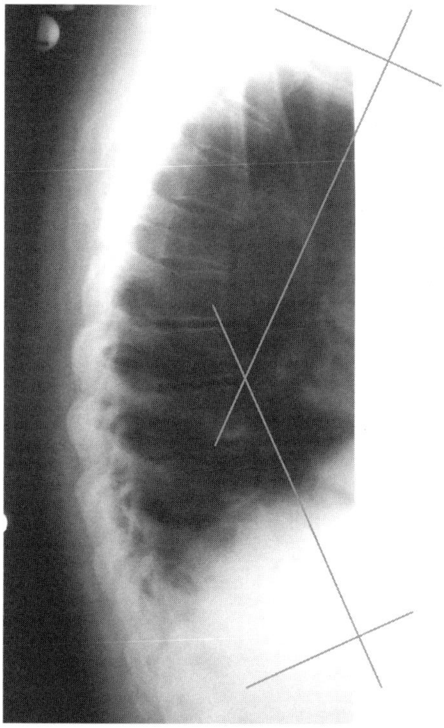

写真4-11：胸椎のX線写真（側位像）

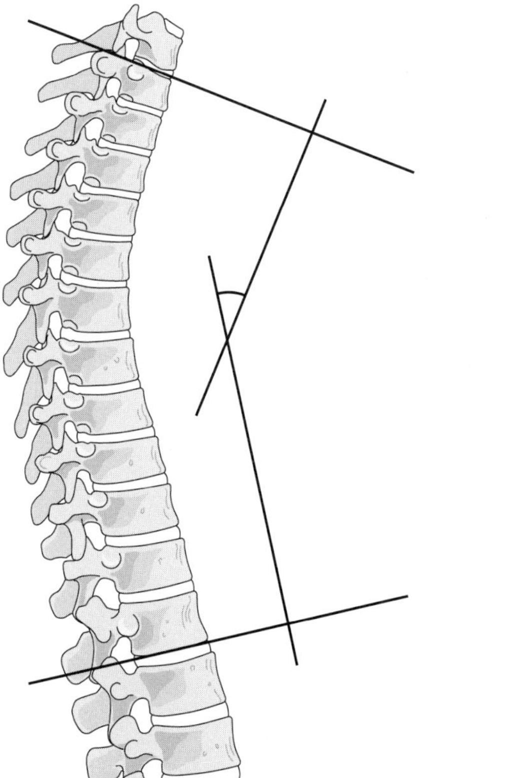

図4-27：胸椎の後弯の測定

骨盤-胸部（5d）構造的病理による姿勢の変化

臨床メモ 胸椎後弯亢進の器質構造的病変の原因として、脊椎の骨折が考えられる。骨折は、ストレスによる圧迫骨折と、病理骨折に鑑別することが必要だ。

圧迫骨折は90%以上が椎骨前方に起こる。結果として椎骨が楔状化する（図4-28）。X線上で椎体前方の高さの15%以上が失われている場合、臨床上有意と見なす。これは、後部関節や脊髄を保護するために、脊椎椎体後部の骨密度が高く骨折しにくくなっているからだと考えられている。急性の骨折では、骨折部が白く硬化しているのが観察できる。時間が経過すると、白い部分は薄れ、他の部位と同色に戻る。高齢者には、脊椎後弯病（Dowager's hump）がよく見られる。

一方、病理骨折では、前後とも均等に高さが失われることが多い。ショイエルマン病、ポット病／結核等の感染症（炎症性）、癌の転移が考えられる。炎症性による椎体の破壊・脊柱の角状を突背（Gibbus deformity）と呼ぶ（図4-29）。器質構造的な病変の診断には画像検査が不可欠である。

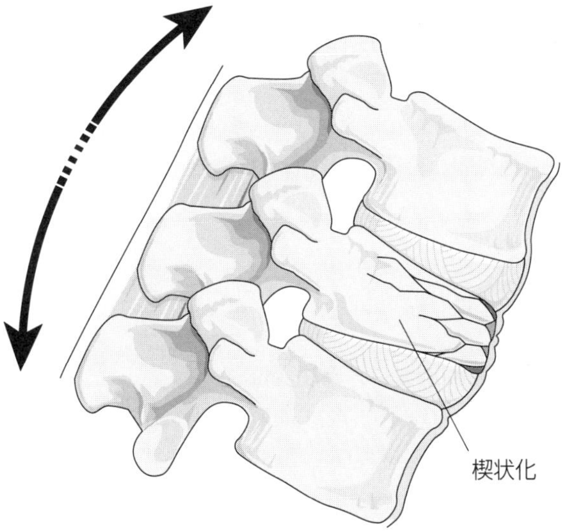

図4-28：圧迫骨折

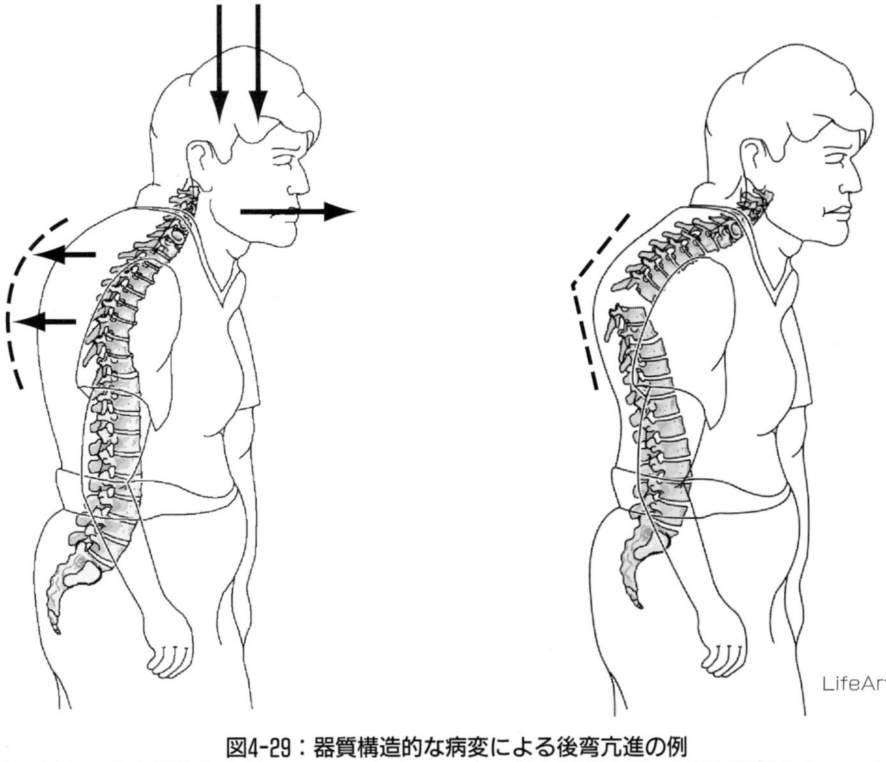

図4-29：器質構造的な病変による後弯亢進の例
(左)老齢者に見られる脊椎後弯症(Dowager's hump)、(右)病理骨折による突背(Gibbus deformity)

骨盤-胸部（6）側方から-機能的姿勢検査

骨盤-胸部（6a）視診

観察の位置 側方から。

観察のポイント 骨盤と胸郭の、絶対的な位置と相対的な位置を観察、記録する。

評価 臨床上、特に重要な変位は以下の４パターンである（図4-30）。

パターンⅠ.胸郭後方回旋変位／後屈変位（φX）

骨盤の重度な前方変位（＋Z)＋後方回旋変位／後屈変位（－φX）の代償運動として起こることが多い。この変位を「スウェイバック姿勢」と言って、横から見ると骨盤だけが前に飛び出した「く」の字（または逆「く」の字）のように見える。

パターンⅡ.胸郭後方移動変位（－Z）

骨盤の前方変位（＋Z）の代償運動として起こることが多い。骨盤が前方回旋変位／前屈変位（＋φX）を伴う場合は、腰椎は前弯亢進を起こし、胸椎は中〜上部胸椎がセグメンタル（分節的）な屈曲変位を起こし、全体としては後弯亢進となる。胸郭は押しつぶされたように下方変位（－Y）を起こす。このパターンは、一般に「腰椎前弯亢進&胸椎後弯亢進姿勢」と呼ばれる。下部交差症候群（P.179）の起こる変位である（P.178　臨床メモ参照）。

パターンⅢ.上方移動変位（＋Y）

胸椎のセグメンタルな屈曲が減少している。胸椎後弯は減少し、胸椎が棒のように真っ直ぐに見える。軽度の骨盤前方移動（＋Z)＋骨盤後方回旋／後屈（－φX）の代償として起こることが多い。一般に、「フラットバック姿勢」と呼ばれる変位である。胸部後部の起立筋や大・小菱形筋が機能亢進し、前部の胸筋や肋骨間筋に機能低下が見られる。

パターンⅣ.胸郭前方回旋変位／前屈変位（＋φX）

背中が曲がって見えるタイプ。骨盤後方移動、骨盤前屈ならびに腰椎前弯減少の代償として起こることが多く、胸部が明らかな屈曲変位を起こしているのが観察できる。脊椎の圧迫／病理骨折を起こしていることも少なくないので正確な診断を行いたい（P.174)。

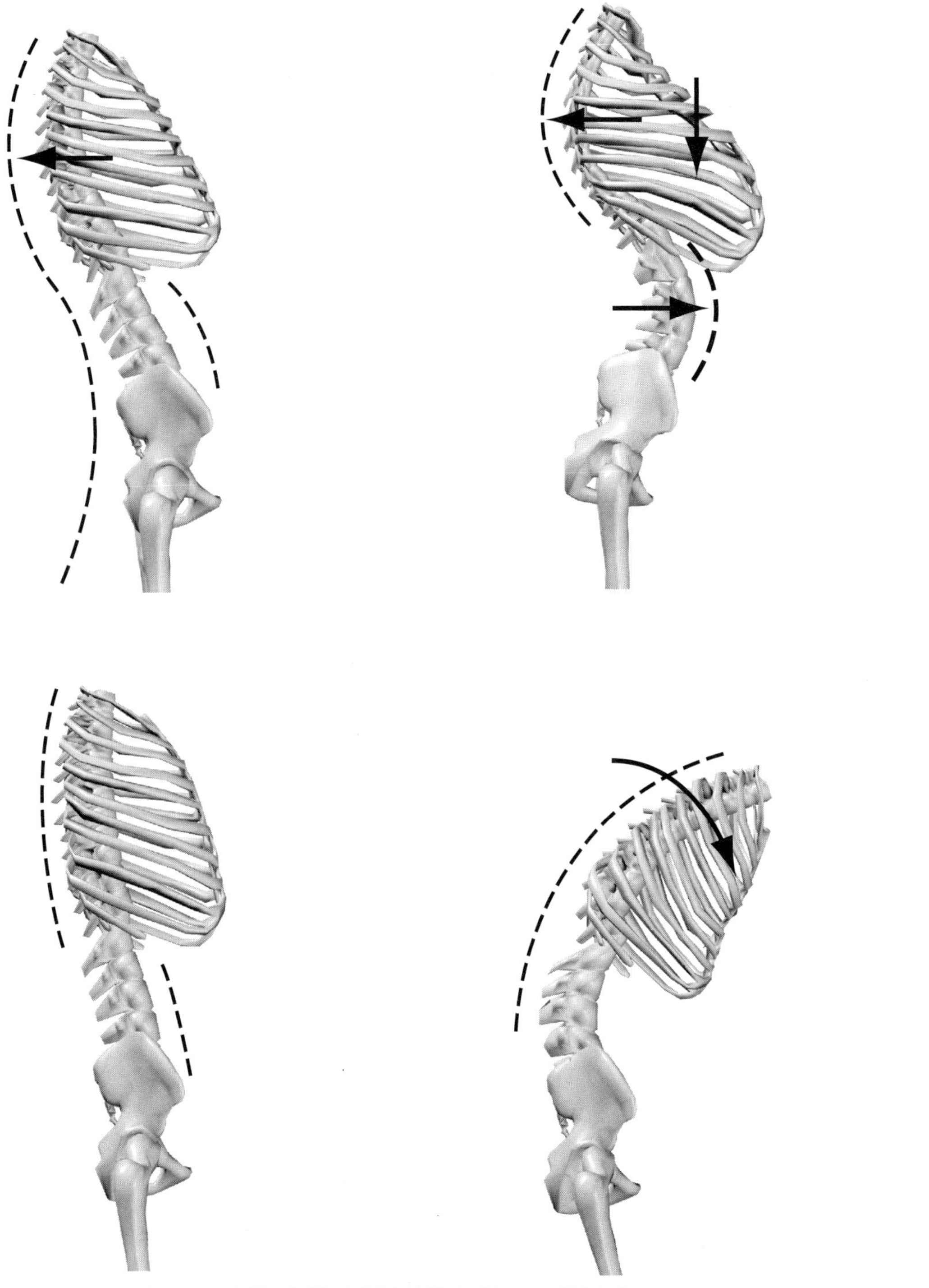

図4-30：胸部・腰部の重要な変位のパターン-側方から
（左上）胸郭後方回旋変位／後屈変位（ϕX）、（右上）胸郭後方移動変位（−Z）、
（左下）上方移動変位（＋Y）、（右下）胸郭前方回旋変位／前屈変位（＋ϕX）

骨盤-胸部（6b）腹直筋の機能低下・下部交差症候群

臨床メモ 腰椎前弯が亢進した患者を側方から見ると、機能亢進した筋と、機能低下した筋とが対角上に位置するのを観察できる。対角の筋どうしを結ぶと大きな×（クロス）ができるため、下部交差症候群（LCS＝Lower Cross Syndrome）と呼ぶ（図4-31）。腰椎後部と大腿前部の姿勢筋（緊張性）が機能亢進／短縮し、腰椎前部と大腿後部の相動筋（弛緩性）が機能低下を起こす。腰筋、脊柱起立筋が短縮する。椎間関節の垂直荷重は増大し、後部関節はジャミング（関節同士が押され合う）して、後部椎間関節症候群が発症する。姿勢筋や相動筋に発生したトリガーポイントは腰部、殿部、大腿部等に関連痛を生じさせる。一方、腰椎前弯亢進に伴う垂直荷重の増大は、椎間板に前方への剪断力と椎間板後部に垂直の力を及ぼす。こうして椎間板のバイオメカニクスが大きく変化する。軽度であれば髄核の突出・隔離、重度では髄核の脱出が起こる。退行性関節症や椎間板の変形、下肢の神経症状等を引き起こす原因となる。こうした姿勢の変位→機能異常／機能低下→構造的変形→機能障害という悪循環は、毎日の臨床で頻繁に観察される。脊椎分離症・すべり症の中でも、最も発症頻度の高い虚血性（ストレス性）と退行性は、やはりこうした姿勢変位から起こる一連の機能低下や構造的変形の結果であると考えられる。さらに、股関節で間違った運動パターンが起こり、仙腸関節や胸腰関節へのストレスが増大する。

腹直筋の両側の機能低下は骨盤の前屈を招くが、一側に変化が起こると、やはり姿勢に大きな変位をもたらす（図4-32）。腹直筋の検査法の1つに、機能検査「上体屈曲テスト（Truck flexion test)」がある。患者は検査台または床の上に背臥位で、股関節と膝を軽度屈曲させ、腕を胸の前で組む。患者は骨盤を後屈させ、背中を床に着ける。この位置を保ったまま、肩甲骨が床から離れるまで、上半身を持ち上げ、さらにその姿勢を２秒間保つように指示する。上半身を床に戻す。骨盤の後屈は緩めない。以上の運動を10回繰り返す。最後の1回は、上半身を持ち上げた位置で30秒間保つ。これが問題なくできれば機能的に正常と判断する。

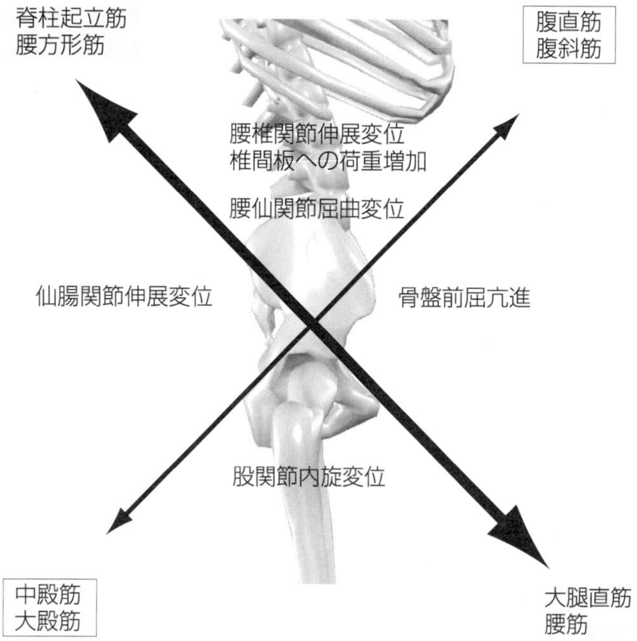

図4-31：下部交差症候群

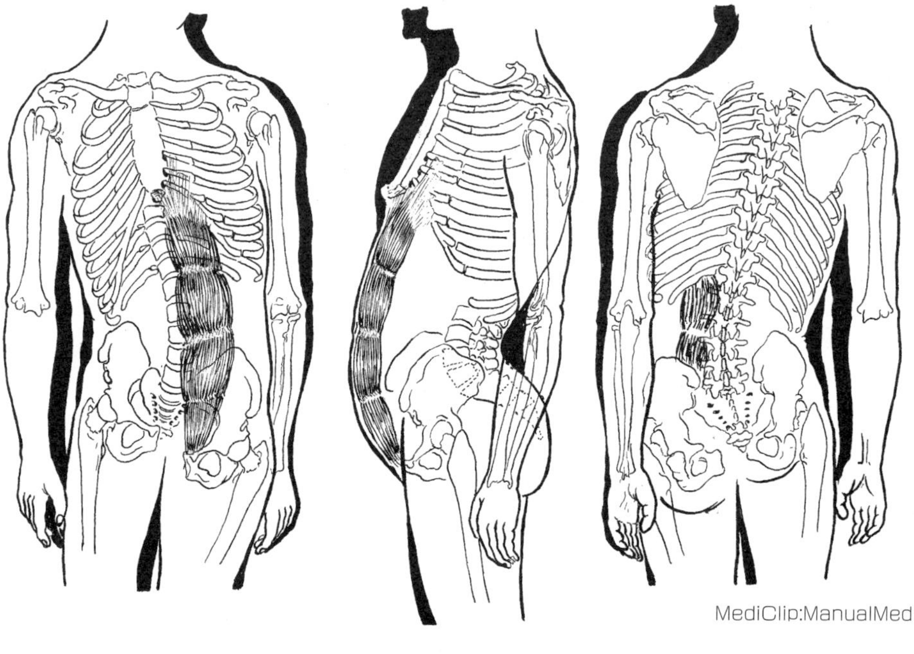

図4-32：腹直筋の弛緩による姿勢の変化
（黒い影が正常）

5．マイクロ（部位別）3：胸部-頭部、上肢の検査

胸部-頭部（1）後方から-整形外科学的姿勢検査

胸部-頭部（1a）視診

観察の位置 後方から（写真5-1）。

観察のポイント
1．理想的なアライメントからの変位を観察する。
2．肩（三角筋）の形状を観察する。
3．左右の肩の位置を比較する。
4．左右の肩甲骨の位置と大きさを比較する。

評価
1．理想的なアライメントでは、垂直線が後頭骨中央とT2棘突起中央を通過し、水平線が左右の耳／乳様突起、左右の肩鎖関節を結ぶ。利き手側の肩が少し下がるのは正常。
2．肩の丸みが見られない場合、肩峰の遠位に溝ができている場合には、三角筋の機能低下・萎縮、上腕骨頭前方脱臼を疑う（P.184）
3．鎖骨遠位が挙上し、肩鎖関節が離開していれば、肩鎖関節の脱臼を疑う（P.160）。
4．一側の肩甲骨が小さく隆起している場合には、シュプレンゲル奇形と呼ばれる先天性の器質構造的な病変を疑う。肩甲骨内側縁と脊柱棘突起の距離が2.5〜7.5cmであれば正常な位置である。肩甲棘が特に目立つ場合は、肩甲上神経の圧迫による棘上筋・棘下筋の萎縮が考えられる。内側縁が胸郭から浮き上がった肩甲骨の翼状化（Winging）については、P.192を参照する。

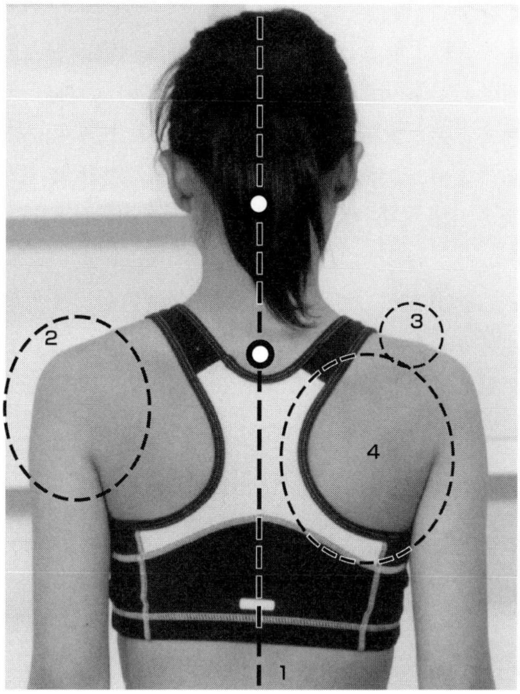

写真5-1：胸郭-頭部の観察

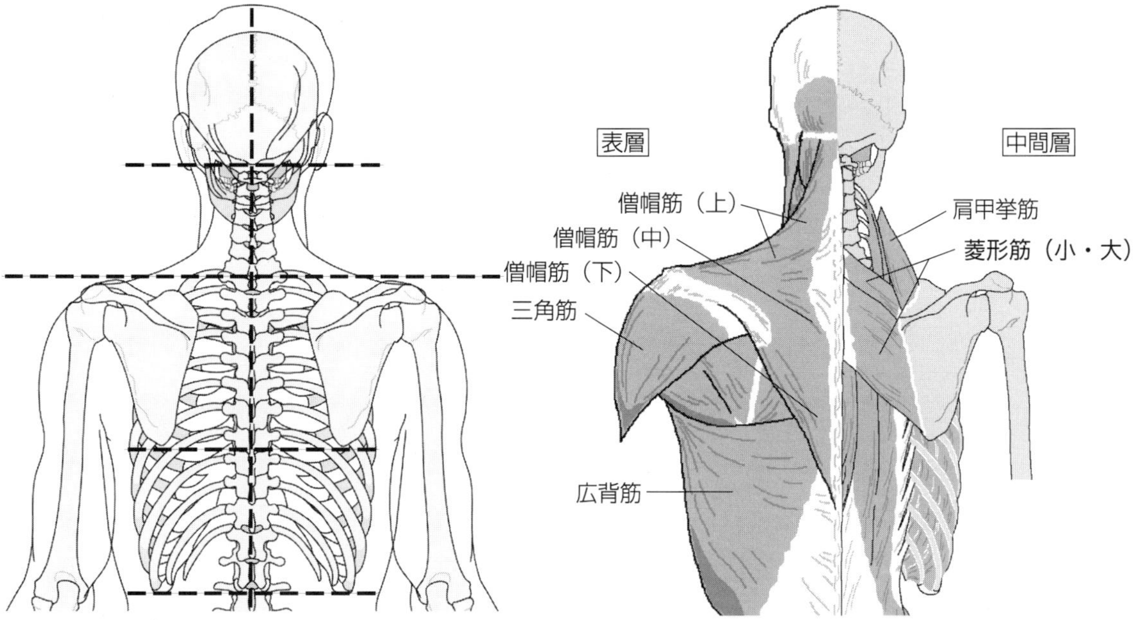

図5-1：胸郭-頭部の骨格と筋

LifeArt:SuperAnatomy1

胸部-頭部（1b）三角筋

臨床メモ 三角筋上部線維は、棘上筋とともに肩関節の外転（側方挙上）を行う筋である。三角筋は腋窩神経（C5-6）の、棘上筋は肩甲上神経（C5-6）の神経支配を受ける（図5-2）。この２つの筋が麻痺すると、上腕骨頭は約2.5センチも下方変位を起こし、肩峰と上腕骨頭の間に溝ができる。これを、溝兆候（Sulcus sign）と呼ぶ（図5-3）。溝兆候は、上腕骨頭前方脱臼でも見られる（『図解　整形外科学検査法』〔医道の日本社刊〕P.163　図6-4を参照）。

小胸筋が緊張・短縮すると、肩甲骨は前側方に変位し、下角は後方と内方を向く。肩甲上腕関節のバイオメカニクスが狂い、機能や痛みが発生する。脳の半球化によっても、肩の前方移動変位が見られることがある（P.206）。

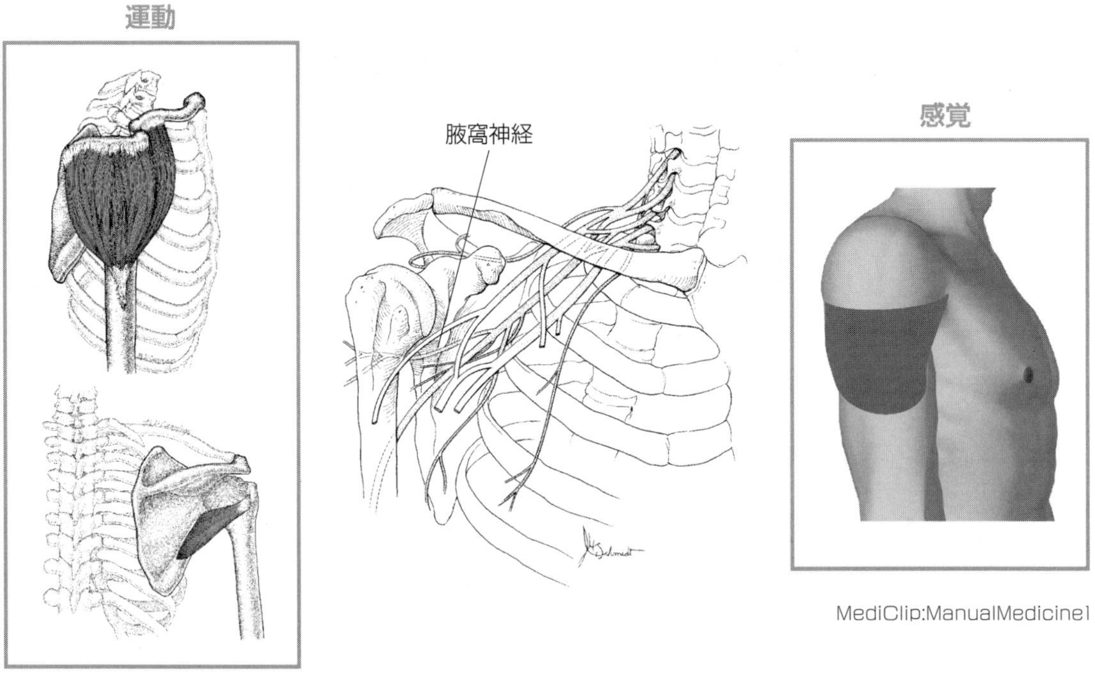

図5-2：腋窩神経の神経支配
（左）運動、（右）感覚

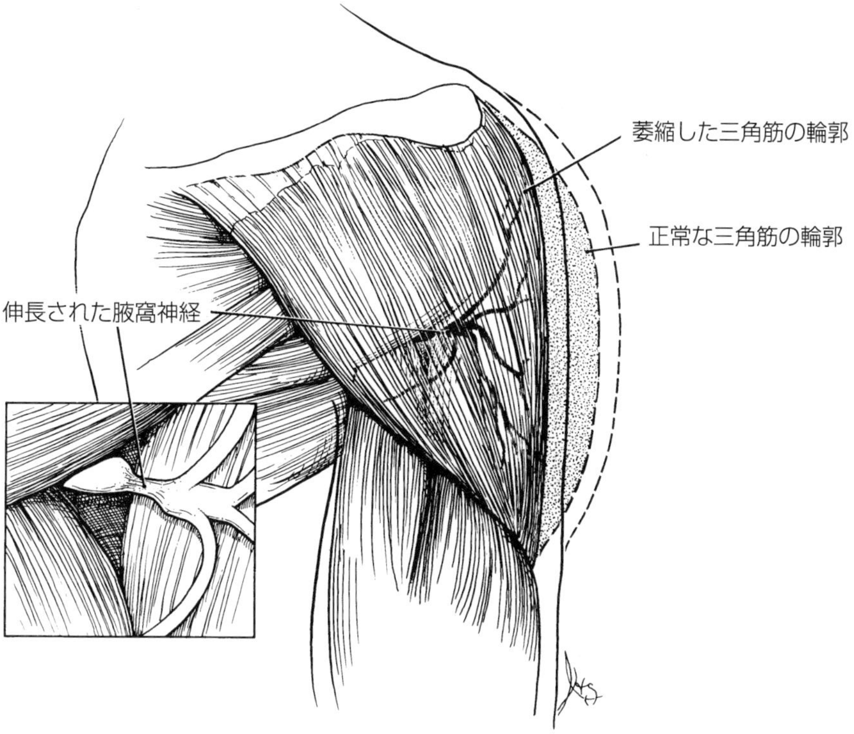

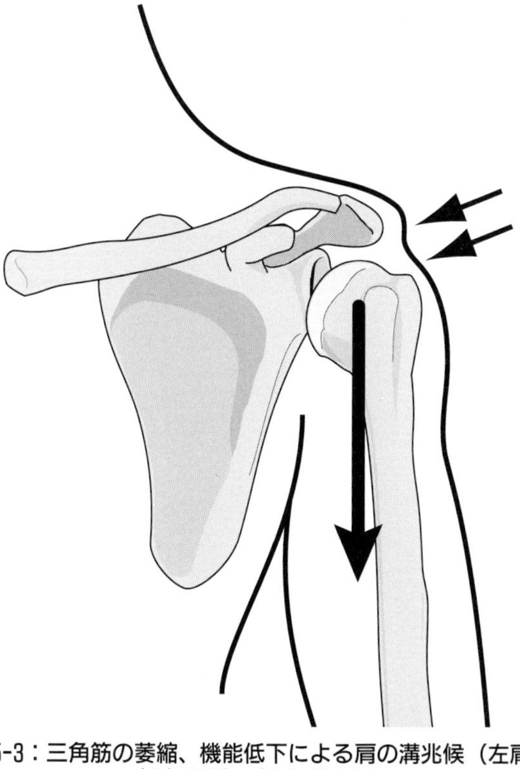

MediClip:ManualMedicine1

図5-3：三角筋の萎縮、機能低下による肩の溝兆候（左肩）
（上）萎縮、（下）溝兆候

胸部-頭部（1c）三角筋伸展ラグテスト

目的 三角筋・腋窩神経の働きをスクリーニングする。

患者のポジション 座位。

方法 肩甲上腕関節を他動的にほぼ最大伸展位に起き、そこで手を放して、患者が上肢を伸展位に保てるかどうかを検査する（写真5-2）。

評価 正常であれば、患者は上肢を伸展位に保つことができる（写真5-2左下）。三角筋・腋窩神経に障害がある場合には、患者の上肢は中間位に戻る（写真5-2右下）。

臨床メモ 腋窩神経は三角筋だけでなく、小円筋の神経支配も司る（P.184　図5-2）。腋窩神経の損傷は、主に上腕骨の骨折や前方への脱臼等の重度の外傷を伴うケースで起こる。腕の強制的な外転や、烏口突起と上腕骨頭の間へのインパクトも原因の１つと考えられる。腋窩神経が損傷すると、同神経の感覚枝である上外側上腕皮膚神経が支配する上腕近位部外側の皮膚感覚が減少・消失する。
腋窩神経の検査には、三角筋と小円筋の筋力テストも有効な方法である。

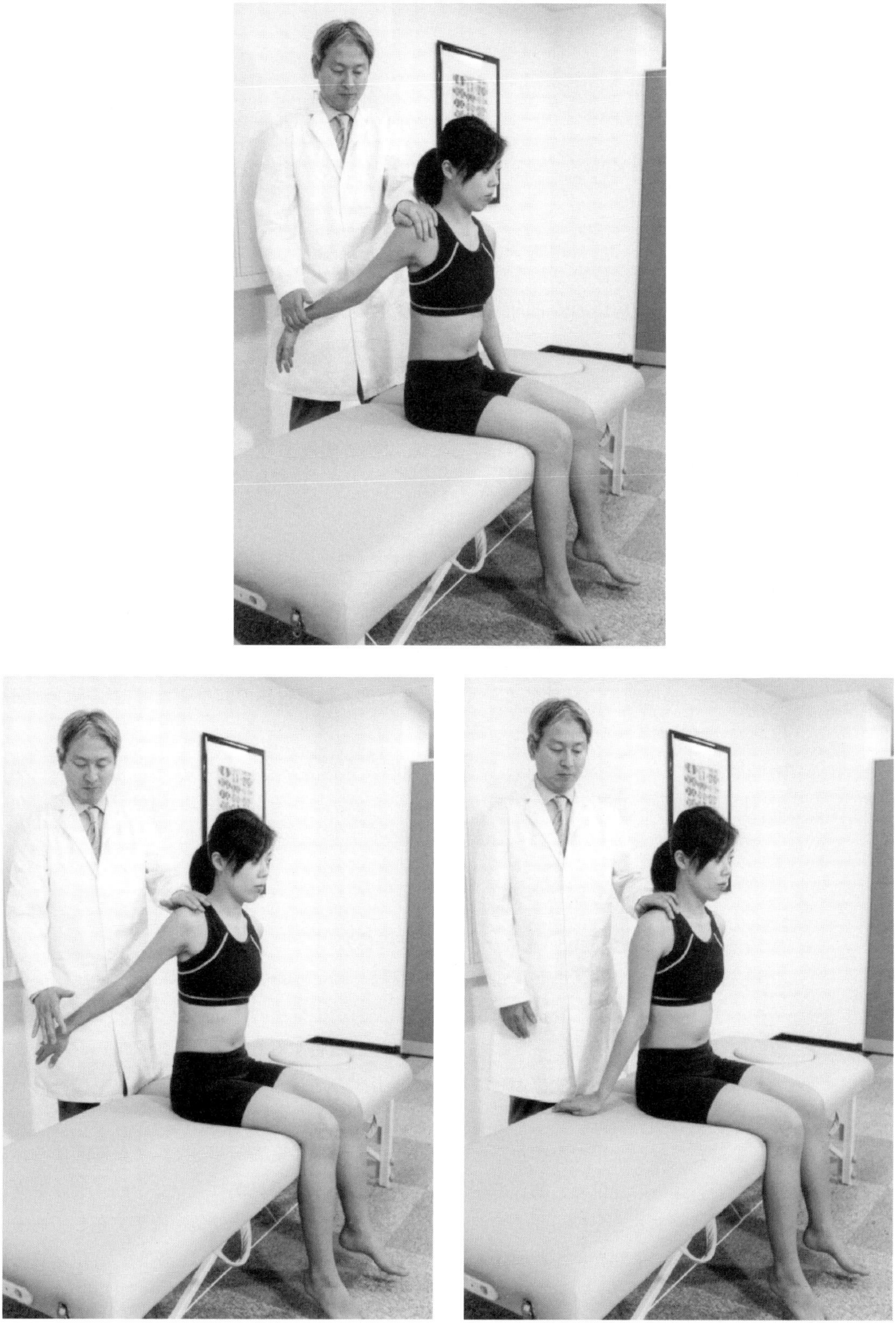

写真5-2：三角筋伸展ラグテスト（Deltoid extesion lag test）[Hertel et al 1998]
（上）検査開始の位置、（左下）陰性、（右下）陽性

胸部-頭部（2）後方から-機能的姿勢検査

胸部-頭部（2a）視診

観察の位置 後方から。

観察のポイント 胸郭と頭部の、絶対的な位置と相対的な位置を観察、記録する。

評価 以下の3つが頻繁に観察されるパターンである。胸鎖乳突筋の障害による急性／慢性の斜頸や、僧帽筋上部線維の機能的病変による姿勢の変化は、P.190の解説を参照する。

パターンI.後頭骨・環椎の側屈変位（＋φZ/－φZ）（図5-4A）

a.後頭骨・環椎の側屈変位：首は真っすぐだが、頭部が側屈し、左右の耳の高さが異なる。左側屈にともない、頭部がわずかに反対側に回旋する。分節的変位で表現すれば、C0-C1の側屈変位。カップリングモーションとして、後頭骨の他側への回旋変位が起こる。

パターンII.環椎、下部頚椎の回旋変位（＋φY/－φY）＋側屈変位（＋φZ/－φZ）（図5-4B）

a.環椎の回旋側屈変位：頭部が回旋し、同側に側屈している。頚椎の回旋運動の最初の約40度（約半分）はC1-C2で起こるため、回旋変位が見られた場合には、まずこの関節を疑う。環椎-軸椎関節の分節的変位で表現すれば、軸椎椎体の回旋変位と他側への側屈変位がカップリングモーションとして起こる。

b.回旋変位が大きい場合には、下部頚椎の回旋変位も疑う。分節的変位で見ると、頚椎では回旋変位が起こると、カップリングモーションとして、椎体の同側への側屈変位が起こる。この状態を放置すると次の頚椎全体の側方移動変位（図5-4C）が起こる可能性がある。

パターンIII.側方移動変位（＋X/－X）（図5-4C）

パターンIから、上部頚椎が反対側に代償移動を起こした状態。X線でみると側弯症の様子を示す。頚椎の分節的変位で表現すれば、下部頚椎椎体の側屈変位と近位下部頚椎椎体の他側への側屈変位が起こっている。頚椎椎体が側屈するとカップリングモーションとして、椎体の同側への回旋変位が起こるのは、上記の通り。

臨床メモ 両耳を結んだ線が水平でないからといって、上部頚椎に変異が起きていると即断するのは避けたい。頚椎の変位は、胸部の変位に対する上部頚椎の見かけ上（2次的／セカンダリー）の変位であることが少なくないからだ。胸部の側屈／回旋変位を両手で正し、肩を水平にした状態で上部頚椎を観察する。もし頭部の変位が消失すれば、胸部の変位が真の原因と判断できる。

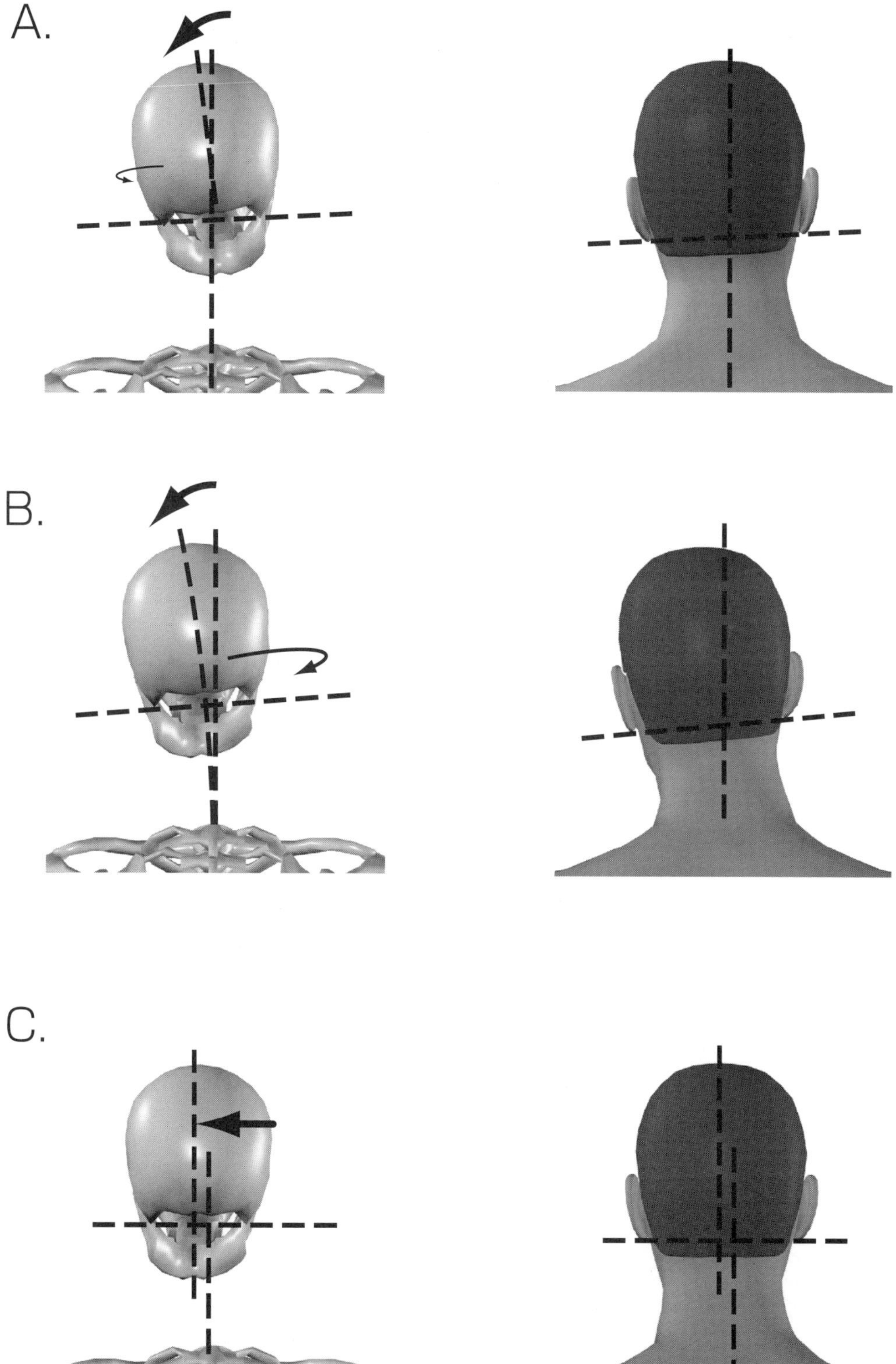

図5-4：頭部の重要な変位のパターン-後方から

A.後頭骨・環椎の側屈変位（図では－φZ）、B.環椎、下部頸椎の回旋変位＋側屈変位（図では＋φYと－φZ）、C.側方移動変位（図では＋X）

胸部-頭部（2b）僧帽筋（上部線維）

臨床メモ 肩の高さの違いは、骨盤～胸郭のアライメント異常から起こる2次的な変位だけでなく、肩から頭部にかけての筋の緊張・短縮または弛緩によっても起こりえる。胸鎖乳突筋の障害もその一例である（図5-5）。胸鎖乳突筋の収縮によって、頭部の回旋変位＋側屈変位＋屈曲移動変位（$-\phi$Y，$+\phi$Z、+Zまたは$+\phi$Y，$-\phi$Z、+Z）が起こる。これは斜頚の患者にもっとも頻繁に観察される変位でもある。斜頚は先天性と、後天性、成人期発症性のものに分けられる。真に先天性のものは非常に稀であり、難産時の胸鎖乳突筋の損傷が原因であることが多い。この損傷が原因で、筋線維が結合線維に変化し、骨の成長とともに筋が成長できず、慢性の斜頚が形成される。寝違いの患者にも、同様の姿勢変位が見られる。これを急性の斜頚と考えることができる。成人期発症性の斜頚は1次性であることが多く、甲状腺機能亢進、脳幹神経節障害、中枢神経への感染、骨腫瘍、遅発性ジスキネジアなどが原因である。

胸鎖乳突筋は、胸骨頭と鎖骨頭の2つから構成される。胸骨頭は胸骨柄から、鎖骨頭は鎖骨内側1/3前面から始まり、どちらも側頭骨乳様突起・後頭骨に付着する。脳神経XI番と、脊髄神経前肢（C2-3）の支配を受ける。

僧帽筋（上部線維）の過緊張・短縮が起こると、患側で同筋の傾斜角度がきつくなり、肩が挙上する。これに伴って、頭部が伸展、他側に回旋、同側に側屈を起こす（図5-6、図5-7）。

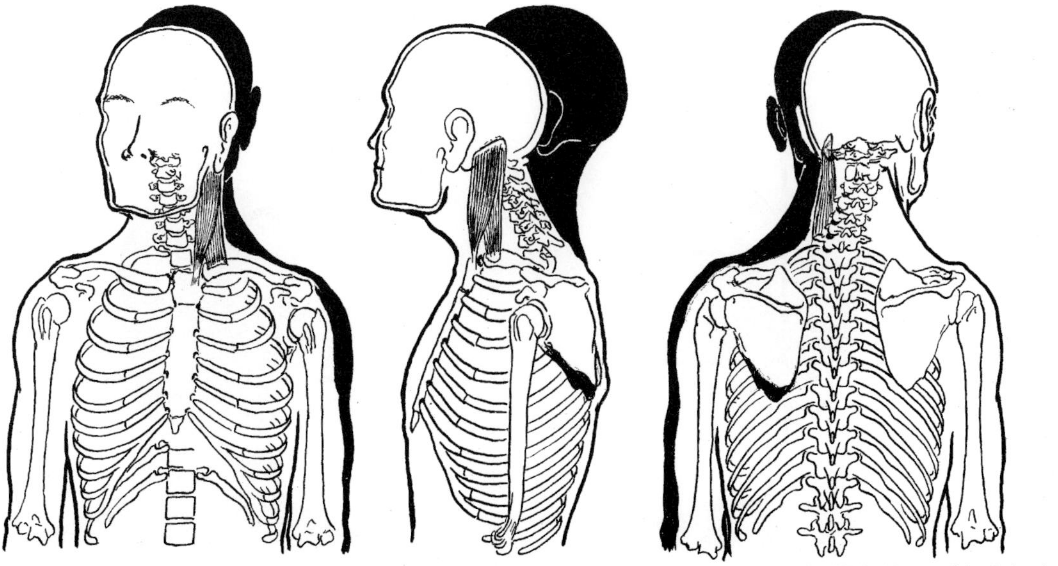

図5-5：胸鎖乳突筋の短縮による姿勢の変化
黒い影が正常

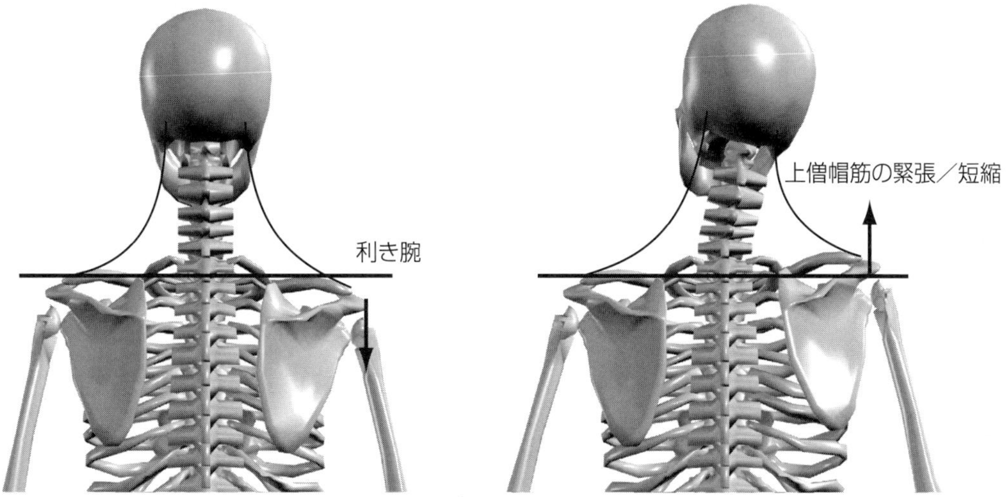

図5-6：肩のスロープの変化
（左側）右腕が利き腕の場合、右肩がわずかに下がるのが普通。このため、肩のスロープがなだらかに見える
（右側）緊張・短縮した右上僧帽筋。右肩が上がり、頭部が伸展、他側に回旋、同側に側屈を起こす

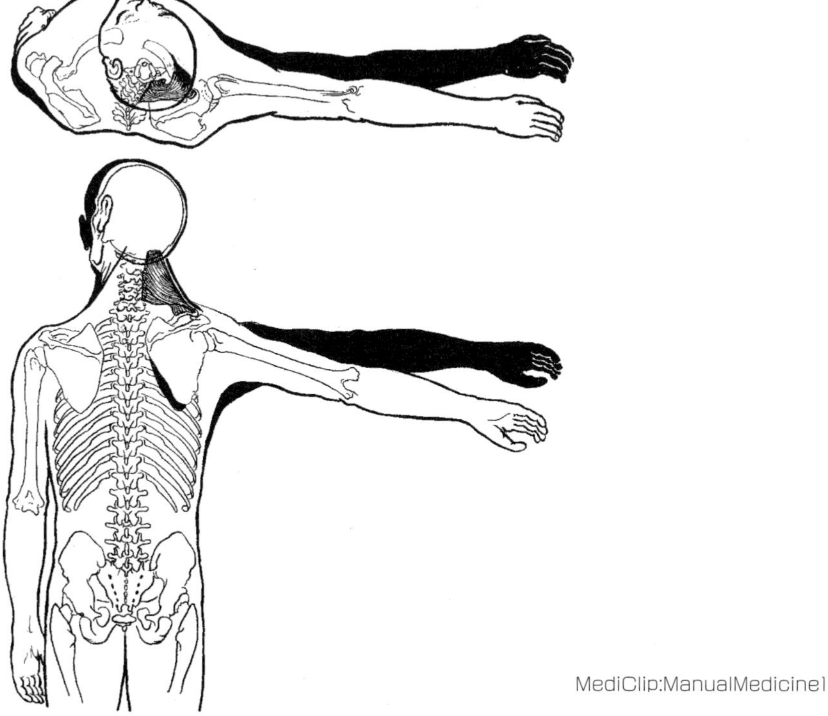

図5-7：上僧帽筋の過緊張・短縮が起きたときの肢外転の様子
黒い影が正常

胸部-頭部（2c）肩甲骨の機能的病変

観察の位置 後方から。

観察のポイント （図5-8）

1．肩甲骨内側縁の状態を観察する。

2．肩甲骨間の筋を観察する。

評価 1．座位または立位で、上肢を体幹の横に自然に置いた姿勢では、正常な肩甲骨内側縁と脊柱棘突起の距離は2.5～7.5cmである。

1a.肩甲骨が下制し、内側縁が胸郭から持ち上がった状態では、（上）僧帽筋の弱化が考えられる。

1b.肩甲骨がやや挙上し、下角が胸郭から持ち上がった状態では、前鋸筋の弱化・機能低下が考えられる。

2．肩甲骨間の筋が十分に発達していない場合は、中・下僧帽筋（P.183　図5-1）の機能低下が考えられる。

臨床メモ 肩甲骨内側縁が胸郭から持ち上がった状態を翼状（Winging）肩甲骨と呼ぶ。前鋸筋の筋力検査（P.194）や、肩外転の検査を行って確証する。翼状肩甲骨の原因として、神経学的には前鋸筋を支配する長胸神経（C5-7）、僧帽筋を支配する脳神経XI副神経の障害による弱化が考えられる。機能的病変としては、上僧帽筋・肩甲挙筋・肩甲下筋の過緊張・短縮による前鋸筋の神経的抑制（＝機能低下）が考えられる。肩甲骨の機能的病変／姿勢変化では、これが最も頻繁に観察される兆候であろう。

中・下僧帽筋は相動筋に分類される。肩関節外転運動時には、肩甲骨の安定化に貢献するとともに、前鋸筋や上僧帽筋と連動して、肩甲骨（肩甲胸郭関節）60度の外転を起こさせる。相動筋のため、機能低下を起こしやすい（図5-9）。

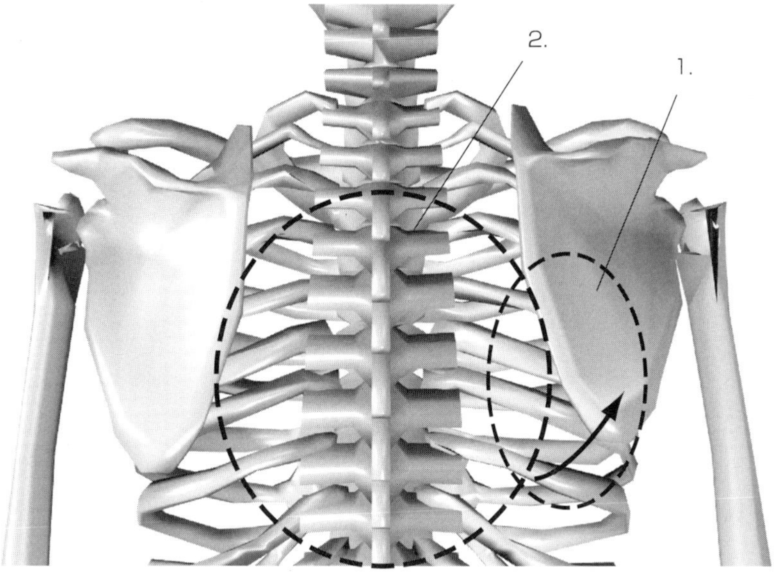

図5-8：肩甲骨の機能的病変

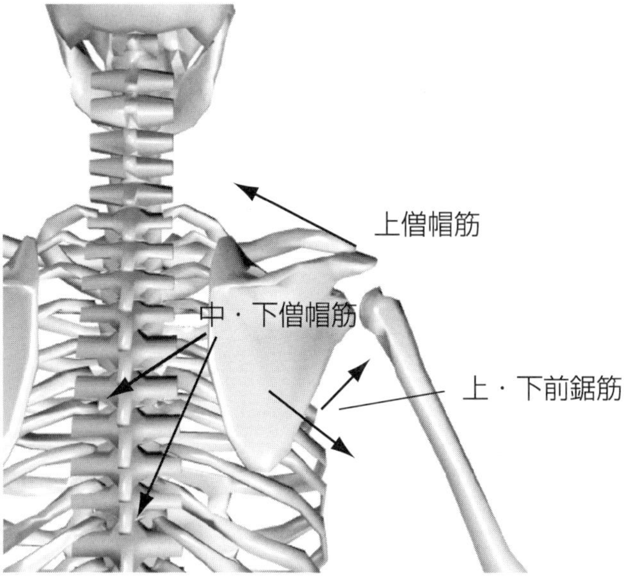

図5-9：上腕の外転に伴う筋の活動
上腕30度外転時（『図解　整形外科学検査法』〔医道の日本社刊〕より転載）

胸部-頭部（2d）前鋸筋の検査-筋力検査

目的　筋力検査を行うことで、前鋸筋と長胸神経の機能を検査する。

患者のポジション　座位または立位。

方法　患者に検査側の上肢を約130度屈曲するよう指示する。術者は一側の手で検査側の肩甲骨の内側縁～下角を触診すると同時に、他側の手で患者の上腕を下方に押す。患者に抵抗するよう、あるいは上肢をそのままの位置に保つよう、指示をする。術者は抵抗を加えつつ、肩甲骨の動きを触知・観察する（写真5-3)。

評価　患者が問題なく抵抗できれば陰性。前鋸筋の機能は正常と判断できる。患者が術者の力に抵抗できない場合は陽性。前鋸筋に弱化が見られる場合、三角筋が屈曲運動を補おうとするため、上肢の固定は問題なくできる場合がある。しかし、前鋸筋は肩甲骨を外転＋上方回旋位に保つことはできず、肩甲骨の内転、下方回旋が観察される。

臨床メモ　前鋸筋は、第１～７肋骨と肋骨間の腱膜に始まり、肩甲骨の脊椎縁全体前面・脊椎縁全体後面・上角前面・下角に付着する（図5-10)。弛緩性の相動筋に分類される。主な動作は、肩甲骨外転と上方回旋、加えて肩甲骨内縁を胸壁に牽引する。前鋸筋の機能低下が起こると、肩甲骨が内転、下方回旋を起こし、翼状するのはこのためだ。神経支配は長胸神経(C5-7）である。上腕骨外転時には、前鋸筋による肩甲骨の外転運動が不可欠のため、この筋が麻痺すると、上腕骨の外転運動域が減少する。

機能的には、拮抗筋（上僧帽筋、肩甲挙筋）の短縮や機能亢進が疑える。こうした筋を検査し、必要があればストレッチ等の治療を行うことで、神経的抑制を減少させ、前鋸筋の機能を回復することができる。中／下僧帽筋にも同様のことが言える。どちらの筋も、機能回復のためのリハビリテーションが欠かせない。

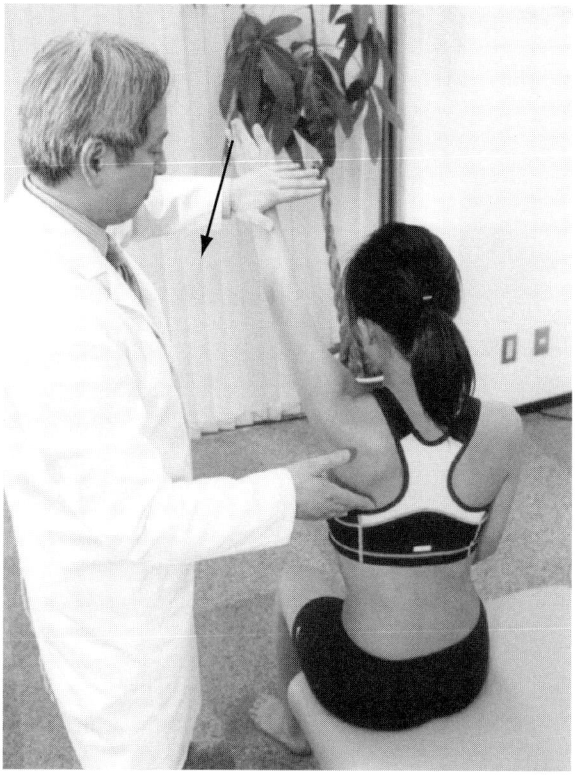

写真5-3：前鋸筋の筋力テスト

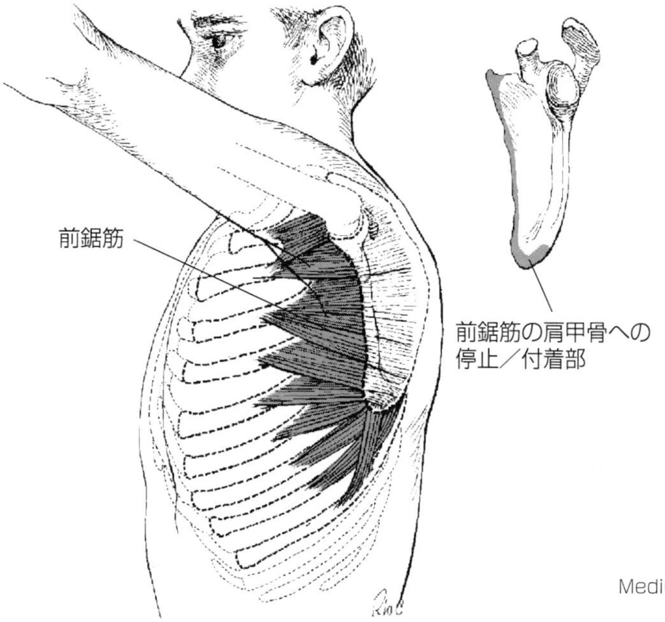

図5-10：前鋸筋

長胸神経（C5-7）の神経支配で、第1～8肋骨と肋骨間筋腱膜で始まり、肩甲骨の上角と椎骨縁と下角で停止する。肩甲骨外転と上方回旋の働きをする

胸部-頭部（3）前方から-整形外科学的姿勢検査

胸部-頭部（3a）視診

観察の位置 前方から。

観察のポイント
（写真5-4）
1．理想的なアライメントからの変位を観察する。
2．顔面が左右対称か否かを観察する。
3．上下の唇を観察する。
4．胸鎖関節から鎖骨を肩鎖関節に向けてたどる。左右の関節や鎖骨の位置と形状を比較する。

評価
1．理想的なアライメントでは、垂直線が、胸骨柄切痕、唇、眉間を通過する（写真5-4）。水平線による検査は、左右の耳／乳様突起、左右の肩鎖関節、左右の胸鎖関節を、リファレンスポイントとする（図5-11）。
2．明らかな非対称が観察された場合には、まず顔面神経（CN VII）の器質構造的病変を疑う。脳神経に異常がなければ脳の半球化による、機能的な病変を疑う。
3．唇は軽く閉じ、上・下の前歯は軽く開いているのが正常（P.218）。
4．肩鎖関節、胸鎖関節の障害は、それぞれP.160、P.162を参照する。鎖骨が近位から遠位までスムースであれば正常。途中に隆起した部分があれば、骨折の痕を疑う。出産時と幼年期にもっとも多い骨折の場所は鎖骨である。通常は完全治癒するが、大人になってからの骨折は、神経血管の損傷、癒合不能、変形治癒などの合併症を招くことがある。骨折は、中央3分の1の場所で最も起こりやすい。

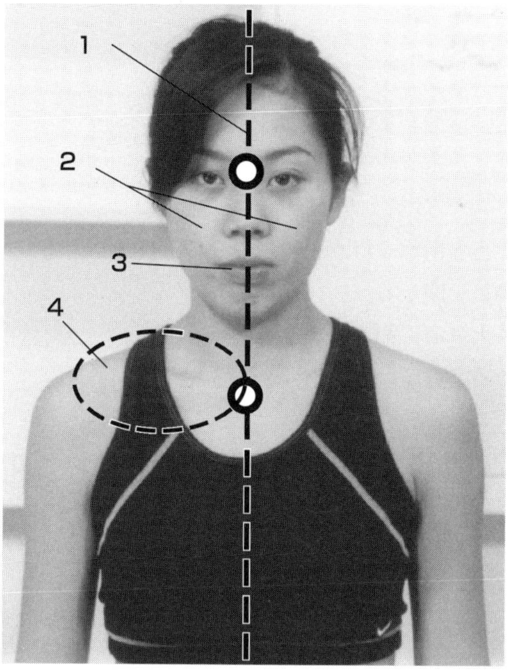

写真5-4：正面からの頭部・顔面の観察

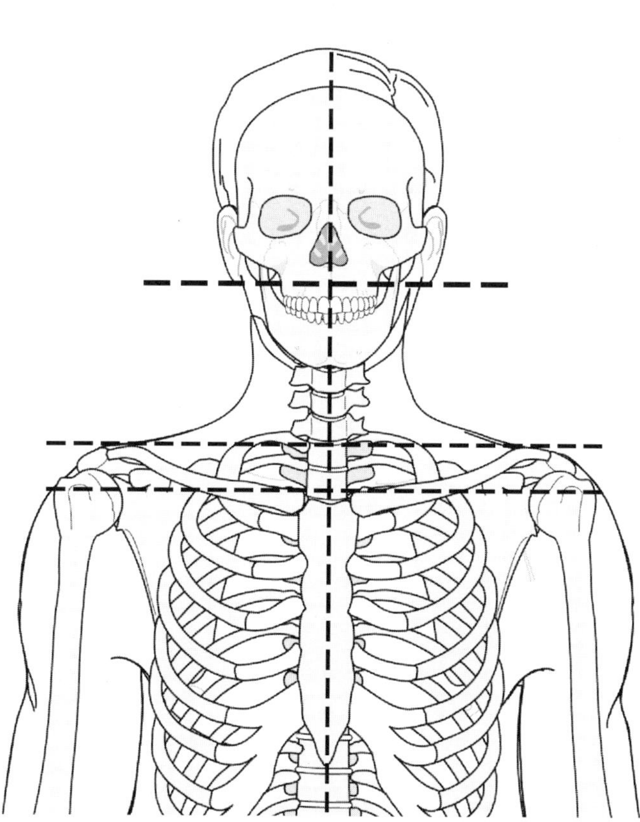

図5-11：胸郭～頭部の骨格-前面　LifeArt:SuperAnatomy1

胸部-頭部（3b）顔面神経のスクリーニング

目的　顔面神経のスクリーニングを行う。

患者のポジション　一般に座位、背臥位でもよい。

方法　患者に以下のような指示を行う。術者の手で抵抗を加えても良い。

1. 力いっぱい目を閉じる。
2. 眉毛を持ち上げる／額にしわをよせる。
3. 眉をひそめる。
4. 鼻にしわをよせる。
5. 唇をすぼめ、突きだす。
6. 笑ったときの口を真似る。
7. 頬を膨らませる／くぼませる。

評価　以上の運動が円滑に行えないときには、顔面神経の病変を疑う。

臨床メモ　頭蓋表筋からオトガイ筋まで、顔面の筋はすべて顔面神経（脳神経VII）の神経支配下にある（図5-12)。大脳から顔面神経運動核への上位運動神経は橋で交差するが、上顔面筋を支配する神経路は分岐し同側の顔面神経運動核ともシナプスする（図5-13左)。このため、一側の中枢性障害／核上病変では、病巣の反対側の下顔面筋だけが麻痺を起こす（図5-13右上)。一方、末梢性障害では、病巣と同側の上・下顔面筋が麻痺を起こす（図5-13右下)。末梢性障害で一般的なのがベル麻痺（Bell’s palsy）だ。顔面神経あるいは側頭骨錐体部顔面神経管の付近の水腫が原因と考えられている。一側の顔面神経麻痺に加えて、障害部位が膝神経節の近位か遠位かによって異なる症候が現れる。

頚部交感神経線維の障害によって起こるホルネル症候群（Horner’s syndrome）にも注意したい。この症候群は、縮瞳、上眼瞼下垂、顔面無汗症を伴う。

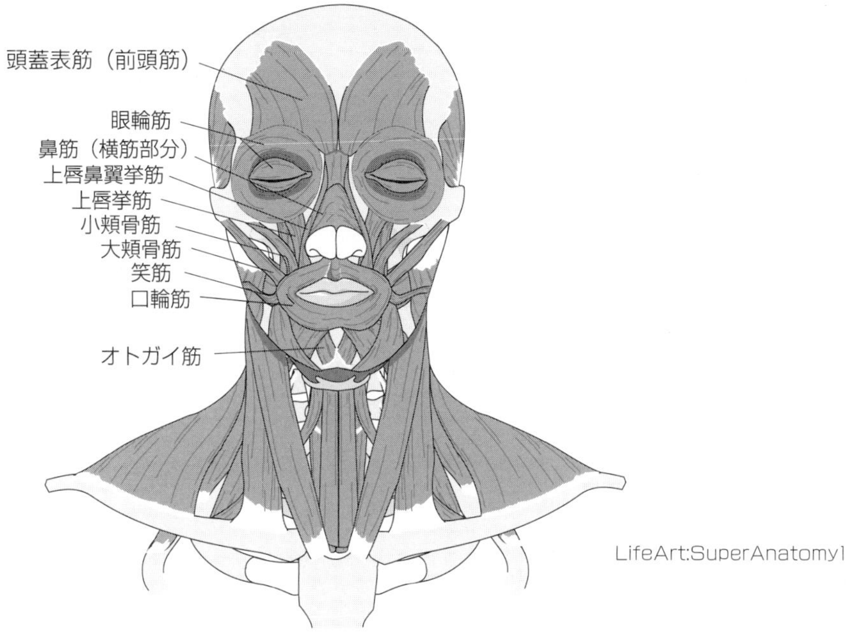

図5-12：顔面の筋
頭蓋表筋（前頭筋）からオトガイ筋までは、すべて顔面神経（脳神経VII）の神経支配。
この他にも顔面の皺眉筋、前耳介筋、鼻根筋、頬筋、口角挙筋、口角下制筋、下唇下制筋、広頚筋が同神経の支配を受ける

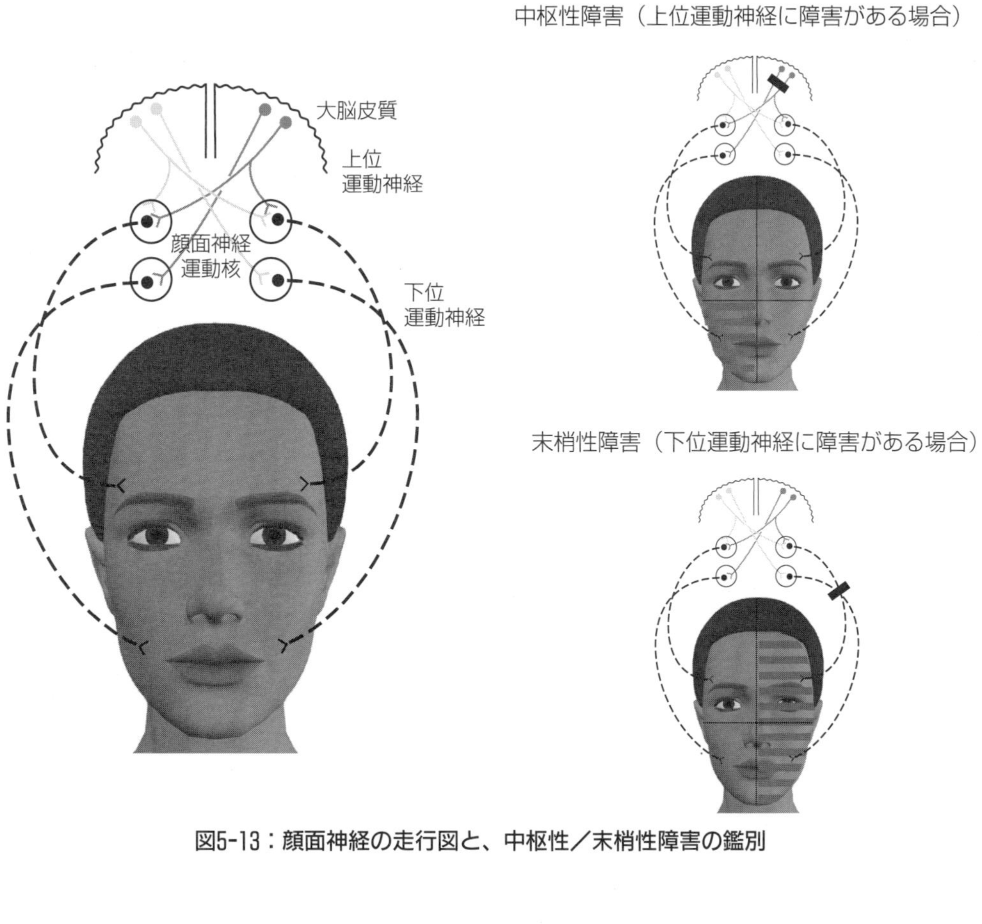

図5-13：顔面神経の走行図と、中枢性／末梢性障害の鑑別

胸部-頭部（4）前方から-機能的姿勢検査

胸部-頭部（4a）視診

観察の位置 前方から。

観察のポイント （写真5-5）。
1．左右の乳頭の位置を観察、比較する。女性の場合には、乳房の位置を観察する。
2．左右の肩（腕の付け根）の位置を観察、比較する。
3．安静時の呼吸に伴う、肩の動き、頚部前面の筋の動き、形状を観察する。
4．顔面が左右対称か否かを観察する。

評価 1．乳頭または乳房全体が上外方に変位している場合には、大胸筋の短縮を疑う（P.202）。
2．肩が前方／腹方に変位している場合は、大・小胸筋の短縮を疑う。脳の半球化による変位も考えられる（以下参照）。
3．肩が大きく持ち上がり、胸鎖乳突筋・斜角筋が浮き上がったように見えれば、2次呼吸筋による呼吸を行っていると考えられる。2次呼吸筋である胸鎖乳突筋、斜角筋の緊張・短縮と、呼吸主働筋である横隔膜の機能低下を疑う（P.208）。
4．機能的病変として、脳の半球化によるわずかな顔面の非対称性が考えられる。大脳新皮質のわずかな機能低下によるもので、一般に半球化が起きている側で、多汗症、瞳孔の散大、眼瞼下垂、口角の下垂、眼球下部から下眼瞼までが大きくなる等が観察される。顔面神経（脳神経VII）の器質的な障害については、P.198を参照する。

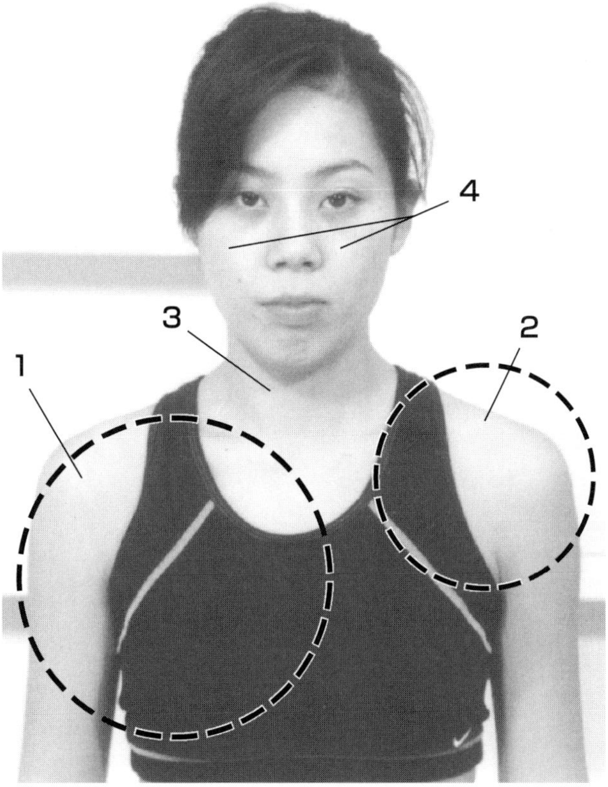

写真5-5：胸部-頭部の機能的病変の観察-前方から

臨床メモ 大胸筋は、大きく鎖骨部（上部）、胸肋部（下部）に分けられる。鎖骨部は鎖骨・胸骨前面から、胸肋部は胸骨前面下半分・第１～６（時に７）肋骨の肋軟骨・外腹斜筋腱膜から始まり、両者ともに上腕骨外側縁・結節間溝に付着する（図5-14）。鎖骨部は外側胸筋神経（C5-7）、胸肋部は内側・外側胸筋神経（C8-T1）の支配を受ける。鎖骨部の過緊張・短縮は、上腕骨を内旋・内転させ、さらに肩甲骨を外転変位させる。胸肋部の過緊張・短縮は、やはり上腕骨を介して胸郭全体を前方に牽引する。結果として、胸椎後弯が亢進する。

肩の前方変位は肩甲骨と前腕骨の相対的な位置を変化させる（図5-15、図5-16）。正常なバイオメカニクスでは、烏口上腕靭帯と上部関節包の引っ張る力Fpと、上腕骨の重量Fgのベクトルの和、Fcompressionは、上腕骨頭を肩甲骨窩に押し付けるだけの力を持つ。ローテーターカフの働きがなくとも上腕骨が支えられるパッシブなメカニズムだ。肩の前方変位が起こると、肩甲骨と上腕骨の相対的な位置が狂い、上腕骨が軽度外転位に置かれる。この状態では、上腕靭帯と上部関節包が弛み十分な上内方ベクトルの力Fpが働かなくなる。棘上筋が働いて必要な力Fp2を発生させ、上腕骨を支えるのに必要なFcompressionを起こす。棘上筋はオーバーユースとなり、疲労し、本来の機能を発揮できなくなる。肩甲上腕関節において、棘上筋は舵取りの役目をする。この筋が機能しないと、外転に必要な上腕骨の外旋が起こらず、ROMが減少したり、痛みが発生したりする。

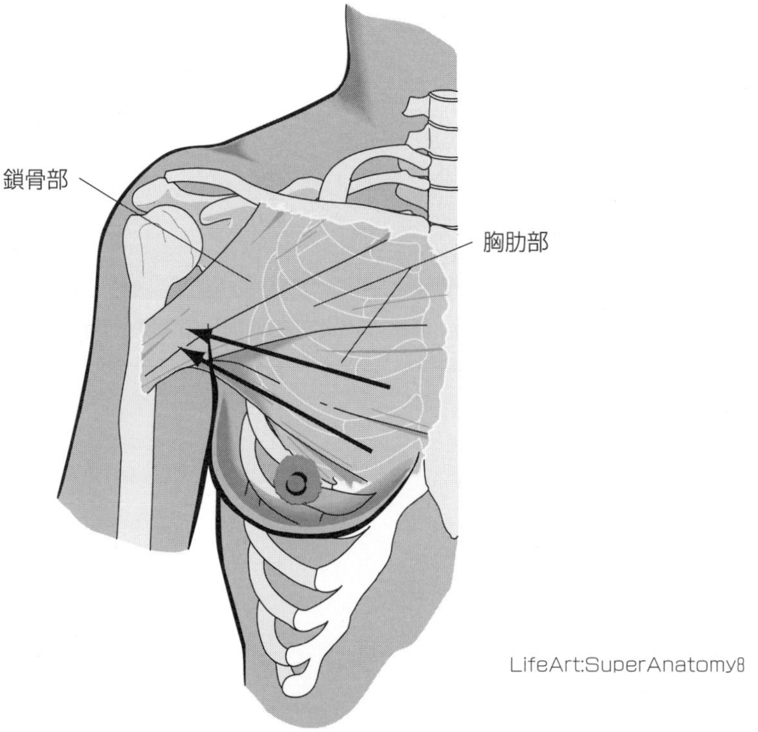

図5-14：大胸筋と乳頭の位置関係

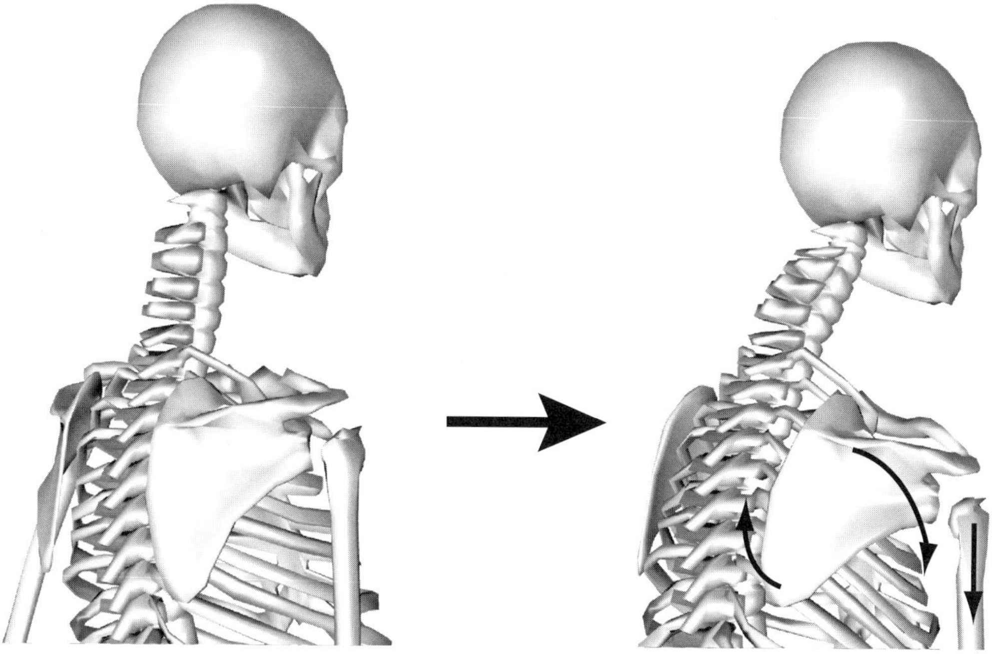

図5-15：胸椎後弯亢進と肩甲骨を前方に変位させ、肩甲骨と上腕骨の相対的な位置を変化させる

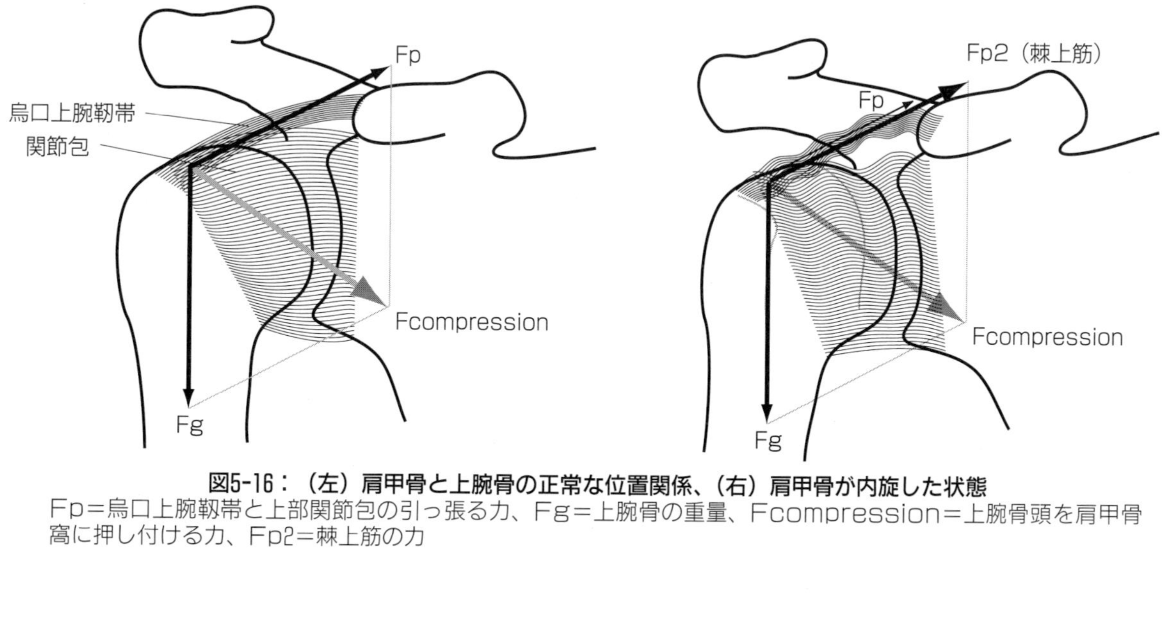

図5-16：（左）肩甲骨と上腕骨の正常な位置関係、（右）肩甲骨が内旋した状態
Fp＝烏口上腕靭帯と上部関節包の引っ張る力、Fg＝上腕骨の重量、Fcompression＝上腕骨頭を肩甲骨窩に押し付ける力、Fp2＝棘上筋の力

胸部-頭部（4b）大胸筋のスクリーニング

目的 大胸筋の緊張・短縮をスクリーニングする。

患者のポジション 背臥位。

方法 患者の上肢を外転させて「バンザイ」の格好をとらせ、肘の位置を観察する。

評価 肘（上肢）が頭のすぐ傍で、検査台に着くのが正常（写真5-6上）。肘（上肢）が検査台に付かない、上肢の挙上の際に胸部が伸展する、などが観察された場合には、大胸筋の過緊張・短縮を疑う（写真5-6中）。

臨床メモ 肘が頭部に近付かず、屈曲してしまう場合は、広背筋の過緊張・短縮が疑われる（写真5-6下）。広背筋の詳細は、P.224を参照する。

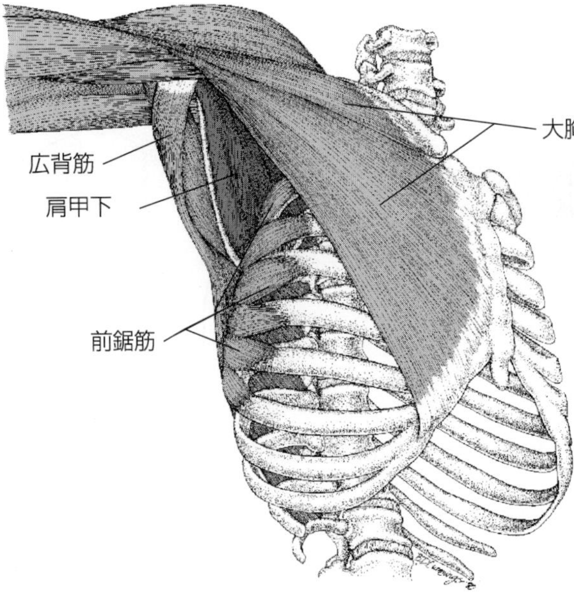

図5-17：立体的に見た大胸筋と周囲の筋群
腋窩の筋の走行がよくわかる

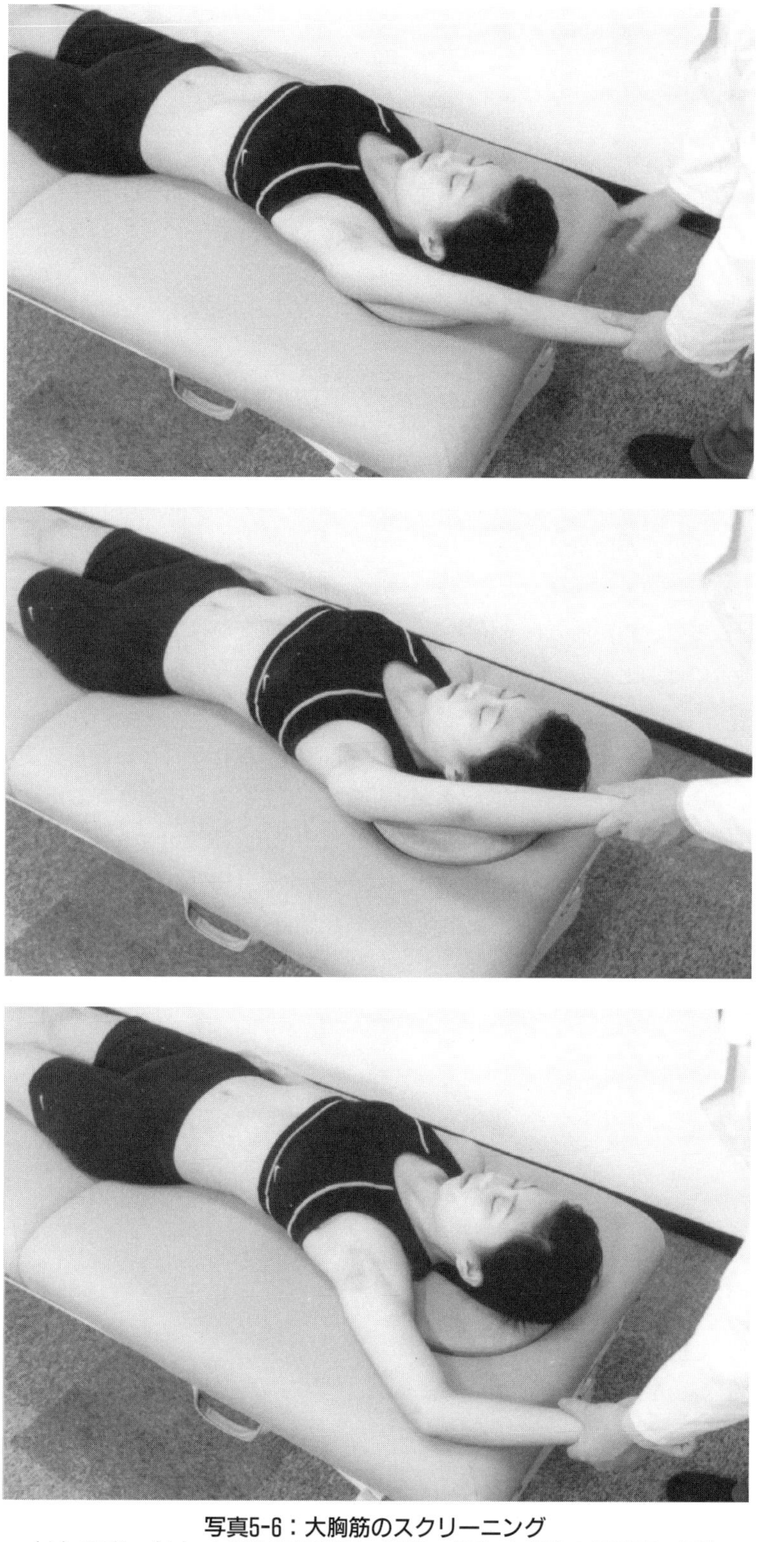

写真5-6：大胸筋のスクリーニング
（上）正常、（中）大胸筋の過緊張・短縮、（下）広背筋の過緊張・短縮

胸部-頭部（4c）小胸筋の検査

目的 小胸筋の緊張・短縮をスクリーニングする。

患者のポジション
1. 座位。
2. 背臥位。

方法
1. 座位で患者の頭の上から左右を観察する。
2. 背臥位の患者を患者の頭方から観察する（写真5-7）。

評価 以下の場合には、小胸筋が過緊張・短縮を疑う。
1. 肩が前方／腹方に変位している。
2. 肩が検査台から持ち上がっている（写真5-7）。

臨床メモ 小胸筋は、第３～５肋骨と肋間筋の腱膜に始まり、肩甲骨烏口突起に終わる（図5-18左）。内側・外側胸筋神経（C8-T1）の支配を受ける。主な機能は肩甲骨の前方牽引（外転）である。この筋が緊張・短縮すると、肩甲骨は前側方に変位し、下角は後方と内方を向く。小胸筋の緊張・短縮は、大胸筋とともに、胸椎後弯亢進の原因となりえる。胸椎後弯亢進が起こると、肩が前方に変位する。立位の姿勢検査だけでは変位がはっきりと確認できない場合には、上記の方法でスクリーニングを行う（写真5-7）。

小胸筋の緊張・短縮によって手や指に神経症状が現れることがある。これは、腋窩動脈、あるいは正中神経／筋皮神経が、小胸筋によって刺激・圧迫されるためだと考えられている（図5-18右）。整形外科学検査法のライトテスト（Right's test）では、脈を取りながら上肢を外転させて、腋窩動脈への圧迫を検査する（『図解　整形外科学検査法』〔医道の日本社刊〕P.200）。こうした症候は小胸筋症候群（胸郭出口症候群の１タイプ）と呼ばれる。

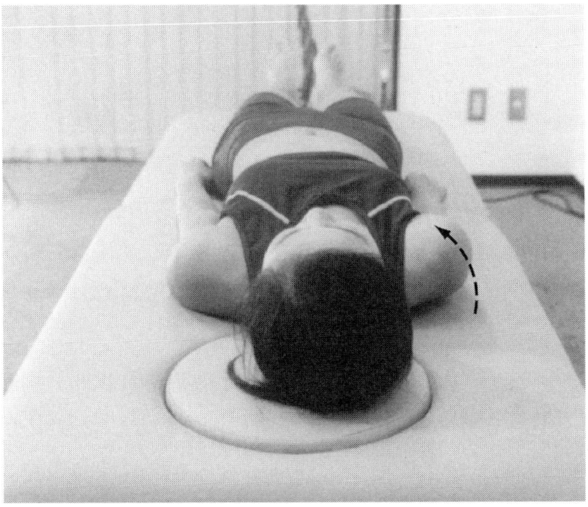

写真5-7：小胸筋の短縮（背臥位）

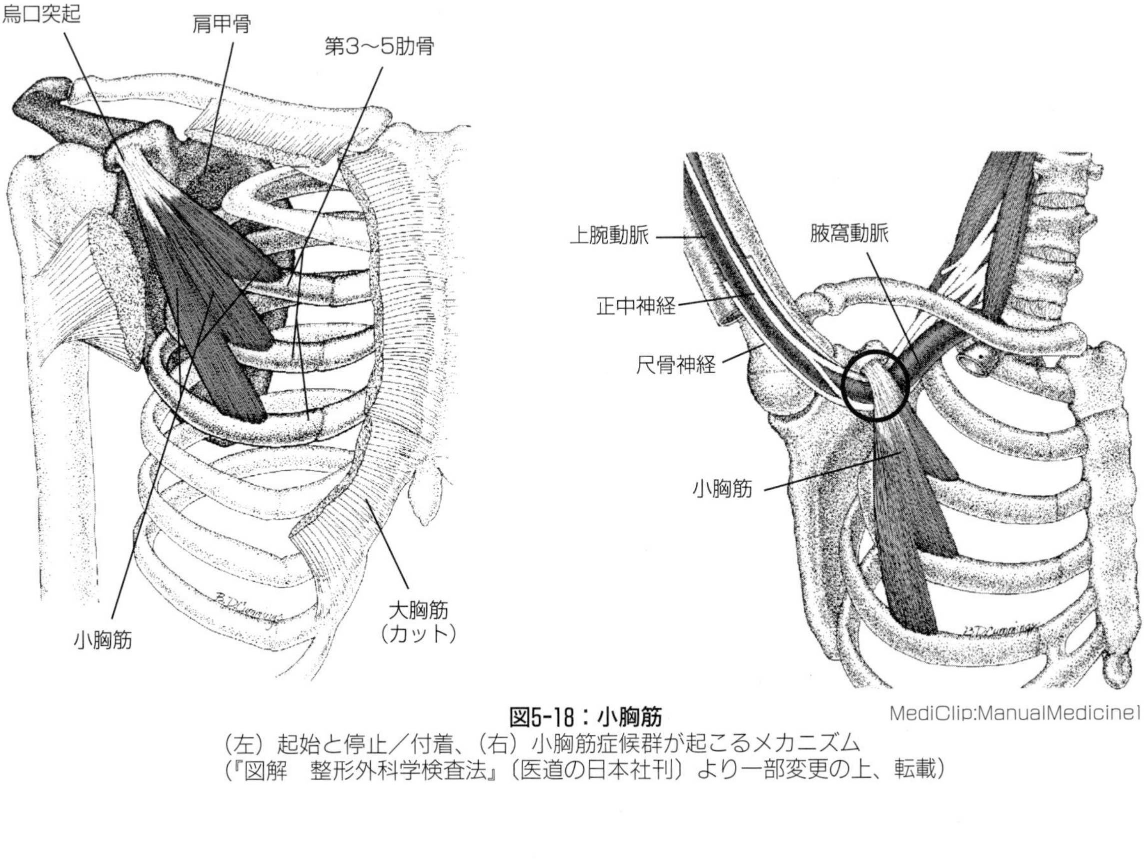

MediClip:ManualMedicine1

図5-18：小胸筋
（左）起始と停止／付着、（右）小胸筋症候群が起こるメカニズム
（『図解　整形外科学検査法』（医道の日本社刊）より一部変更の上、転載）

胸部-頭部（4d）呼吸筋

観察の位置
1. 後方から。
2. 前方から。

観察のポイント
1. 通常の呼吸時の肩の位置、頸部の筋を観察する。
2. 深呼吸をさせて、呼吸時の肩の位置、頸部の筋を観察する（写真5-8）。

評価
1.＆ 2. 肩が大きく持ち上がり、胸鎖乳突筋・斜角筋が浮き上がったように観察されれば、2次呼吸筋による呼吸をしていると考えられる（写真5-8）。2次呼吸筋である胸鎖乳突筋、斜角筋の緊張・短縮と、呼吸主働筋である横隔膜の機能低下を疑う（図5-19）。

臨床メモ
通常の静かな呼吸は、1次／プライマリー吸息筋である外・内肋間筋と横隔膜によって行われる（図5-19）。こうした筋の機能を主に補うのが、2次／セカンダリー吸息筋の胸鎖乳突筋や斜角筋である。この2つの筋はどちらも緊張性の姿勢筋であり、過緊張・短縮を起こしやすい。結果として、肩を持ち上げて浅く短い呼吸を行うようになる。これを上部胸式呼吸と呼ぶ。胸鎖乳突筋や斜角筋による呼吸は、これらの筋のオーバーユースを起こし、過緊張・短縮の原因となる。結果として、姿勢変化が起こり、肩凝りや、頸部の痛み、頭痛などの症状となって現れる。
座位の患者の仙骨に手を当てて、深呼吸を行わせると、正常であれば、吸息に伴って仙骨が後方に動き、呼息に伴って前方に動くのが感じられる。この動きが感じられないときには、2次呼吸筋による呼吸や、L5と仙骨の腰仙関節の機能異常を疑う。腰仙関節は、股関節の屈曲と連動し、スクワットや体幹前屈時に、前屈-後屈の運動を起こす。機能異常は、骨盤の位置の変位や、スクワット・体幹前屈等の運動を制限する原因となりえる。

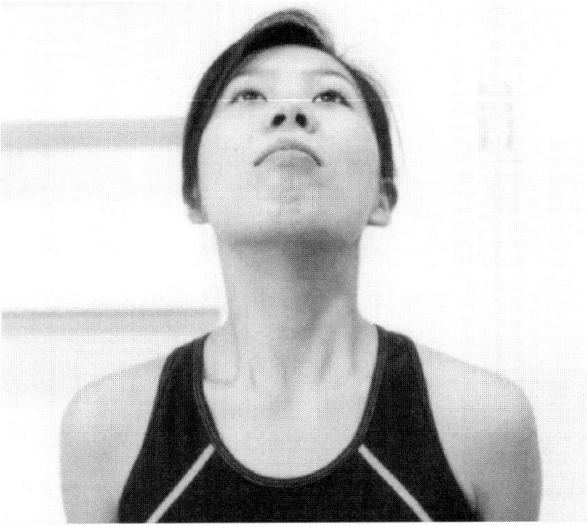

写真5-8：2次呼吸筋による呼吸パターン
深呼吸をさせると、肩が持ち上がり、胸鎖乳突筋・斜角筋が浮き上がるのを観察できる

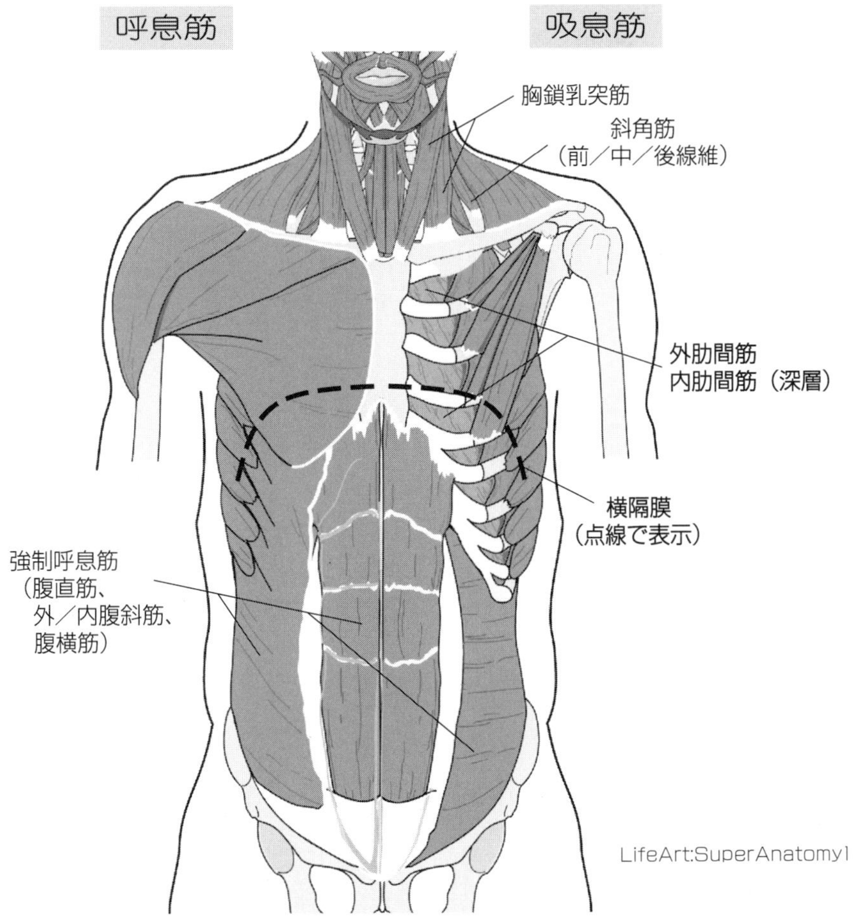

図5-19：呼吸筋
吸息筋のうち、太字の筋は1次／プライマリー、細字は 2 次／セカンダリー

胸部-頭部（5）側方から-整形外科学的姿勢検査

胸部-頭部（5a）視診

観察の位置 側方から。

観察のポイント （写真5-9）
1. 垂直線を使った理想的なアライメントからの変位を観察する。
2. 後頭隆起と頬骨弓下縁を結んだ線の角度を観察する。
3. 唇と顎の位置を観察する。

評価
1. 理想的なアライメントを持った頚椎では、肩の中心線から垂直に伸びた線が外耳孔を通過する（写真5-9）。顎は突き出しておらず、目と鼻が水平線と並行である。垂直線が肩の中心と外耳孔を通過する。頚椎の絶対前弯角度は30〜40度である（P.212）。
2. 後頭隆起と頬骨弓下縁を結んだ線が水平となるのが正常。
3. 唇は軽く閉じ、上・下の前歯は軽く開いているのが正常（P.218）。

臨床メモ 後頭隆起と頬骨弓下縁を結んだ線は、頚椎・頭部の側方からの姿勢検査の際、リファレンスラインとして使用できる。

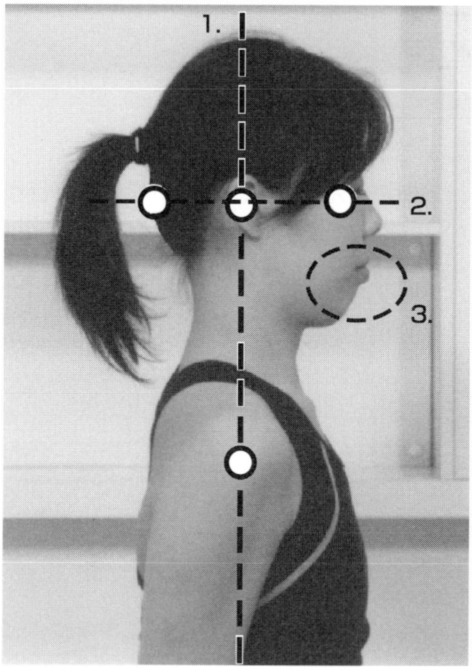

写真5-9：胸郭-頭部-側面を観察する
垂直線が肩の中心と外耳孔を通過する

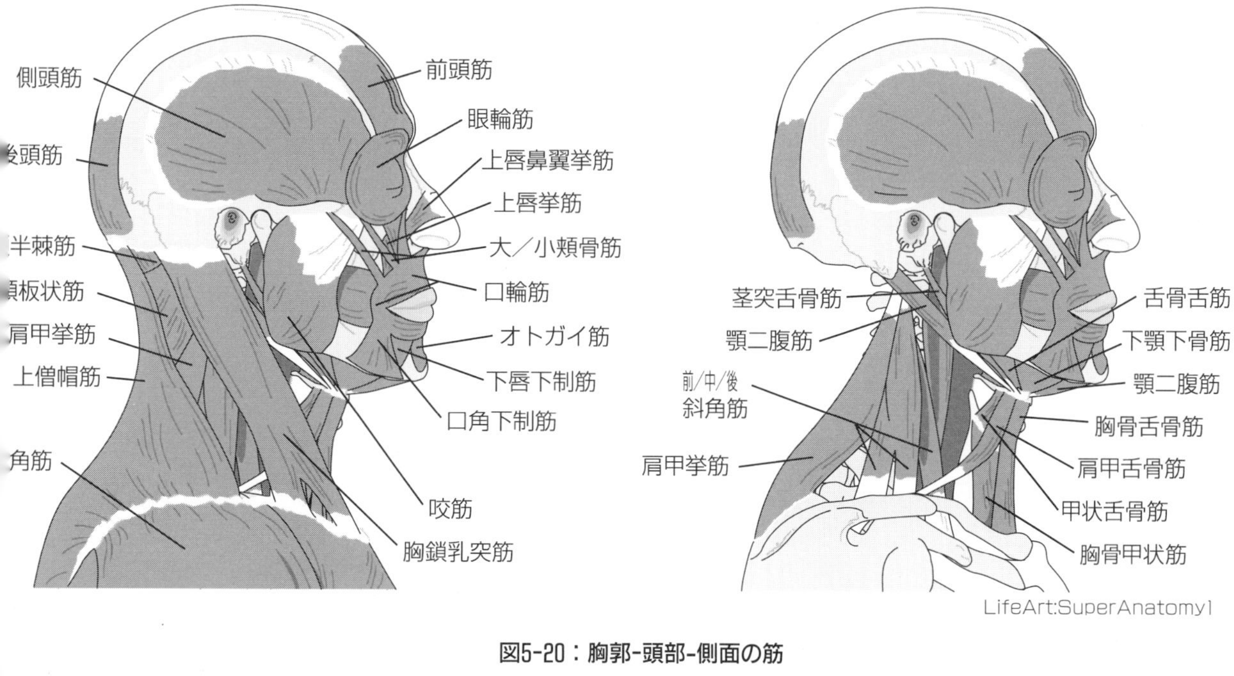

図5-20：胸郭-頭部-側面の筋

胸部-頭部（5b）頸椎-X線診断

患者のポジション 立位。

方法 頸椎の側方から撮る（写真5-10）。
環椎の前結節と後結節を結んだ線と、L7の下終板と平行なラインの２本をひく。この２つのラインに対し垂直線を引き、２つの垂直線が交わる角度を測定する（図5-21）。

評価 35度～45度が正常値とされている。これ以上であれば頸椎前弯亢進、以下であれば頸椎前弯減少と判断する。

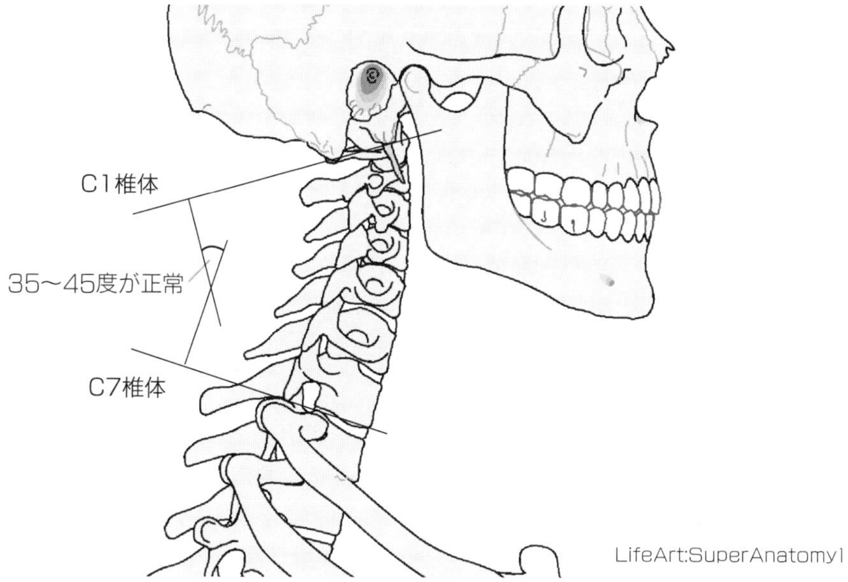

図5-21：理想的な頚椎の前弯

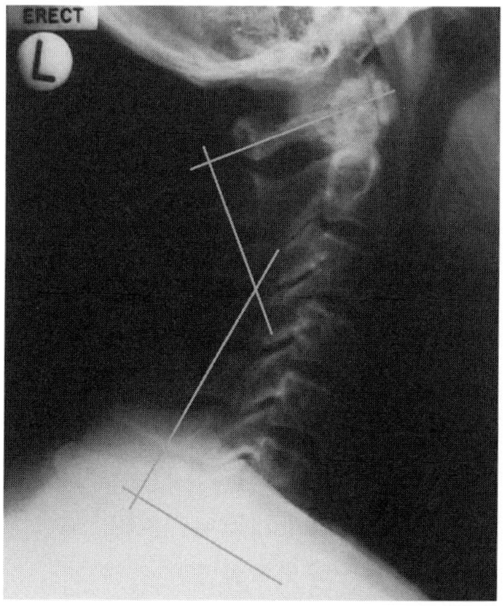

写真5-10：X線画像-側方

胸部-頭部（6）側方から-機能的姿勢検査

胸部-頭部（6a）視診

観察の位置 側方から。
後頭隆起と頬骨弓下縁を結んだ線をリファレンスラインとして使用する。

評価 機能的病変による変位として、主に以下の3タイプが観察される。

パターンI.前方移動変位（＋Z）（図5-22左）

頭部が前方に移動し、外耳孔が理想の垂直線から前方変位する。セグメンタル（分節的）な変位で表現すると、下部頚椎の屈曲変位（＋ϕX）と上部頚椎、後頭軸椎関節の伸展変位（－ϕX）が複合的に起こっている。実際には、頭部の下方変位（－Y）も起こっている。慢性では椎体関節の退行性関節症（DJD）を伴うことが多い。通常は、胸椎の後弯亢進の代償変位として起こる。毎日の臨床で頻繁に観察される変位だ。この症候は上部交差症候群（Upper cross syndrome）と呼ばれる（P.216）。X線では、頚椎の前弯の消失、後弯化を始め、DJDを起こした関節も観察できる。機能的病変として、後頭環椎関節・上部頚椎の伸展変位／屈曲リストリクション、下部頚椎の屈曲変位／伸展リストリクション、主に後頭下筋の短縮、胸鎖乳突筋の短縮、深部頚椎屈筋群の機能低下が考えられる。

パターンII.伸展変位（－ϕX）（図5-22中）

a.頚椎のグローバルな伸展変位は認められず、後頭骨環椎関節でセグメンタル（分節的）な伸展変位（＋ϕX）が起こっている。後頭骨は伸展（－ϕX）にともない環椎上を前方に滑る（＋Z）。同時に環椎も軸椎上で伸展（－ϕX）を起こす。このため、鼻がわずかに上方を向き、やや下目遣いの視線となる。
b.頚椎全体のグローバルな伸展変位では、頭部～頚部にかけて頚椎全体が伸展の変位を起こしている。鼻が上方を向き、下目遣いの視線となる。頭上で行う仕事や作業に就労している患者に多く見られる。

パターンIII.屈曲変位（＋ϕX）（図5-22右）

a.頚椎のグローバルな屈曲変位は認められず、後頭骨環椎関節でセグメンタル（分節的）な屈曲変位（＋ϕX）が起こっている。後頭骨は屈曲（＋ϕX）にともない環椎上を後方に滑る（－Z）。同時に環椎も軸椎上で屈曲（＋ϕX）を起こす。うなずいた姿勢のまま戻らないように見える。このため、鼻がわずかに下方を向き、やや上目遣いの視線となる。
b.頚椎全体のグローバルな屈曲変位では、頭部～頚部にかけて頚椎全体が屈曲の変位を起こしている。鼻が下方を向き、上目遣いの視線となる。胸椎の後弯亢進の代償変位（屈曲変位）の延長として起こると考えられる。

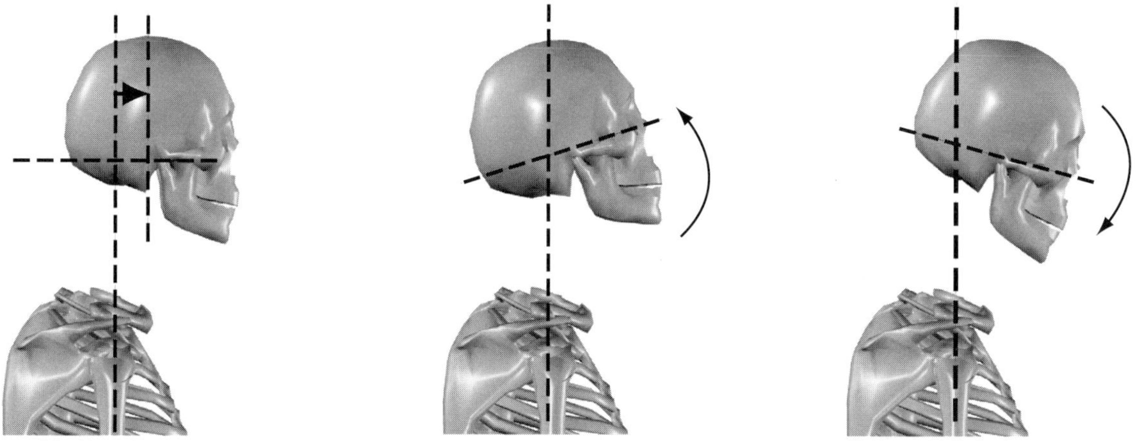

図5-22：頭部の重要な変位のパターン-側方から
（左）前方移動変位（＋Z）、（中）伸展変位（−φX）、（右）屈曲変位（＋φX）

胸部-頭部（6b）上部交差症候群

臨床メモ 毎日の臨床で頻繁に遭遇するのが、P.215の「前方移動変位」である。この症候は、現代の生活習慣に起因するものと考えられる。コンピューターの操作、車の運転等、肩を丸め、頭を前方に突き出す姿勢を取る機会が多い。「前方移動変位」は、上部交差症候群（Upper cross syndrome）のパターンと一致する。上部交差症候群とは、胸郭～頭部にわたる筋と関節の複合的なバイオニクス異常で、胸筋や斜角筋、僧帽筋上部線維、胸鎖乳突筋、後頭骨下筋等の姿勢筋の機能亢進（緊張・短縮）と、僧帽筋中・下部線維や深部頚椎屈筋群の機能低下が観察される（図5-23）。上部頚椎は過度伸展位に、下部頚椎は屈曲位に置かれる（図5-24）。これは、斜角筋の起始と停止の位置が変化することで、本来頚椎屈筋の斜角筋が、上部頚椎伸筋になるためである。こうしたバイオニクス異常は、椎間関節の退行性関節症（DJD）の原因となる。DJDは、頚椎の前弯減少／伸展変位に始まり、骨棘の形成を経て、椎間板の脱水と弾性の消失による器質構造的病変へと進行する。最終的に椎骨の融合が起こり、関節は完全に可動性を失う。

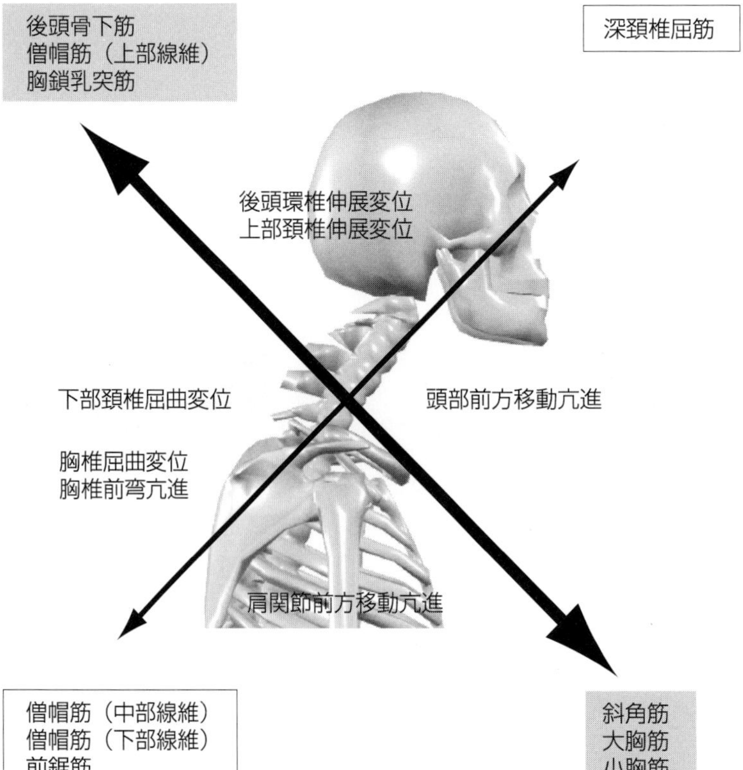

図5-23：上部交差症候群（肩交差症候群）

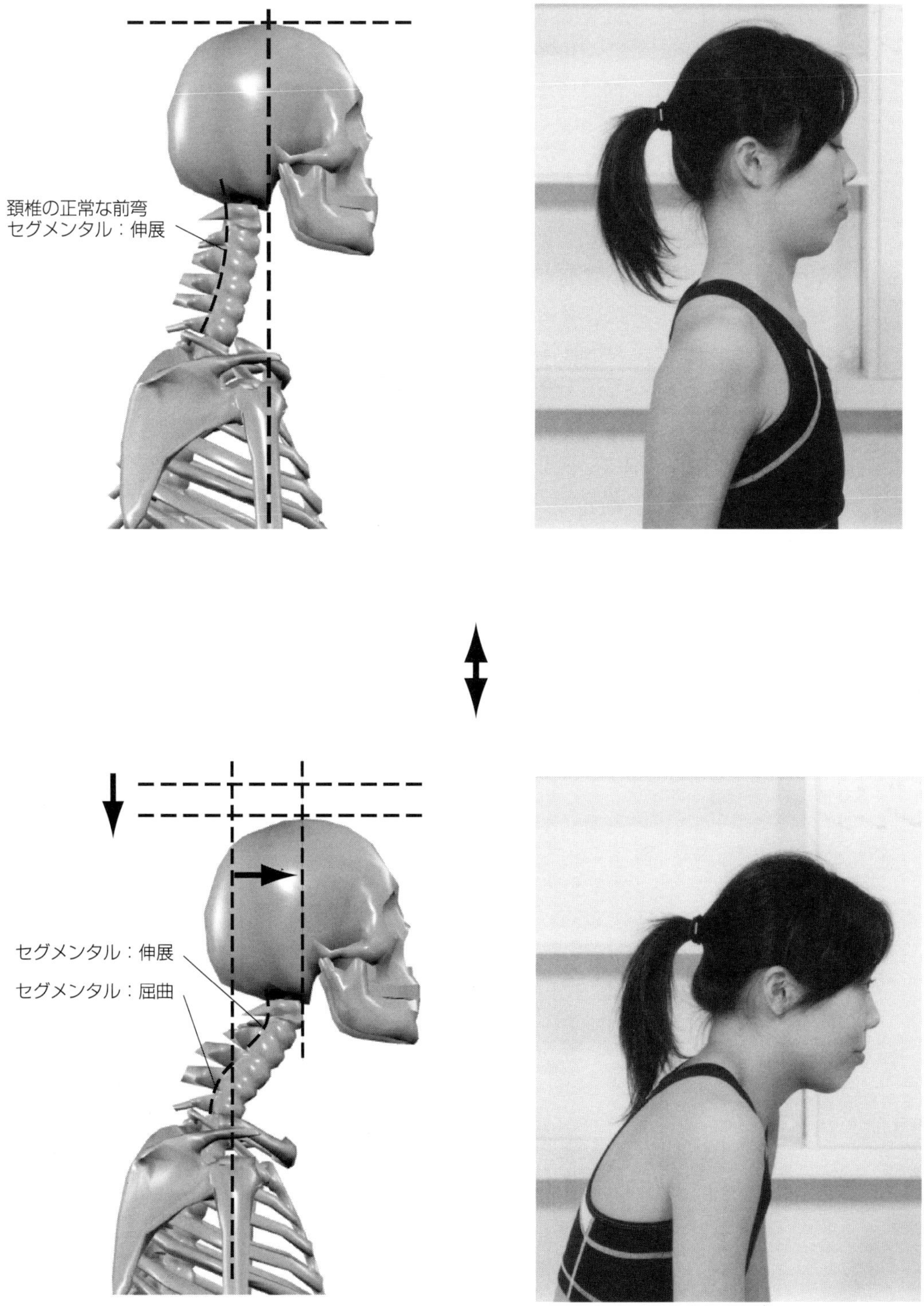

図5-24、写真5-11：前方移動変位（＋Z）による頸椎のバイオメカニクスの変化
（上）頭部が本来の位置にあると、上部頸椎も下部頸椎も伸展位に置かれ、頸椎の前弯が保たれる
（下）頭部が前方移動すると、上部頸椎は過度伸展位に、下部頸椎は屈曲位に置かれる

胸部-頭部（6c）下顎と顎関節

臨床メモ 顎の位置に注意する。正常な位置では、唇は軽く閉じ、上・下の前歯は軽く（3～5㎜）開いている。こうして、口中をややマイナスの圧力に保ち、顎関節に作用する咀嚼筋の仕事を軽減させている。同時に、鼻呼吸や腹式呼吸を助ける。この位置を、下顎休息位置（MRP＝Mandibular Resting Position）と呼ぶ。顎関節は、側頭骨下顎窩と下顎骨顆状突起から成る関節で、円板によって関節は上関節腔と下関節腔の2つに分けられる（図5-25）。

姿勢の変化は、下顎と顎関節のバイオメカニクス（図5-26）に大きな影響を与える。股関節や肩の高さの違いが顎関節（TMJ）周囲の筋に圧痛をもたらすことも報告されている。数件の研究論文では、特に頭部前方移動変位と顎関節障害に有意な関係があるとしている。上僧帽筋や胸鎖乳突筋の機能異常との関係を示す文献もある。頭部前方移動変位が起こると、舌骨の位置も変位し、舌骨上筋が下顎を引き下げる（図5-27）。これに対する反射によって顎関節挙上筋の活動が高まる。結果として、顎関節の内圧が増加し、関節の病変につながる。椎間板同様に、顎関節円板（articular disc）も無血管性であり、栄養分の摂取には滑膜液の流入が必要だ。ところが、関節内の圧力が増加した状態では、滑膜液が浸透できなくなる。顎関節円板が影響を受けやすいのは、このためである。

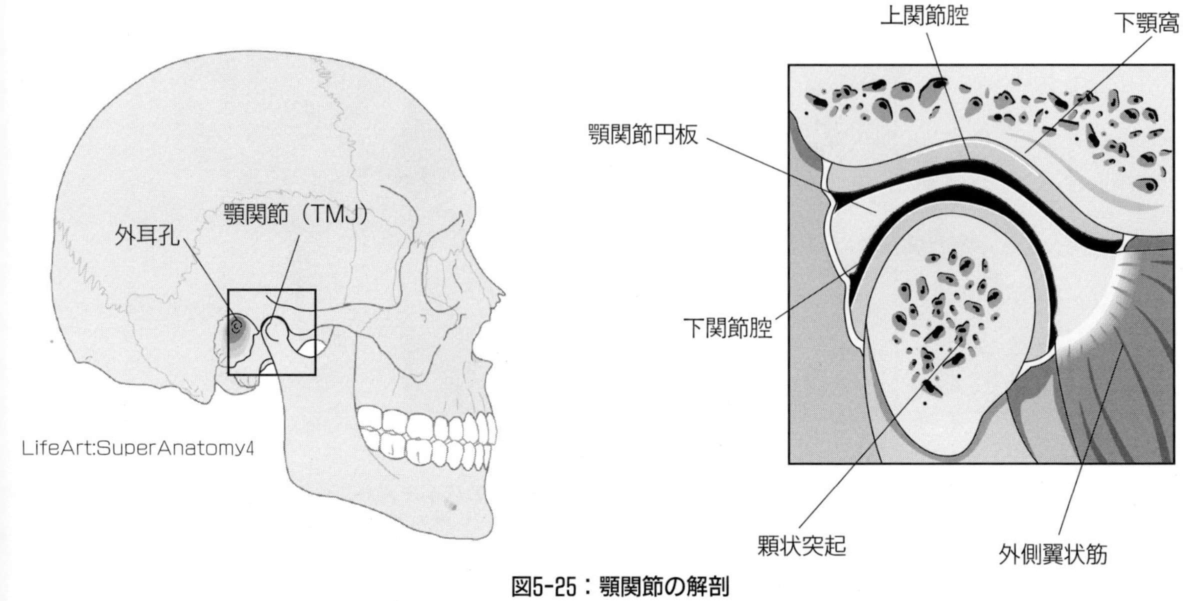

図5-25：顎関節の解剖

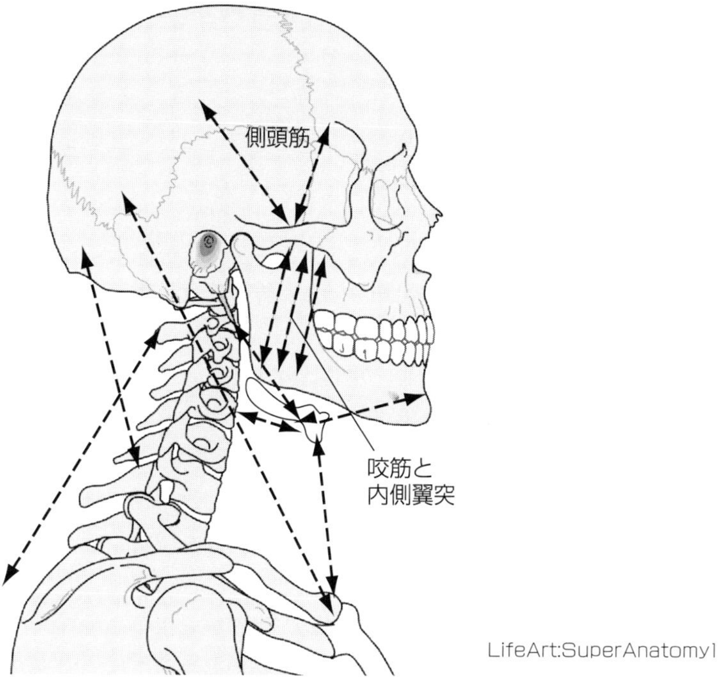

図5-26：下顎（骨）と周囲の骨格系との運動学的な連鎖

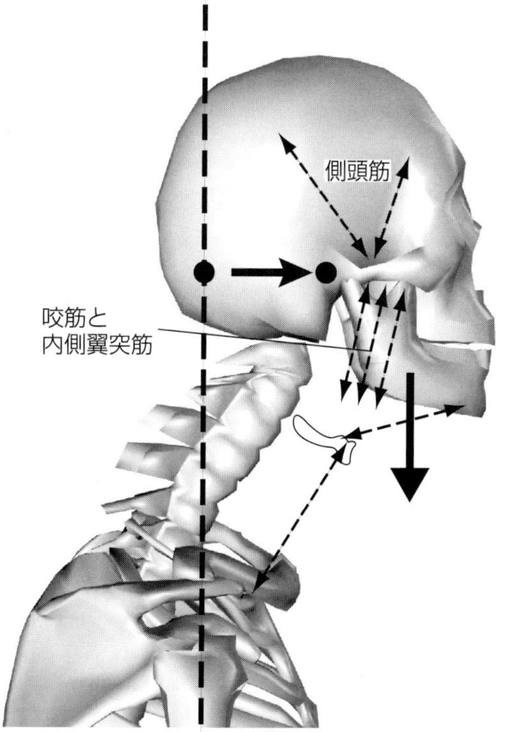

図5-27：頭部が前方変位を起こしたときの、運動連鎖の変化

上肢（1）前方から-整形外科学的姿勢検査&機能的姿勢検査

上肢（1a）視診

観察の位置 前方から。

観察のポイント （写真5-12）

1．内側上顆と外側上顆を結んだ線の角度を観察する。まず一側が水平かどうかを調べ、次に左右を比較する。

2．胸郭と肘の距離を、左右比較する。

3．大結節から垂直線を遠位に向かってひく。この線が、肘を通過するかどうかを観察する。

4．肘角を観察、測定する。手掌を前方に向けて測定するのが正しい方法。

5．体幹に対する手の位置と手掌の向きを観察する。

評価 1．内側上顆と外側上顆を結んだ線が床と水平になるのが理想的。左右が同じ高さなのが正常である。三角筋の弱化や肩鎖関節の脱臼では、患側の肘が低くなる（P.184）。

2．肘が胸郭のすぐ横に自然に垂れていれば正常。

3．垂直線が、肘の中央を通過するのが理想的である。

4．肘角は、男性で５～10度、女性で10～15度が正常。20度以上を外反肘、５度以下を内反肘と呼ぶ（P.222）。

5．手が体幹より前方に位置している、手掌が後内方に向いている場合は、広背筋の短縮を疑う（P.224）。

臨床メモ 左右の肘の高さや、胸郭との隙間の距離が異なる場合、側弯症など構造的病変と、胸郭の回旋／側屈などの代償性機能的病変が考えられる。肘の高さが異なる場合は、低い側に胸郭が側屈（セグメンタルで見ると胸椎の側屈変位）している。肘と胸郭の距離が異なる場合は、広い側に胸郭が側方移動（セグメンタルで見ると胸椎の右方向と左方向側屈変位の組み合わせ）している。実際には胸郭の回旋変位も複合的に起こる。

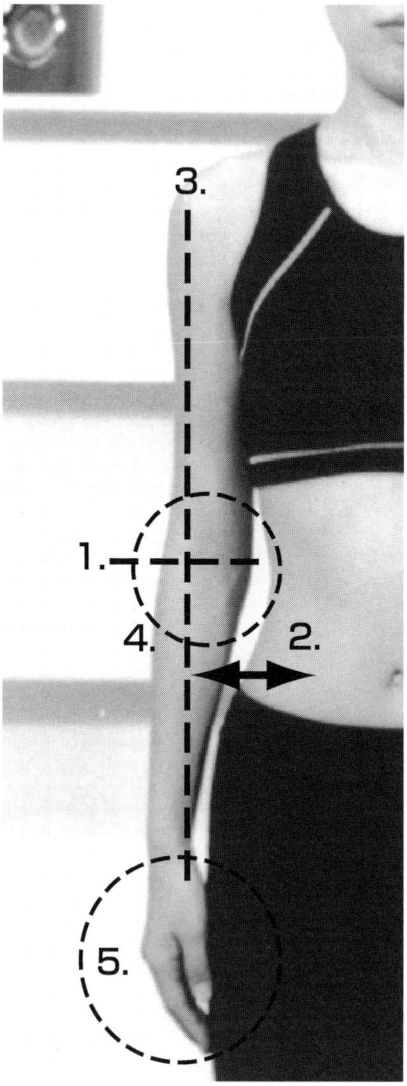

写真5-12：上肢の観察-前方から

上肢（1b）肘角の測定

患者のポジション 前方から。

方法 立位の患者に手掌を前方に向けるように指示する。角度計を使って、上腕と前腕の前額面での角度を観察する（写真5-13）。

評価 明らかな角度の亢進（20度以上）では、肘関節内側の不安定性亢進、関節外側（橈骨頭／上腕骨小頭）での圧迫骨折等の器質構造的な原因が疑える。明らかな角度の減少（５度以下）では、骨折または骨端の障害を疑える。

臨床メモ 前額面での、上腕の運動軸と前腕の運動軸の傾斜角を一般に肘角（Carrying angle）と呼ぶ。正確には、上腕骨滑車の橈側への傾きと、尺骨滑車切痕橈側への傾きの和が、肘角を形成する。男性で５～10度、女性で10～15度が正常とされる。20度以上を外反肘、５度以下を内反肘と呼ぶ。上腕の長さと、肘角とは反比例するため、一般に身長の高い個体ほど肘角が小さくなる。

成人では、肘関節骨折の50％を、橈骨頭骨折が占める。

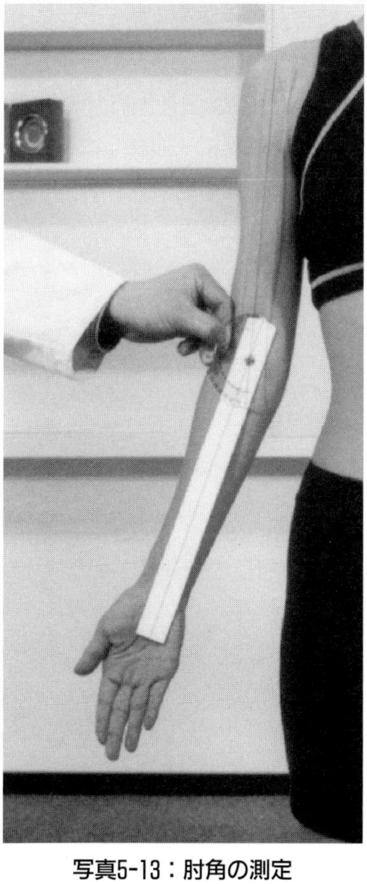

写真5-13：肘角の測定

LifeArt:SuperAnatomy1

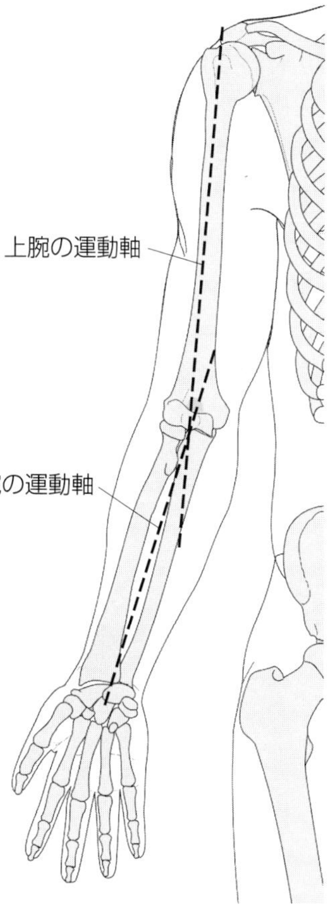

図5-28：上肢のアライメント

上肢（1c）広背筋

観察の位置 1．後方から。
2．側方から。

観察のポイント 1．左右の手（手掌）の位置を観察する（写真5-14左）。
2．プライムラインからの肘の位置、上肢の内旋を観察する（写真5-14右）。

評価 1．手掌が内方を向くのが理想的なアライメント。
2．上肢が体幹と同じ位置にあるのが理想的なアライメント。

臨床メモ 広背筋はT6-12、L1-5、仙骨、肩甲骨下角、棘上靱帯、腸骨陵から始まり、胸郭後面下部と腰椎部を覆い、上腕骨結節間溝と深部筋膜に付着する（図5-29）。主な働きは、運動軸の位置によって大きく異なり、肩関節の伸展・内転・内旋、上体（脊柱）の過伸展・側屈・屈曲などである。緊張性の姿勢筋であることから、過緊張・短縮して姿勢変化の原因となりやすい。両側の広背筋に過緊張・短縮が起こると、肩の肩複合体は前下方に変位し、胸椎屈曲が亢進した姿勢となる。腕は屈曲して体軀の前方に垂れ、内旋変位を起こす（図5-30）。上肢が肩関節から内旋しているのは、広背筋の過緊張・短縮の典型的なサインである。胸郭の回旋や側屈変位によっても、相対的な上肢の位置に変化が起きる。

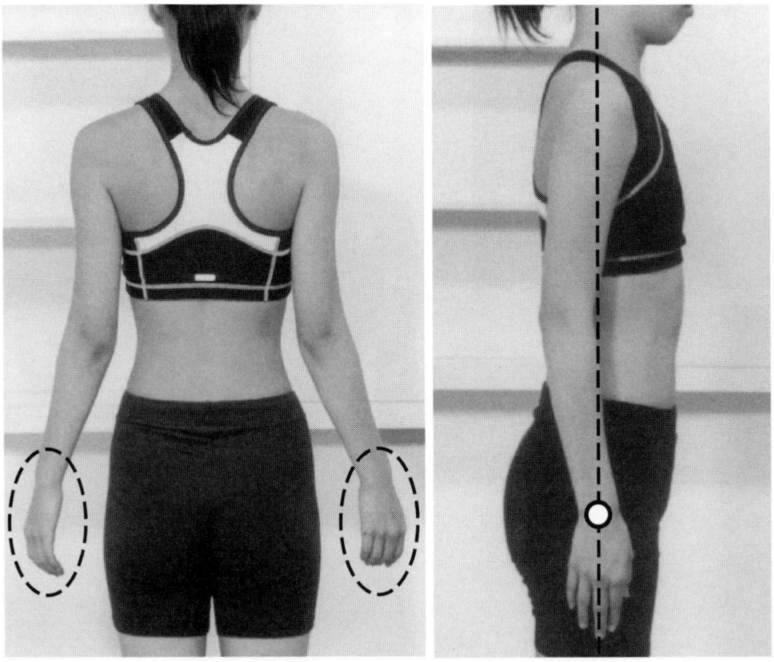

写真5-14：上肢の位置

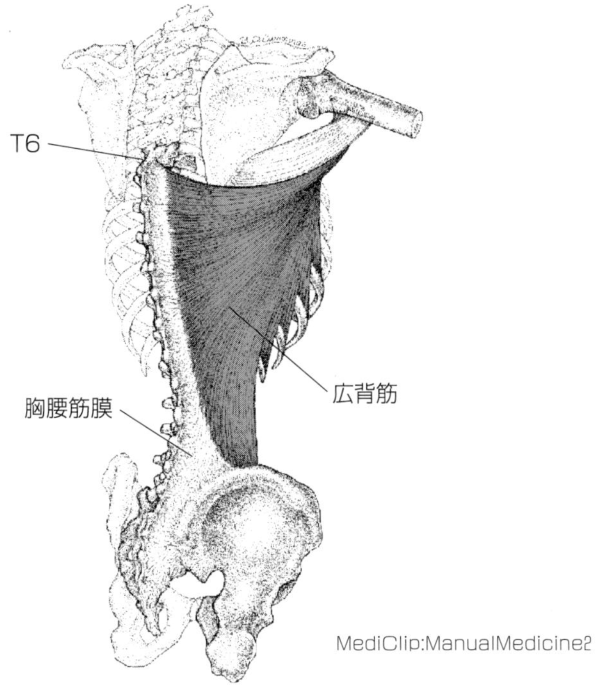

図5-29：広背筋の解剖

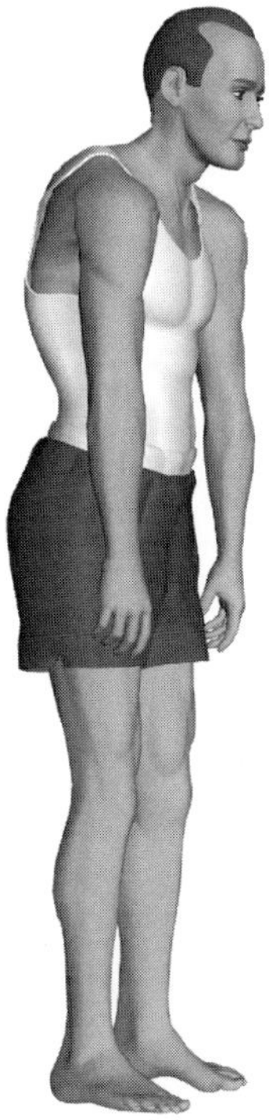

図5-30：広背筋が短縮している時に観察される姿勢

III
付録

6.クイックリファレンス

クイックリファレンス（1）前方から

解説 原則として、左右の非対称を観察する（表6-1、図6-1）。

表6-1

記号	検査のポイント	解説ページ
Ant-1	プライムライン：垂直線が①左右の足関節の中間点、②左右の膝関節の中間点、③恥骨結合、④剣状突起、⑤胸骨柄切痕、⑥唇、⑦眉間を通過するのが理想的	6、38、78、156、196
Ant-2	つま先の形状：関節に屈曲／伸展の変形がなく、真っ直ぐなのが正常	116
Ant-3	つま先の位置：8～15度外側が正常値（＝脛骨の捻転角）	78
Ant-4	脛骨の捻転角度：12～18／22度が正常値	78、82
Ant-5	脛骨の角度：2度以内が理想値	62
Ant-6	両膝の間の距離（両足を閉じて計測）	88
Ant-7	膝蓋骨の向き：正面を向いているのが正常 脛骨大腿骨幹角	90
Ant-8	膝のQ角：男性で13～15度、女性で18～20度が正常	90
Ant-9	大腿四頭筋：委縮はないか	98、100
Ant-10	股関節内転筋群：大きく膨らんでいる場合には過緊張・短縮	100、132
Ant-11	大転子の高さ：左右の高さが同じなのが望ましい 大腿骨の捻転角度：8～15度が正常（X線検査が必要）	86
Ant-12	上前腸骨棘（ASIS）の高さ：左右の高さが同じなのが望ましい	92
Ant-13	腸骨稜の高さ：左右の高さが同じなのが望ましい	38、110
Ant-14	臍の位置：中央に位置するのが望ましい	164
Ant-15	腹部中央・外側の状態：弛みがないのが理想的	156、164
Ant-16	胸郭（肋骨12番）下縁の高さ：左右の高さが同じなのが望ましい	38
Ant-17	肋骨の形状：左右対称なのが正常	156
Ant-18	乳頭の高さ：左右の高さが同じなのが望ましい	202
Ant-19	胸骨の形状：中央に位置し、隆起や陥没が見られない	156、158
Ant-20	胸鎖関節の形状・高さ：関節の脱臼、リストリクション（可動性減少）を疑う	156、162
Ant-21	鎖骨遠位の形状：挙上はないか？ 肩鎖関節の高さ：左右の高さが同じなのが望ましい	160
Ant-22	肩（三角筋）の形状：健康な丸みがある	184、186
Ant-23	鎖骨の形状：胸鎖関節～肩鎖関節にかけて滑らかなライン	196
Ant-24	肩の傾斜：左右の傾斜が同じなのが望ましい	184
Ant-25	耳の高さ：左右の高さが同じなのが望ましい	196
Ant-26	唇：軽く閉じているのが望ましい	196
Ant-27	目の高さ、顔面：高さが同じで、左右が対称なのが望ましい	196、198
Ant-28	肘の位置：左右の高さが同じなのが望ましい	220
Ant-29	肘角：男性で5～10度、女性で10～15度が正常	222
Ant-30	肘と胸郭の隙間：肘が胸郭のすぐ横に位置するのが望ましい	220
Ant-31	手の位置：手掌が内方を向き、体幹と同じライン上にあるのが望ましい	220
Ant-32	体の揺れ：目の開閉に関係なくバランスを崩さずに立っていられるのが正常、左右の揺れが等しいのが理想的	74

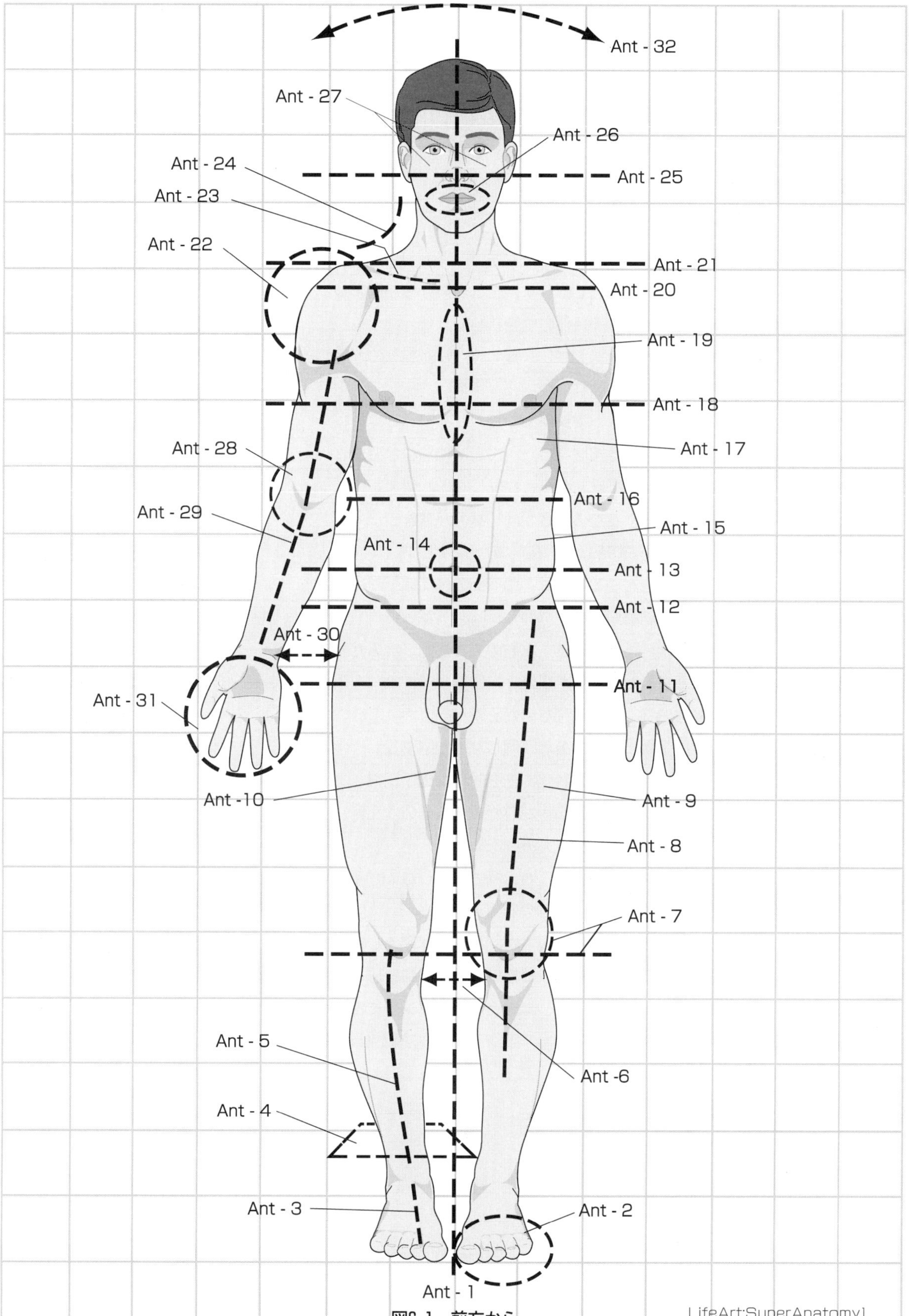
Ant - 32
Ant - 27
Ant - 26
Ant - 24
Ant - 25
Ant - 23
Ant - 22
Ant - 21
Ant - 20
Ant - 19
Ant - 18
Ant - 28
Ant - 17
Ant - 16
Ant - 29
Ant - 15
Ant - 14
Ant - 13
Ant - 12
Ant - 30
Ant - 11
Ant - 31
Ant -10
Ant - 9
Ant - 8
Ant - 7
Ant - 5
Ant -6
Ant - 4
Ant - 3
Ant - 2
Ant - 1
LifeArt:SuperAnatomy1

図6-1 前方から

クイックリファレンス（2）後方から

解説 原則として、左右の非対称を観察する（表6-2、図6-2）。

表6-2

記号	検査のポイント	解説ページ
Post-1	プライムライン：①左右の足関節の中間点、②左右の膝関節の中間点、③殿部の中心点、④S2棘突起、⑤T2棘突起、⑥後頭骨中央を、重力ラインが通過するのが理想的	6、40、110、136、182、188
Post-2	踵の形状：押しつぶされておらず、左右対称なのが望ましい	62
Post-3	アキレス腱の角度（＝後足部の角度）	62、68
Post-4	遠位脛骨／下腿の角度：アキレス腱の線と一直線なのが理想的	62
Post-5	下腿の筋の形状：委縮はないか	104、106
Post-6	ハムストリングの形状：委縮はないか	104、108
Post-7	殿部の形状と位置：委縮はないか、左右対称なのが望ましい	104、108
Post-8	大腿骨大転子の位置：左右の高さが同じなのが望ましい	110、136
Post-9	上後腸骨棘の位置：左右の高さが同じなのが望ましい	110、136
Post-10	腸骨稜の位置：左右の高さが同じなのが望ましい	110、136
Post-11	側腹部の形状：弛んでる場合は、腹横筋の機能低下を疑う	164
Post-12	多裂筋の形状：筋にへこみがない	148、152
Post-13	胸郭（肋骨12番）下縁の高さ：左右の高さが同じなのが望ましい	136
Post-14	肋骨の形状：左右対称なのが正常	136、138～144
Post-15	脊柱起立筋の形状：左右対称なのが正常	148
Post-16	肩甲骨下縁の位置：左右の高さが同じなのが望ましい	136、182、192
Post-17	肩甲骨の大きさ、形状、翼状化：左右対称なのが正常	182、192
Post-18	肩甲骨の間の筋：健康に盛り上がりが見られるのが正常	192
Post-19	肩（三角筋）の形状：健康な丸みがある	182、184、186
Post-20	肩の高さ、肩鎖関節の形状：左右の高さが同じなのが望ましい	160、182
Post-21	肩の傾斜：左右の傾斜が同じなのが望ましい	190
Post-22	耳・乳様突起の高さ：左右の高さが同じなのが望ましい	182、188
Post-23	肘と胸郭の隙間：肘が胸郭のすぐ横に位置するのが望ましい	220
Post-24	手の位置：手掌が内方を向き、体幹と同じライン上にあるのが望ましい	220
Post-25	体の揺れ：目の開閉に関係なくバランスを崩さずに立っていられるのが正常、左右の揺れが等しいのが理想的	74

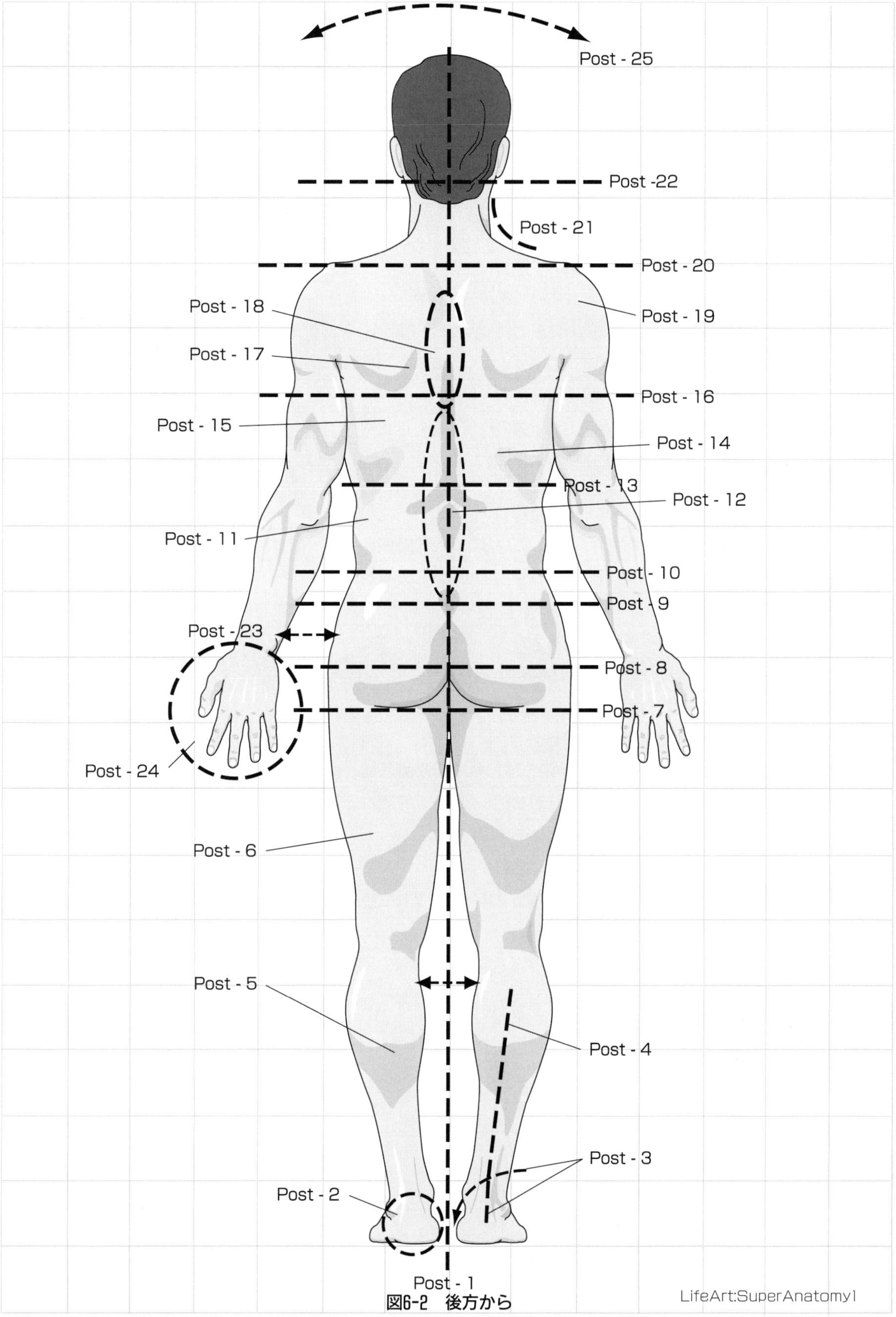

図6-2　後方から

LifeArt:SuperAnatomy1

クイックリファレンス（3）側方から

解説 左右の非対称を観察するのが理想的。左からと右から、両方の観察を行いたい（表6-3、図6-3）。

表6-3

記号	検査のポイント	解説ページ
Lat-1	プライムライン：①外果のやや前方、②膝のやや前方、③大転子、④肩の中心、⑤外耳孔を通過するのが理想的	6、42、116、122
Lat-2	踵の形状：押しつぶされずに丸みがあるのが正常	62、122
Lat-3	つま先の形状：関節に屈曲／伸展の変形がなく、真っ直ぐなのが正常	116
Lat-4	足部背部（甲）の形状：コブのように盛り上がっていないのが正常	116
Lat-5	膝関節の屈曲／伸展：伸展位にあるのが正常	116、118
Lat-6	膝蓋骨の位置：大腿骨顆間の滑車溝の位置にあれば正常	116、120
Lat-7	大腿前部／大腿四頭筋の形状：委縮はないか？	78
Lat-8	大腿側面／腸脛靭帯の形状：上下に溝が走ったように見える場合には、大腿筋膜張筋・腸脛靭帯の緊張・短縮を疑う	124、126、128
Lat-9	殿部の形状：丸みがあり、下垂していないのが理想的	108
Lat-10	腹部の形状：引き締まって、弛みや下垂がないのが理想的	168
Lat-11	腰椎前弯角：50～60度が正常値	170、176
Lat-12	胸椎後弯角：22～42度が正常値	172、174、178
Lat-13	胸部の形状：病理的変形が見られるか？	158、168
Lat-14	肩の位置：プライムライン上にあるのが理想的	168、208
Lat-15	頚椎後弯角：35～45度が正常値	210、212、214
Lat-16	唇：軽く閉じ、上・下の前歯が軽く開いているのが正常	210、218
Lat-17	目の位置：頬骨弓下縁と後頭隆起を結んだ線が水平となるのが正常	210、214
Lat-18	肘の位置：体幹と同じライン上にあるのが望ましい	220
Lat-19	手の位置：手掌が内方を向いているのが望ましい	220、224
Lat-20	体の揺れ：目の開閉に関係なくバランスを崩さずに立っていられるのが正常、左右の揺れが等しいのが理想的	74

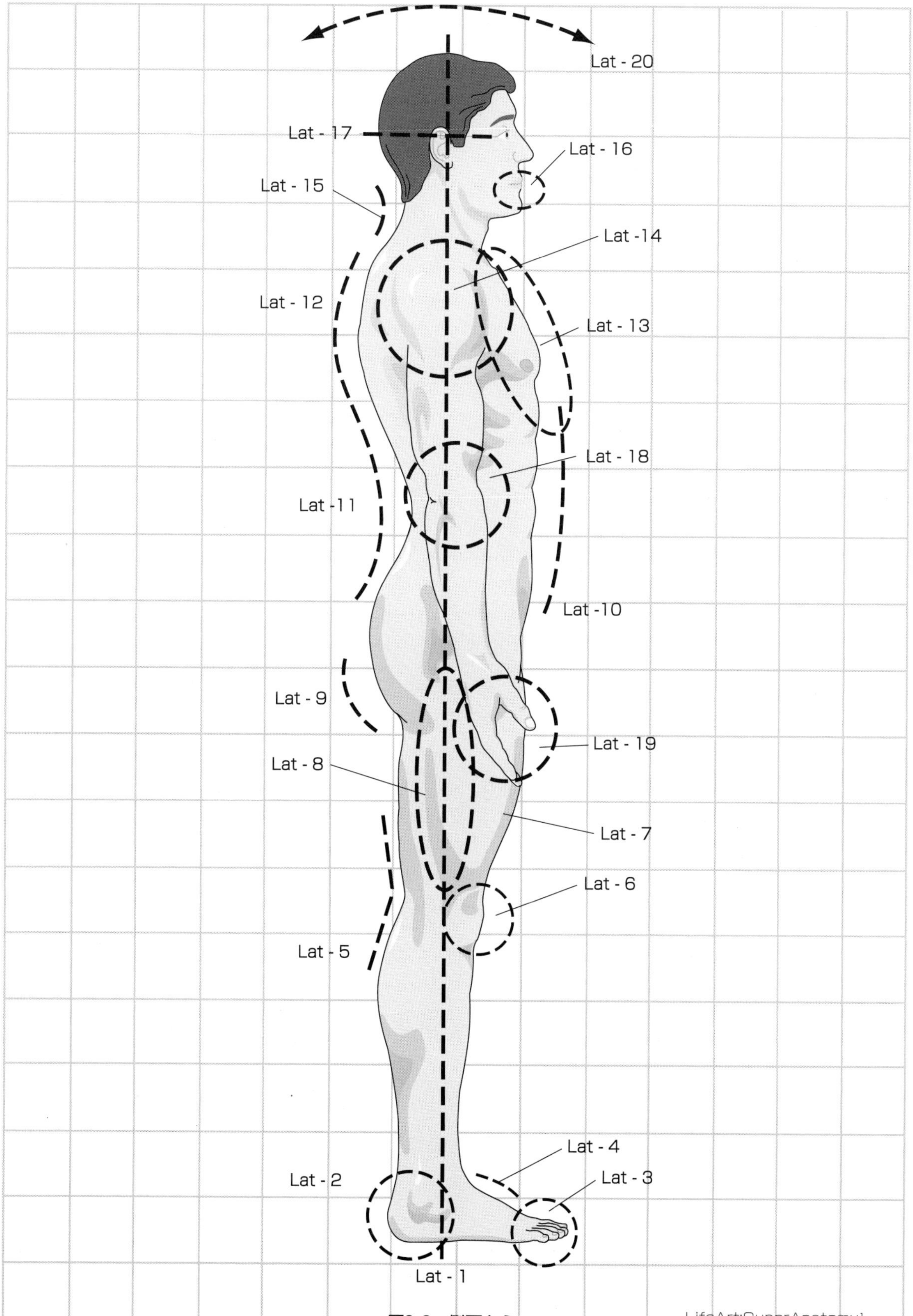
Lat - 20
Lat - 17
Lat - 16
Lat - 15
Lat -14
Lat - 12
Lat - 13
Lat - 18
Lat -11
Lat -10
Lat - 9
Lat - 19
Lat - 8
Lat - 7
Lat - 6
Lat - 5
Lat - 4
Lat - 2
Lat - 3
Lat - 1
LifeArt:SuperAnatomy1

図6-3　側面から

7．その他

姿勢検査の記録法

臨床メモ 姿勢を記録することは、治療の経過をモニターするためにも有益である。姿勢検査の記録法の１つとして、定期的なＸ線診断が理想ではあるが、繰り返してのＸ線照射を考えると、側弯症や病理のモニターを除いては、良案とは言い難い。もっとも簡単で、かつ有効な方法として、デジタルカメラやデジタルビデオによる姿勢の撮影が考えられる。被爆の心配もなく、イメージをコンピューターに直接取りこめるため、評価や記録も簡単に行える。

デジタルカメラやデジタルビデオを使う場合には、必ず三脚を使用する。焦点は患者の腸骨稜から第２仙骨あたりにあわせるとよい。前方、後方、右側面、左側面の４枚の写真を撮影する。撮影したイメージは、画像処理ソフトウェアを使用して見やすい大きさに加工し、印刷する。解析のための線引きは、ソフトウェア上で、または印刷した写真の上で行う。姿勢解析を自動で行うソフトウェアも発売されている。

視診で姿勢検査を行う時のための、記録用紙のサンプルを掲載する。サンプルの身体図には、垂直線のプライムラインと、主要なリファレンスポイントを含めた。毎日の臨床では、関節ROM（関節可動性）の向上や、VAS（Visual Analogue Scale＝視覚アナログ尺度）、疼痛図などと組み合わせることで、患者の経過を客観的にモニターすることが可能となる。

日付：

ファイル番号：

患者名：

性別：　M／F

生年月日：

年齢：

身長：　　　　cm

体重：　　kg

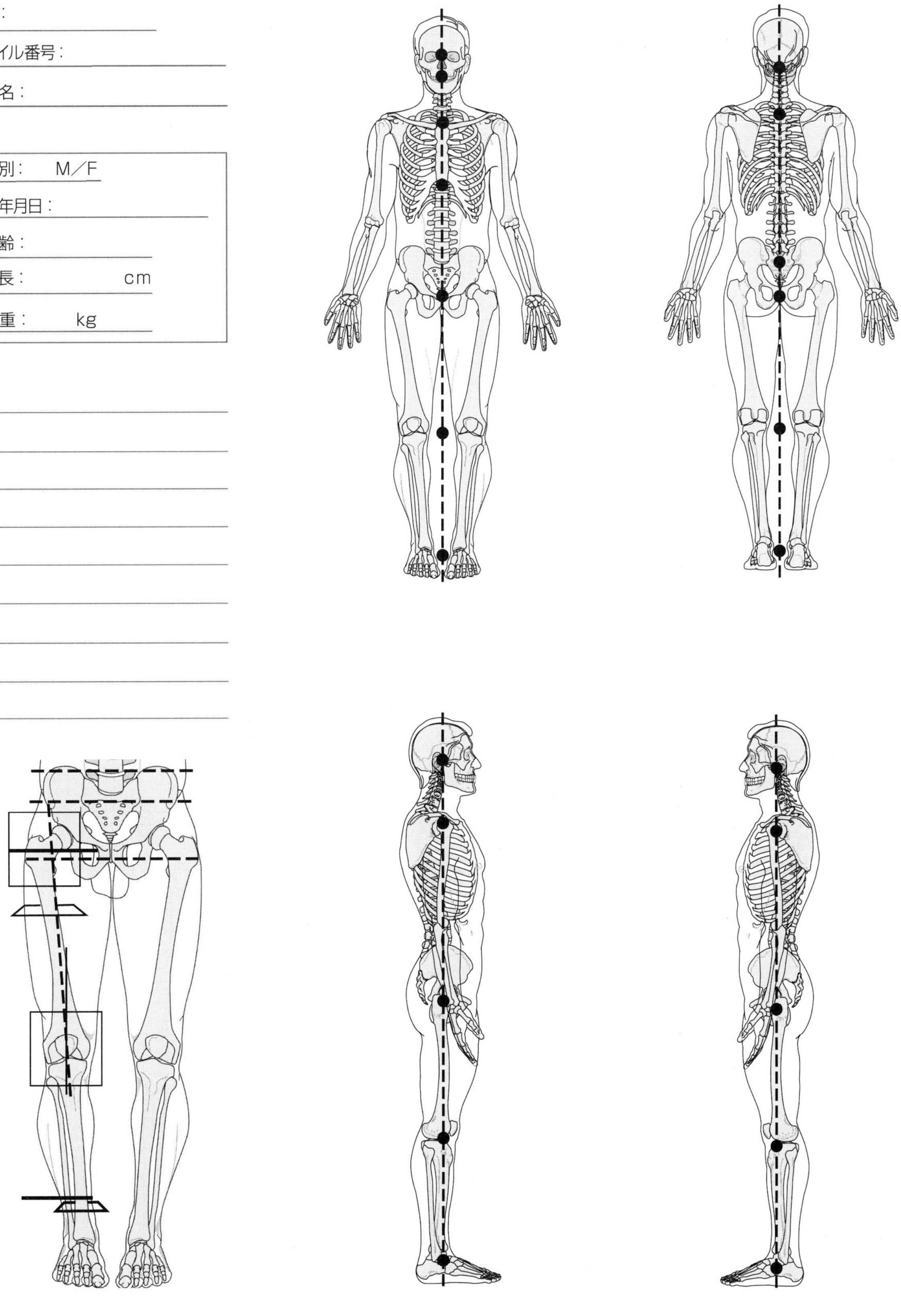

図7-1：姿勢検査記録用紙（ページ1）

LifeArt:SuperAnatomy1

参考文献

- Allman FL Jr. Fractures and ligamentous injuries of the clavicle and its articulation. J Bone Joint Surg Am 1967; 49(4): 774-84
- Brotzman S. Clinical Orthopedic Rehabilitation. St. Louis: Mosby 1996
- Bugduk N. Clinical Anatomy of the Lumbar Spine and Sacrum 3rd ed. New York: Churchill Livingstone: 1997
- Butler D.A. Mobilisation of the Nervous System. Melbourne: Churchill Livingstone; 1991
- Daniels and Worthingham's Muscle Testing 6th ed. Philadelphia: F.B. Saunders; 1995
- Duus P. Topical Diagnosis in Neurology 2nd ed. New York: Thieme; 1989
- Evans R. Illustrated Essentials in Orthopedic Physical Assessment. St.Louis: Mosby: 1994
- Gross J, Fetto, Rosen. Musculoskeletal Examination. Massachausetts: Blackwell; 1996
- Hammer W. Functional Soft Tissue Examination and Treatment by Manual Methods-New Perspectives 2nd ed. Gaithersburg: Aspen Publications; 1999
- Hertling D, Kessler R. Management of Common Musculoskeletal Disorders. Philadelphia: J.B. Lippincott; 1990
- Hype T, Gengenbach, M. (editors). Conservative Management of Sports Injuries. Philadelphia: Lippincott Williams & Wilkins; 1997
- Kandel, E(Editor). Principles of Neural Science 4th ed. McGraw-Hill/Appleton & Lange; 2000
- Magee D. Orthopaedic Physical Assessment. Philadelphia: Saunders; 1997
- Micharud T. Foot Orthoses. Baltimore: Williams & Wilkins; 1993
- Muller W. The Knee: Form, Function, and Ligament Reconstruction. New York: Springer-Verlag; 1983
- Nolte, J. The Human Brain: An Introduction to Its Functional Anatomy 5th ed. Mosby;2000
- Norkin C, Levangie P. Joint Structure and Function-A Comprehensive Analysis 2nd ed. Philadelphia: F.A. Davis company; 1992
- Rivett D et all. Effect of Premanipulative Tests of vertebral artery and Internal Corotid Artery Blood Flow; A Pilot Study, J Mani Physio Ther 1999; 22: 368-75
- Souza T. Differential Diagnosis and Management for the Chiropractor: Protocols and Algorithms 2nd ed. Gaithersburg: Aspen Publications; 2001
- Strobel M. Diagnostic evaluation of the Knee. Berlin: Springer-Verlag; 1990
- Tazaki Y, Saito S. Physical Examination of the Nervous System: Tokyo, Nanzando, 1999
- Weiner W, Goetz C. Neurology for the Non-Neurologist 3rd ed. Philadelphia: J.B. Lippincot company; 1994
- White A, Panjabi M. Clinical Biomechanics of the Spine 2nd ed. Philadelphia: J.B. Lippincot company, 1990
- Williams et al. Gat's Anatomy 37th ed. Edinburgh: Churchhill Livingstone; 1989
- Yroyanovich S. Structural Rehabilitation of the Spine & Posture: A Practical Approach: Huntington, MPAmedia; 2001
- 市川宣恭編集．スポーツリハビリテーションプログラム．東京．文光堂，1998
- 新関真人．臨床で毎日使える図解整形外科学検査法．東京．医道の日本社，2000
- 石田名香雄（監修）．医学英和辞典．東京．研究社，1999

●著者略歴

新関真人（にいぜき　まさと—Masato Niizeki）

1991年３月　英国リッチモンド大学　Pre-medical過程を修了。
1995年４月　米国ナショナルカイロプラクティック大学卒業、B. Sc.（理学士）とD. C.（Doctor of Chiropractic）の学位を取得。
1995年５月　カナダのカイロプラクティック国家試験に合格。
1995年７月　アメリカ・イリノイ州の開業免許取得。
1995年９月　カナダ・オンタリオ州の開業免許取得。
1996年３月　オーストラリア・ビクトリア州の開業免許取得。
1997年１月　Five star Medical Centre勤務開始。
1997年６月～　Complete Health Medical Centre勤務。
2000年７月～　Carnegie Chiropractic&Rehabilitationをオープン。現在もオーストラリア在住。日本では主に講演、執筆活動等。
著書に『図解整形外科学検査法』（医道の日本社刊）

臨床で毎日使える 図解 姿勢検査法

2003年10月15日　初版第１刷
2019年１月25日　初版第11刷

著　者　新関真人
発行者　戸部慎一郎
発行所　株式会社 医道の日本社
〒237-0068　神奈川県横須賀市追浜本町１-105
電話（046）865-2161　振替00180-０-880290
FAX（046）865-2707

印刷　大日本印刷株式会社
ISBN978-4-7529-3070-9 C3047

Xxxxyiiiil